献给我亲爱的家人

U0225851

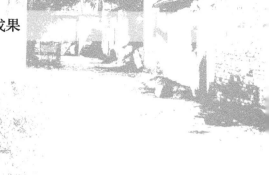

北京大学经济与人类发展研究中心健康发展研究成果

增权与健康：
一个中国乡村的故事

王 曲/著

科 学 出 版 社
北 京

内 容 简 介

本书旨在探讨和揭示增权模式在中国农村实现健康促进目标的可行性、有效性、实施途径和社会影响。本书的分析基于对中国云南省的一个以白族人口为主的县城的个案研究。该县在 20 世纪 90 年代末到 21 世纪初以具有"增权"特征的方式实施了一项妇幼健康促进项目。本书对该项目的实施过程及主要结果进行了深入分析。研究揭示了个案县的卫生服务机构、农村社区和服务使用者三大主体在组织、社区和个体三层面实践了"互动增权"的过程。该过程实现了健康发展目的。以增权促进健康发展的模式可以被有效运用到中国农村的可持续健康发展中，而"组织增权"、"社区增权"和"个体增权"的三层面"互动增权模式"可以是实现该目标的一种可行途径。

本书可供公共卫生、健康促进与发展、健康社会学、健康人类学、卫生政治学等相关领域的高校师生、研究人员、卫生行政管理部门的决策者与管理者、基层健康促进部门的决策者与实施者等阅读、参考。

图书在版编目（CIP）数据

增权与健康：一个中国乡村的故事 / 王曲著. —北京：科学出版社，
2019. 1
 ISBN 978-7-03-059392-4

 Ⅰ.①增⋯ Ⅱ.①王⋯ Ⅲ.①农村卫生-医疗卫生服务-研究-中国-
现代 Ⅳ.①R127

中国版本图书馆 CIP 数据核字（2018）第 251568 号

责任编辑：林 剑 / 责任校对：彭 涛
责任印制：张 伟 / 封面设计：无极书装

科 学 出 版 社 出版
北京东黄城根北街 16 号
邮政编码：100717
http://www.sciencep.com

北京虎彩文化传播有限公司 印刷
科学出版社发行 各地新华书店经销

*

2019 年 1 月第 一 版 开本：720×1000 1/16
2019 年 1 月第一次印刷 印张：20
字数：360 000

定价：168.00 元
（如有印刷质量问题，我社负责调换）

Foreward I

I am proud and glad to see that Wang Qu's doctoral thesis is now going to be published in the People's Republic of China. Ms Wang wrote her thesis as a doctoral student of the University of Vienna, and she did a wonderful job in writing a thesis on a very special case of health promotion in a remote Yunnan village while thinking deeply about general problems of how to induce change in health behavior. The thesis is a very mature piece of work and the outcome of many years of intensive reflection. It reads like a handbook everyone should know before going to the Chinese countryside with a health care related project, and at the same time it is a valuable piece of theoretical work considering empowerment as a major ingredient when pursuing the idea of changing health related behavior in areas which are still under the influence of non-modern belief systems, societal structures and ways of life. In this sense, the thesis starts out with a case of health promotion, puts the way this project was implemented in a theoretical context and by combining the analysis of the concrete case with theoretical considerations on modes and possibilities of empowerment makes a major contribution to our theoretical understanding of many health related issues as well as our ability to implement health related projects especially in remote areas.

When discussing the major achievements of Ms Wang Qu's work, I first and foremost would like to mention her analysis of the empowerment process as it came about as part of the procedure CIDA (Canadian International Development Agency) pursued while implementing the health promotion project in the context of maternal and child health care. Although, as Ms Wang rightly states, the success of the intervention is decided upon at the individual level, the empowerment process has to start with the organizational level, at least under the given political structures in the PRC. As she describes, the project was co-funded by the province of Yunnan, which again makes it plausible to see the CIDA agent making sure that she had the support of the higher levels of administration before mobilizing the community for the project. In this case, public health related administrators were involved and more or less received extra training in their professional field by bringing the idea of empowerment to their attention. With the help of one major actor from this echelon of the administration, the project could be transmitted to the community level where it had to mobilize the village doctors as the main and most important supporters of the project. They not only had to learn what empowerment was about, they also had to learn the methods of empowerment and thus be empowered themselves. The thesis puts quite some effort into describing to which extent the village doctors got drawn into the project and by participating in the project changed their position in the respective villages by gaining more trust from the population and especially from mothers. It is at this level, that the idea of giving birth to babies in a sheltered environment of a hospital and having mothers held under close medical supervision during the term of pregnancy as well as children after their birth meets with local beliefs and habits which had so far been detrimental to implementing the so called "new birth method". As Ms Wang vividly describes, the method was known to the local doctors, and it had been propagated for a long time. Nevertheless, it was before the implementation of the project not socially accepted in the area and - as one of her examples shows – not even implemented by a woman gynecologist when she was ready to give birth to her own child. Convincing the village doctor of the advantages of the "new birth method" would therefore not have changed very much. The community as such had to go through a process of change, and this process could only be successful if members of the communities participated in the process and as a result saw the induced change as something they had induced themselves.

Her insights from analyzing her case in the context of the theoretical considerations related to the idea of empowerment are of crucial importance when it comes to understanding the empowerment process as part of a project implementation. Of course, this top down empowerment is problematic, and Ms Wang tries to argue time and again that the reason why this process had to be initiated at the top is to give room to bottom up initiatives and grassroots participation. She therefore argues that the empowerment process is, as a matter of fact, a combination of top down initiation with bottom up initiative.

But how can we assess whether or not empowerment has indeed taken place? Ms Wang comes to the conclusion that at the organizational level no response from the administration in terms of sustainable investment is needed to show that the project was successful and empowerment strong enough to generate success. From her point of view, the main criterion of successful empowerment lies with the individual who changes in health care behavior and the health care provider who is ready to adjust his or her services. To achieve this kind of balance between demand and service is the main criterion of success. As long as the organizational level does not impede this balance from being generated it has fulfilled its duty. In the case of the county under scrutiny, the upper level administration invested into the project, but did not provide for additional funding once the project was over.

Ms Wang defines empowerment at the individual level as a situation when individuals are self- assured enough to regard themselves as endowed with the right and ability to take decisions on health related issues. They no longer are compelled to passively accept what others say, but can actively participate in influencing the opinions of others on health related issues and thus opt for change not only in their individual lives, but also in the life of the whole community. The fact that many years after the end of the project, the individual mothers who had participated at the time still recalled the project, behaved according to what was discussed in the community at the time and transferred their experiences to the next generation is for her the sign of sustainable outcome and procedural success. Even though she calculates in some detail that additional costs for child delivery in the hospital was a major financial burden for the families, she saw by the result of child delivery in hospital raising to a level of over 60% that sustainable change in health behavior had taken place.

Within the process of empowerment, the right of individual patients to assess the services provided by the village doctors played a very important role. By bestowing the patients with the right to voice their opinions on the village doctors, a fundamental change in the asymmetrical relationship between doctors and patients had been brought about. Learning how to assess the doctor was the way how the patients felt that they had been empowered.

So far very little research has been done on the situation of the so called national minorities in China and the situation of health care in areas which are predominantly inhabited by non-Han-Chinese ethnicities. Ms Wang's work makes a major contribution to the field in so far as it not only analyses a health care intervention project in a minority area. She also shows how the success and problems of the project can be understood in light of the locally rooted religious beliefs, social habits and cultural traditions and to which degree a successful project needs to be embedded into the local culture in order to overcome those elements of local culture which harm the health of the population. Much in contrast to most of the China related research which overlooks the particularities of health care related issues in the context of non-Han-Chinese ethnicities, and much in contrast to an overall attitude of the field of public health which does not pay enough attention to local particularities, Ms Wang shows in her thesis that empowerment as a pre-condition for sustainable change in the field of public health has to relate closely and therefore to be based on a deep understanding of the local culture.

Susanne Weigelin-Schwiedrzik

20 November, 2018

序　二

中国研究公共卫生与医疗体制的学者很多，著述颇丰，但很少有人从健康促进的视角研究这些问题。外国研究中国公共卫生与医疗体制的学者也很多，但同样几乎没有从健康促进的视角切入。可以说，在该研究领域里，王曲呈现给读者的大概是第一部系统采用健康促进方式研究中国医疗卫生问题的专著。

1986 年在加拿大渥太华召开的第一届国际健康促进大会上，世界卫生组织首次提出了"健康促进"（health promotion）这一概念，它是指运用各种干预手段，广泛协调相关机构、部门、社区、家庭和个人，促使人们履行各自对健康的责任，加强对自身健康的掌控，共同维护和促进社会整体的健康水平。健康促进的重点不是医疗体制的筹资与诊疗服务，而是让人们知道如何通过改变自己的行为与周遭环境，避免不健康的生活方式，远离有害健康的根源，尽量防止与减少疾病的发生，提高生命质量。健康促进做得好的话，可以用较低社会成本，获得较高的社会健康水平。

王曲对国际学术界的相关文献了如指掌，包括历史性文献与最新的前沿研究。本书的第一章是文献回顾，十分翔尽，作者对健康促进的起源与方法、社会生态理论、公众参与等方面的文献进行系统、细致的回顾。她并不满足于文献梳理，对现有文献也提出了自己的见解。这部分文献回顾对该书研究十分重要，因为增权是进行健康促进一种重要方式，也是她这本书的核心。值得称道的是，王曲相当娴熟地把健康促进与增权两方面的文献融合在一起，为该书研究奠定了坚实的理论基础。对于那些不太熟悉健康促进与增权文献的读者来说，王曲的书为其绘制了一幅知识地图，既让他们获得了一些入门知识，也向他们解释了本书研究在现有文献中的位置，凸显了该书研究的独特贡献。

现有研究多把增权分为两大类，即"个人增权"与"社区增权"。但王曲在自己的研究中发现，还有一种增权也许更为关键，这就是"组织增权"。正如她所说的，"一个完整的健康促进的增权过程不能排除个体、社区和组织任何一方的行动"。她据此发展出一种三种增权互动的分析模式。该书从理论与实践两方面论证了整个增权过程往往是从组织行动开始的，然后才延伸到社区增权，并最终发展到个体居民的心理增权，因为个人的心理增权在大多数情况下并不能完全自发开始并实现。我认为，王曲的这个观点是合情合理的，填补了现有文献的缺憾。

　　"增权"这个概念来自西方学界，同样来自西方学界的概念还有"公众参与"。王曲的研究发现，"社区大众的参与实践是社区增权的核心内容"。来自西方的概念不乏启发意义，但公众参与的局限性其实也很明显：一方面，让所有人都参与往往既无可能也无必要；另一方面，不同社会群体的参与能力是不同的，因为他们拥有的时间、金钱、知识、人脉等资源有差距。王曲观察到，"个人的心理增权在大多数情况下并不能完全自发开始并实现"，正好说明了这一点。克服公众参与前一方面的问题需要解决"代表"问题（第二章第三节注意到这个问题），而公众参与理论基本上忽略了这个问题。代表如何产生？是选举产生，还是抽签产生？公众参与理论没有提供令人满意的回答。克服公众参与后一方面问题更是公众参与视角的盲点，它往往假设所有人的参与能力是相等的，这显然与任何地方的现实都不符合。中国的"群众路线"传统正好可以弥补公众参与的缺陷，它要求领导者、政府组织有责任主动深入群众，尤其是深入社会中下层群体，了解他们的诉求，动员、培训他们，使他们逐渐获得表达自己诉求、解决自己问题的能力。除了强调"从群众中来、到群众中去"以外，群众路线还强调"相信群众、依靠群众、尊重群众的首创精神"。在讨论 JC 县个案时，可以看到，当地的领导与组织也是这么做的。其实王曲所谓"组织增权"往往与"群众路线"暗合，这恐怕也是 JC 县试验比较成功的原因之一。由此可见，挖掘中国本土的概念资源既有利于实证分析，也有助于理论创新。

　　该书图 4.1 非常清晰、简洁地展示三种增权与健康促进的关系，为整本专著提供了一个总体分析框架。可以想象，王曲最初开始该项研究时，不可能有这么漂亮的分析框架。没有对西方文献与中国实践的深入了解，没有大量的分析与梳理，是不可能拿出这样的分析框架的。

　　一旦明确了分析框架，整部专著的结构就出来了。于是，我们看到，在文献回顾（第 1 章）、个案概述（第 2 章）、分析框架与研究方法（第 3 章）之后，第 4 章组织增权、第 5 章社区增权、第 6 章个体增权依次展开，非常流畅，非常容易被人理解。用三章的篇幅分别讨论"组织增权""社区增权""个体增权"以后，第 7 章转向三种增权之间的关系讨论，分别讨论三种增权可能让人产生它们各自运作的错觉，因此有必要动态地讨论这三种增权之间是如何相互关联的。王曲指出，三种增权并不是孤立的、相互割裂的、单层面的行动，而是三个层面密切的相互影响和相互促进的过程。图 7.1 扼要地展现出健康促进的互动增权模式，点明了互动的路径和机制，让读者一目了然。

　　第 4 章至第 7 章是该书的重头戏，每一章都写得很扎实，其中有些章节写得十分精彩，让人不由击节叫好。例如，第七章谈到白族传统宗教信仰与社会规范，谈到传统宗教与规范如何影响妇幼保健模式及妇幼健康状况，谈到中加项目推行的新妇幼保健模式及其与传统宗教和规范的冲突，最后谈到组织增权、社区增权如何推动个体增权，个体增权又如何改变 JC 县居民的妇幼保健意识及行为改变。这种叙述让人想起人类学家的类似研究，十分细腻，有层次，让人看到了 JC 县项目的动态过程。

第 4 至第 8 章从理论上证实了王曲的观点："个人的心理增权在大多数情况下并不能完全自发开始并实现。"没有组织增权作为催化剂，现有文献偏重的社区增权与个体增权很难启动，更谈不上发挥多大作用。这告诉我们，在发展中国家，在中国，在中国的广大欠发达地区，如果要展开健康促进活动，离不开组织增权。或用中国人熟悉的语言来说，离不开群众路线。

王曲进行这项研究有得天独厚的优势。与一般博士研究生不同，王曲在开展博士研究项目之前，已采用阿马蒂亚·森（Amatya Sen）关于人类发展的视角对中国的卫生发展进行过多年研究，其中有大量实证调查。这些调查涉及中国不同的区域，包括东部沿海发达地区、中部地区、东北地区和西部欠发达地区，这使得她具有相当宏观的视野。在此前的研究过程中，她对云南省进行的调查次数最多、调查范围最广，这使得她对云南有非常深入的了解。更难得的是，她此前参加过联合国儿童基金会和英国儿童救助会资助的研究项目，在云南省东中西部的多个县做过关于妇幼保健的调查。因此，在开始博士研究的时候，王曲已经对中国特别是云南省的整体社会、经济、文化和卫生发展状况有了相当程度的直接接触和认识。

本书研究采取定性研究（qualitative research）的方法，这应是王曲经过深思熟虑后作出的选择。她对这种研究方法的优势、适用性、具体操作方式十分熟悉，使用得当。她对研究对象的选择十分规范，有条有理，包括对乡镇的选择、对村庄的选择及对访谈个体的选择。定性研究的具体操作方式很多，王曲采用的主要是个体访谈（individual interview）、团体访谈（group interview）、文献研究（documentary research）及参与式观察（participatory observation）。各种操作方式多管齐下，使得王曲收集到大量研究素材，这有助她从多个维度了解 JC 县试验的方方面面，为写出高质量的研究文献奠定了宽厚的实证基础。更难能可贵的是，王曲清楚了解并明确指出了自己所使用的研究方法的局限性。依我多年在美国、中国香港和中国内地指导研究生的经验，王曲在研究方法上考虑得如此全面，已超过了大多数博士研究生。

毋庸置疑的是，王曲的这项研究具有明显的政策含义：过去 30 多年时间里，中国对其公共卫生与医疗体制进行了多轮改革。20 世纪最后 20 年的改革过于偏重市场化，导致大量民众丧失曾经享受的医疗保障。自 2002 年以来，中国政府调整了改革方向，更加注重政府的责任，投入了更多的公共资源，在相当大程度改善了中国人民的健康状况。但是，正如王曲在书中指出的那样，目前的改革依然没有从社会生态视角大力进行健康促进，没有形成长效、稳定的健康促进机制。虽然中国的决策者和学者已经开始认识到从社会生态视角进行健康促进的重要性，但是，并没有提出比较全面和系统的目标与举措。另外，关于实施健康促进的具体路径也没有明确的引导机制。导致这个结果的一个主要原因是对这个领域的相关研究存在很大的欠缺。王曲的研究在这方面做出重大突破，她从理论与经验两个方面对中国农村健康促进中的关键力量以及各种力量之间的关系与作用进行了深入的分析，并对未来健康促进的实现路径进行了探索性研究。我相信，这本书的出版会引起中国决策者与研究者的兴趣与重视，从而推动中国的健康促进工作。

在西方，已有大量采用健康促进视角的案例研究，但据我所知，王曲这本书也许是到目前为止最详尽、最深入的个案研究。有些西方学者也许会想当然地认为，健康促进只适用于所谓"民主""自由"国家，他们也许不了解发展中国家也可以进行健康促进工作，不了解中国也有这方面相当成功的案例。如果王曲今后有时间与精力把该书翻译为西方语言，我相信会引起很多学者的兴趣，从而推动健康促进方面的研究更上一层楼。

王绍光

2018 年 7 月 23 日于香港吐露湾

前　　言

这是一项描述并分析以增权（empowerment）模式推动健康促进（health promotion）的研究。它是根据中国西南部云南省一个少数民族自治州 JC 县在 20 世纪末至 21 世纪初于健康促进领域开展的一次增权实践进行分析完成的。它旨在说明增权和参与在中国农村健康促进事业中的作用和价值，以及以增权实现健康促进的可行路径。这项研究的意义在于探索新时期中国农村健康促进干预的有效方式。它也将为少数民族人群健康促进的可能途径提供依据。

健康促进的社会生态视角将对人类健康的关注拓展到物理性、社会性和文化性等多种环境因素的综合影响上，并将环境因素与人的因素视作一种动态互动的关系而共同影响人类健康发展。因此，人们在健康促进领域的选择及进行选择的方式都将成为影响公共卫生和健康促进结果的重要因素。这也使公众参与（public participation）——可能受决策影响的各行为主体的参与——成为健康促进的一个重要的战略目标，即服务于实现每个人拥有更好的医疗服务利用状态和更佳的健康结果目的的中介目标。公众参与的工具性价值显示了它在这个方面的作用。这不仅表现为患者可以更积极和有效地参与制定并实施他们自身的治疗方案，也表现为公众作为潜在的服务利用者在健康促进过程中发现关键性问题并进行优先选择所能发挥的重要作用，以及对制定和执行健康促进的有效方略的积极贡献。

但是，尽管公众参与对健康促进存在作用，但当人们被赋予机会对健康发展进行干预的时候，人们是否能够真正发挥作用？关注这个问题的研究使公众参与的意识和能力问题凸显出来。关于增权的研究和实践则为解决这些问题提供了一种解答，即增权可以被看作实现公众参与这一健康促进的战略目标的一种手段。这意味着，增权的本质是增强"人的自主性"。健康促进领域的增权则是增强人们进行自我选择并采取独立行动以促进个体或群体健康的机会和能力。这个过程必然需要获得资源、联盟及政治和经济等多方面的各种支持。为了获得这些支持，人们可能同时需要获取一定的权威力量或者社会力量。但是，获得这些力量显然不是目的的本身，而是为人们在健康促进中主导自我命运这一主要目的服务的。从这个意义上讲，健康促进领域的增权过程就是一个扩大"人的自主性"的过程。它的最终目的是通过扩大健康领域的公众参与来促进人们在健康领域的自主性，并实现健康行为的改变和健康结果的改善。

但是，怎样的增权过程能够实现更大的公众参与及健康行为改变和健康结果改善的目标？世界卫生组织（World Health Organization，WHO）认为，这是一个"社会的、文化的、心理的或政治的过程。通过这些过程，个人或者社会群体能够表达他们的需求、陈述他们的关注、为参与决策制定策略，并为满足这些需求实施政治的、社会的和文化的行动"。WHO 对个人和社会群体行动的界定使增权过程被分解成"个人增权"和"社区增权"两个层面。前者强调"个人"进行决策和控制个人生活的能力，后者则涉及集体行动的个体在其"社区"中获得对其健康的决定因素和生活质量的更大的影响和控制。本研究在这两个层面之外增加了第三个层面，即"组织增权"层面。"组织"在本研究中特指与公共卫生和健康促进相关的各服务和管理机构。增加"组织增权"的出发点在于，无论是公众参与的过程和结果，还是最终希望产生的健康结果影响，它们都无法脱离作为卫生服务和管理机构的组织的反应和行为。一个完整的健康促进的增权过程不能排除个体、社区和组织任何一方的行动。

从理论转入现实，中华人民共和国成立初期 30 年的卫生发展历程向世界显示了"中国特色"的农村卫生体系的成效。这个体系以"三大法宝"著称，即三级卫生保健网、合作医疗和"赤脚医生"。在这"三大法宝"的支持下，中国在有限的社会经济资源条件下成功实现了低成本、广覆盖和体现卫生服务公平性与可及性的卫生发展目标。并且，它们在不同程度上显示了公众参与的作用，因为，它们的成功在很大程度上已经反映了群众的实践为决策者提供的灵感及为政策演变提供的动力。然而，自 1978 年改革开放以后，中国农村医疗卫生体制具有群众参与特征的"三大法宝"很快走向瓦解和基本瓦解的状态。政府和社会在健康发展中的责任不断弱化，以市场化为主导的医疗体制改革使农村卫生发展陷入困境。

面对挑战，国家从重建农村医疗保险体制入手对农村的卫生发展进行了干预并取得了一定成效。但是，健康促进是一个关联着个人、社区和组织多个行为主体力量并受多种环境因素影响的领域。它需要通过一种长效稳定的机制来发挥多方作用，并在这过程中兼顾多种因素。这其中，公众是一个重要的主角。因为，健康促进归根结底的目标是促进作为干预对象的个体/公众的健康，即健康促进服务参与者的健康。因此，以增权促进健康的视角放大了个体/公众对健康促进的"自主性"作用。但是，倡导个体/公众在健康促进中的主角作用并不意味着个体/公众就有意识和能力自动成为健康促进的主角并发挥有效作用。个体/公众在健康促进领域发挥"自主性"并不可能是一个自动而简单的过程。关键的问题是在一个综合了个体、社区和组织行为的全面的增权过程中如何使个体/公众更有意识且更有能力去承担健康促进的主要角色并发挥积极作用。这是中国健康促进决策者、实践者和研究者在探索有效的健康促进道路中必然面临的一个重要问题。

在 20 世纪末至 21 世纪初,中国西南部云南省 JC 县凭借一个外方资助的健康促进项目——"中国—加拿大云南少数民族妇幼保健合作项目"(简称中加项目)在妇幼卫生领域经历了一次有计划、有组织的健康促进行动,并取得了比较显著的成绩。更重要的是,这次健康促进行动的一个重大特色就是增权在推动村民参与并实现个体和社区健康行为改变中发挥了作用。并且,该增权实践表现为跨越多层面的综合行动,广泛涉及了包括组织、社区和个体各层面行为主体的增权过程。因此,对这一个案的阐述和剖析将对关于中国未来健康促进新模式的探究提供一种方向上的探索和一定的事实依据。

基于此,本研究将以个案研究和定性分析的方法深度剖析 JC 县当年依托中加项目的实施而开展的整个增权实践过程及结果。研究旨在分析在中国不发达地区的农村,实现以增权促进健康的模式的实施路径、影响因素,以及增权模式对健康促进目标实现的影响,包括对效果可持续性的作用。由于本研究是基于一个少数民族自治县的个案研究,它还将为分析增权对少数民族地区健康促进的意义和价值提供一定依据。

实现上述研究目的的途径建立在笔者于 2009 年 8~9 月与 12 月两度深入云南省调查访问及其后相当长时间内保持与相关工作人员的电话与邮件交流的结果。在两次调查中,我深度访谈了当年负责健康促进项目实施的云南省卫生部门的相关领导和高校研究者,以及 JC 县当年的项目实施领导者、组织者,另外也对基层工作人员和普通村民做了座谈和问卷调查。调查的结果使我收集到了当年项目实施的大量历史档案记录、人物采访资料、问卷调查结果和实地观察资料。此后多年的电话与邮件交流又帮助我进一步加深了对关键人物和具体细节的深度了解。同时,为保护这些受访人的隐私,本书行文中以字母符号替代相关地名及人名。

在调查和分析的基础上形成了本书研究。它在内容上共分 8 章。前言简要概述研究背景、研究主旨、研究方法和章节安排。第 1 章是关于健康促进的文献回顾。这一章对公共健康和健康促进概念的出现与演变进行简短介绍,并概括关于健康和健康促进因素的社会生态模型。鉴于篇幅缘故,与这部分内容紧密相关的健康行为和健康行为改变的具体模型介绍将在附录 1 中集中进行阐述。在梳理公共健康与健康促进概念的基础上,该章进一步总结了健康促进中公众参与的作用,并归纳了一个简单的类型框架,对健康促进研究领域中有关社会生态模型及公共参与这两大主题的相关文献及其关系做出归类。该章还着重介绍了增权理论,即为了促进有效的公众参与而进行的个人、社区和组织的能力建设。

第 2 章回顾了 20 世纪中国卫生事业的发展历程,并同时审视公众参与及增权在这个发展历程中的表现形式。这部分依次介绍 20 世纪二三十年代中国公共卫生发展的萌芽、中华人民共和国成立初期的卫生方针和实践、六七十年代的卫生发展和重大成就及改革开放后中国的卫生发展状况和挑战。在此基础上，该章对本研究所要重点分析的 JC 县个案给予概括性的介绍（附录 2 还提供了对 JC 县社会经济和卫生发展概况的更详细的介绍）。

第 3 章为本研究的分析框架和研究方法。该章在理论回顾和中国 20 世纪卫生事业发展概述的基础上，为剖析曾经用增权方式推动健康促进的 JC 县个案建立了一个具体的分析框架。该部分首先概括了一个结合了组织增权、社区增权和个体增权互动关系的分析思路，接着构建了个人健康行为和行为改变的分析模型。该模型给出了影响个人的妇幼卫生决策和行为的关键因素，即个体增权、组织增权和社区增权都要聚焦的关键因素。该章第三部分进一步构建了组织增权和社区增权的分析框架。第四部分是对本研究所使用的研究方法的详细说明。

根据第 3 章的分析框架和研究方法，第 4～第 6 章分别从组织增权、社区增权和个体增权三个方面展开对 JC 县个案的详细阐述和分析。其中，第 4 章集中对 JC 县项目实施的第一个阶段，即组织增权过程进行阐述和分析。这一章的分析对象集中在县、乡两级的卫生服务和管理机构。更具体地讲，就是对 JC 县妇幼保健院和各乡镇卫生院在中加项目中的增权行为的阐述，包括组织增权的社会背景、过程和重要结果。第 5 章进一步阐述继组织增权后 JC 县项目实施经历的第二个阶段，即社区增权。根据分析框架的设定，这里对社区的分析集中在对 JC 县的村级层面，也是中国农村大部分地区最基层、交流最密切的自然聚集区。社区增权则指村级社区在健康促进中的自主性、控制力和集体行动能力的实践总和。这一章的内容涉及社区增权的必要条件、社区增权的两个重要阶段——村医的个体增权过程、结果和全面的社区参与行动过程，以及社区增权的主要结果。第 6 章是个体增权及健康行为改变。该章首先从总体上介绍对 JC 县民众的传统观念和行为具有约束作用的地方宗教与社会规范，并阐述受宗教和社会规范影响的传统生育和妇幼保健模式及其对健康结果的影响。该章继而介绍了 JC 县中加项目试图推行的新妇幼保健模式及其与传统宗教与社会规范的冲突。该章的第四部分阐述了中加项目的个体增权帮助突破传统宗教与社会规范对 JC 县民众妇幼保健行为的约束，实现从传统行为向新模式的转变，并最终对妇幼健康水平产生的积极影响。

基于第 4～第 6 章对 JC 县个案的详细阐述，第 7 章对 JC 县个案所反映的健康促进"互动增权模式"及其效果进行归纳和总结。在此基础上，该章依次讨论与该"互动增权模式"相关的几个主要问题，即外部力量的角色、组织增权的作用、变革性领导的作用、健康促进中的自上而下和自下而上模式及健康促进的互动增权模式中的少数民族元素。

第 8 章是研究结论。研究结果表明，JC 县的健康促进实践是通过组织、社区和个体三层面的互动增权过程得以有效开展的；这种增权模式对改变当地人的传统健康意识和健康行为产生了积极的作用，并且，这种作用还具有对健康行为改变、健康结果改善和基层卫生工作者的服务与管理模式改变的持续性影响。基于公共卫生决策领域的政策和行动空间特征、中央政府对贫困地区健康发展的要求，以及地方政府决策者对健康发展领域的态度，源于西方民主话语中的强调参与的增权模式被运用到中国农村健康促进的实践中将不是不可能的。并且，由于 JC 县模式中反映的影响增权实践发生和发展的一系列社会和政治因素在中国其他地区具有一定的普遍性，该增权模式还将具有可移植性。在这个过程中，外部角色可以提供重要的推动力，但是，实践的成功与否必然依赖当地的基层力量。另外，基于对白族少数民族实践的研究还说明了增权模式对促进少数民族人群健康发展所具有的作用。最后，JC 县的健康促进实践虽然实现了一定范围内和一定程度上的增权目标，但是，它并没有形成制度化。这给卫生领域的增权实践提出了一个问题，即卫生领域的增权实践能否及如何能够更成功地形成制度化影响？这是 JC 县个案未能回答的问题，也是值得进一步研究的一个方向。

王　曲

2018 年 8 月

目　　录

|第 1 章| 健康促进、公众参与及增权：
文献回顾

　　健康促进理论是关于个人健康行为和健康行为改变领域的各种理论与模型。在这个领域中，组织和社区结构、过程和行动成为促进个人健康行为改变的重要的中介因素；并且，这些得到增强的组织和社区因素反过来又对更为宏观的地方参与性治理和总体社区发展存在积极的影响。在讨论促进抑或阻碍个人健康行为改变的某一种具体的有利或不利因素、机制及过程的研究中，存在着大量的理论和经验文献。

　　诚然，要对每一个相关领域的文献进行综述是非常困难的，更不用说是全面地概括。因此，本章将仅从三个重要子领域出发，有选择性地对一些理论、模型及存在的经验共识进行回顾。一是有关个人行为改变的概念、理论和模型；二是更宽泛的健康与社区发展中的社区参与和公共参与的理论与模型；三是组织因素和组织增权的理论与模型。在相关文献中，这三个独立但紧密关联的层面通常分别被称为"心理增权"（psychological empowerment）、"社区增权"（community empowerment）和"组织增权"（organizational empowerment）（Zimmerman，2000）。这三个增权层面相互补充、相互作用，从而促使发生所期望的个人健康行为改变和社区改变。

　　本章的第一部分将首先对公共健康和健康促进概念的出现与演变进行简短的回顾；第二部分将概括关于健康和健康促进因素的社会生态模型（social ecological perspectives）的相关文献；第三部分总结健康领域中公共参与的作用和价值；第四部分归纳一个简单的类型框架，对健康促进研究领域中有关社会生态模型及公共参与这两大主题的相关文献及其关系做出归类；第五部分介绍增权理论，即为了促进有效的公共参与而进行的个人、社区和组织的能力建设；第六部分是一个简短的总结。另外，附录 1 将有选择性地总结与本章有关的个人健康行为和健康行为改变的主要理论与模型。

1.1　健康促进的起源和方法

　　关于对健康促进概念及健康领域的公共参与概念的研究与实践的起源可以追

溯到 19 世纪初公共卫生发展的早期阶段。此后很长时间的观念演变可以被划分为几个阶段。笔者将在这一节对此进行介绍。

1.1.1 公共卫生

在世界各地和各种人类文明中，"公共卫生"干预情况时有发生（Rosen，1993）。但是，直到 19 世纪初才出现了大规模及系统性的公共卫生干预。在这之前，健康主要被看作个人事务及对任何健康不良的治疗。但是，随着 18～19 世纪欧美国家经历的大规模工业化和城市化所引发的快速社会经济变迁，一系列重大传染病灾害席卷了这些国家，并对人类健康产生了灾难性的影响。因此，人们对健康的观念也发生了本质的变化。

随着人们对传染性疾病传播机制和引发条件的理解的加深，人们很快意识到疾病的预防是可能的，并且可以是有效的。但是，这需要有强大的、有组织的公众或社会行动。很多社会改革家（如英国的 Edwin Chadwick 和 John Simon、美国的 Lemuel Shattuck）领导了一系列社会运动以改变公众观念，并通过立法和监管手段倡导政治行动。随后的改革带来了全面的立法行动和公共服务的扩大，并因此提高了大多数人的卫生条件、居住状况、食品供应和工作条件。

这些改革强调疾病预防，并主要通过政治行动和有组织的重大公共服务项目来实现。其目的是使全人类受益，而不是满足特定个体的需求。事实上，与传统的医学领域聚焦于个人健康不良相比，强调预防及依靠公共行动的健康干预思想逐渐成为新的公共卫生领域的标志。1920 年，公共卫生领域最富影响力的早期思想家和作家 C.E.A. Winslow 这样定义公共卫生：

"公共卫生是通过有组织的社区努力来预防疾病、延长生命，并促进生理健康和有效性的科学和艺术……"

目前被广泛使用的 WHO 对公共卫生的定义与上述定义并没有太大的差异。WHO 对公共卫生的定义是：

"通过有组织的社会努力促进健康、预防疾病，以及延长生命的科学和艺术。"

然而，尽管"公共卫生是促进健康、预防疾病和延长生命的一种方法"的观念自 C. E. A Winslow 时代就已经很清晰，但是其具体内涵的明确却经过了很长时间的发展和演变[①]。

---

① 尽管 WHO 对公共卫生的定义可能是今日最具权威和最为广泛采纳的定义，但仍然存在大量不同的界定。例如，英国的公共卫生学院（学者的官方标准设定机构）定义的公共卫生是"通过有组织的社会努力促进和保护健康与福祉、预防健康不良和延长生命的科学和艺术"。

1.1.2 健康教育的诞生

在公共卫生领域，需要区分两种主要的干预方式：一种是不直接聚焦个人行为改变的干预方式，或者说，个人行为改变至少不是干预的主要部分；另一种是直接聚焦个人行为改变的干预方式。前者的例子包括修建城市污水处理系统、控制霍乱和其他疾病的传播，或者对天花的预防接种项目等①。

然而，大部分公共健康干预手段主要依赖个人层面的健康行为改变。也就是说，不管人们想要实现怎样的健康改善，在最终的分析中，其必然是通过个人健康行为的改变来实现的。而这就要求个人有高度的介入、向人们传授必要的健康知识、促使人们产生改变的动机，并帮助人们克服可能阻碍变化发生的各种困难。

除了强调公共服务的需求以外，早期健康教育思想家也强调教育的关键作用。在 Winslow 写于 1923 年的关于现代公共健康运动问题的著作中，他这样强调，"教育是现代公共健康运动的基调"。事实上，Winslow 给出了可以促进健康教育有效开展的一个长长的工具单。其中包括了"健康公告、健康新闻服务、健康讲座机构和研究机构、健康电影、健康展览和电台健康节目"。如今，人们可以进一步加上电视健康节目和网络健康信息等。

在公共卫生运动背景下，Winslow 强调健康教育的目标是：

"这些工具都有助于实现两层目标：为了保证公众对社区健康项目的支持；以及为了使卫生诊所与各种需要服务的个人建立联系。"

更具体来说，Winslow 认为：

"卫生教育，以及为了发现疾病的医疗服务的组织及疾病初期的早期治疗，这些是现代公共卫生运动的双重动机。"

因此，Winslow 认为，即使增加预防性卫生服务的提供及鼓励公众全面利用服务不能算是健康教育运动的唯一目标，那也应该是关键目标。

在 Winslow 时代之后，一方面由于社会经济和政治力量的变迁，另一方面由于疾病变迁，健康教育和总体公共卫生的目标和工具都发生了演变和跨越式的发展。以下是对这一过程的简单概括。

1.1.3 第二次世界大战后的发展

通过 19 世纪后半期和 20 世纪早期的公共卫生运动建立起来的关于更广泛的

---

① 尽管有人认为，即使这些干预都涉及个人行为的改变。

生理、社会、经济环境及公共行动对个人行为改变的作用的理念却似乎有了消退。这个时期，在大部分高收入国家，由于受第二次世界大战以后重建和发展战略的影响，人们对健康的关注从公共健康转移到了医学和医疗服务上。其动力在于这些国家的政治承诺是：①向人们扩大医疗保健的可及性；②极大地提高医疗保健设施的可获得性；③通过医学科学的进步提高医疗保健服务的范围和质量。因此，英国创建了全民医疗服务（national health service）以确保全民医疗保健的可及性。在美国，政府倡议促进了针对提高老人医疗保健服务可及性的医疗保险（medicare）和针对穷人的医疗补助（medicaid）的建立。同时，美国还创立了国立卫生研究院（National Institutes of Health，NIH），以推动生物医疗研究的扩展。相似的发展也出现在其他高收入国家。

这些发展从本质来讲都是值得称道的成就。然而，这也代表着，在大部分高收入国家，政府对人口健康的责任更多地被定义为医疗服务的供给和增加可及性。的确，当时大量关于健康的公共讨论基本集中在医疗服务问题上，而公共卫生视角则严重缺失。20世纪五六十年代对健康教育的实践莫过于促进医疗服务的最佳使用，尤其是预防保健服务，如疾病筛查、免疫规划及产前保健服务和儿童保健服务。

同时，在第二次世界大战后的这些国家，通过公共医疗保险或私人医疗保险提供的医疗服务都很快呈现出指数增长趋势。相应的，这些国家的政府都不得不寻找能够有效规范医疗保健成本及控制医疗保健需求的办法。他们很快从现有的健康教育项目中发现了能实现这一目标的配套工具。因此，健康教育就有了一个新的作用，即通过鼓励合理利用医疗服务来降低对医疗保健服务的需求。而这个作用明显不同于其更为明确的对预防保健服务的促进作用。

促使形成第二次世界大战后的健康教育模式的第二种主要力量是第二次世界大战后在这些高收入国家日益显著的流行病变迁（epidemiological transition）的趋势。近年来，这一变迁在中低收入国家也越来越显著。其突出的表现是慢性病、非传染性疾病相对于传染性疾病成为导致过早死亡的主要原因。20世纪60年代及其后几十年中的一系列流行病学研究证实了个人行为（通常被称为"生活方式"）是疾病风险上升的主要"元凶"。吸烟是最先获得广泛关注的此类生活方式。

因此，除了强调疾病预防、规范医疗服务利用的作用以外，改变人们的风险行为很快成为健康教育，或者更广泛地说，公共卫生的另一个关键目标。事实上，随着时间的推移，与其他目标相比，这一目标的相对权重更加上升。旨在明确改变人们的不健康行为的健康教育项目越来越普遍。正如 Lincoln 和 Nutbeam（2006）在 *Health Promotion Theory* 的引言中所述：

"自从20世纪60年代以来，健康教育项目文献中可以发现大量例子说明个人行为改变的成果。这些例子的目标和聚焦人群不尽相同。例如，他们包括健康人群改变既定行为以降低当时或未来的疾病和伤害风险（如通过使用汽车安全带）。在另一些例子中，目标人群是作为患者的个人。目标是促进他们最佳利用可获得的医疗服务（如通过减少寻求治疗的拖延时间）。而在其他例子中，目标人群是那些生了病的人。目标是帮助他们得到康复或者有效管理慢性病（如对糖尿病的最佳管理）。"

事实上，可以说 20 世纪六七十年代是健康教育的年代。高收入国家设立了国家机构与项目来领导和管理这些倡议。这包括组织和实施全国性健康教育运动。这些运动有时出现在非常规的卫生系统中，如学校系统。另外，还有对促进更佳的干预方法的投资，以及对健康教育专家群体的培训。英国和美国都是如此。他们建立了权威的中央机构来寻找更全面的健康促进机会，并加以实践。即使在澳大利亚、加拿大和北欧国家，尽管其健康教育最初因为偶然因素而从社区服务中发展起来，但其中央机构也都对此进行支持。例如，澳大利亚形成了全国范围的综合性社区基本保健服务模式。

概括起来，到 20 世纪 70 年代末，在上述提到的国家中，政府倡导和政府投资为健康教育创造了基本的硬件环境和人力资源库，提高了以中央指导或是地方实施的组织能力，以及通过不断积累实践经验和研究来改善干预方法。另外还存在一些规划、组织和提供社区健康教育项目的地方机构，数量在各国不等①。

1.1.4　健康促进：超越健康教育

尽管健康教育经历了 20 年的巨大发展，但是，到 20 世纪 70 年代末，健康教育在两个重要方面仍然存在重大局限。第一个局限是其强调个人作为患者或潜在患者的作用。这意味着，健康和健康服务的传统医疗模式仍然流行。的确，时至今日，风险行为仍然被看作导致健康不良的重要或者关键因素，而解决的方法也仍然仅仅是将相关的知识和信息传递给相关人群。因此，就如传统医疗模式那样，个人作为患者或潜在患者的作用仍然是被限定在依赖专家传递知识、信息和建议的被动作用的框架内。

但是，健康行为的改变是否不仅仅依靠信息和建议的传递与获得？事实上，20 世纪 60 年代及其后出现的大量健康行为模型和理论（见附录 1）显示了健康行为的改变远远超出于此。这个问题的关键不仅仅在于人是理性主体，并因此能够

---

① 对政府作用的强调并不否定非政府组织所能发挥的重要作用。能够说明非政府组织对此运动具有突出贡献的显著例子包括美国的心脏基金会（Heart Foundation）、加拿大和澳大利亚对心脏病的治疗，以及如洛克菲勒基金会和福特基金会等慈善基金会对社区健康教育项目的支持。

进行他们自己的选择（因此，假如缺乏正确的动机，他们可能不会改变行为）；还在于规范及一个人对实施目标行为改变的自身能力的信心［自我效能（self-efficacy）］，以及如何将个人意向（intention）变为实际行为的方法（意向-行为差距）。因此，行为改变的发生远远超出于由专家向相关人群传递正确的信息和知识。它还需要提供合适的动机、获得积极的合作、建立合作伙伴，以及人们在生理和心理上的实质性准备。也就是说，曾经只是健康教育的被动对象的个人现在必须被看作引起变化的积极主体。

事实上，关于个体自己能够成为促进其自身健康的积极主体的观念还可以更进一步发展，即他们不仅能够采取自我行动以促进自我健康，还可以组织起来，在邻里和社区基础上采取集体行动来加以干预。该个人主体性视角的拓展最初出现在 20 世纪六七十年代欧洲和其他高收入国家的"自我帮助"和"自我照料"运动（self-help and self-care movement）中。尽管这一观念最初主要是根据医疗体系中存在大量弱势人群而做出的反应。作为这个运动的一部分，"为了对那些在医疗保健或社会支持方面的需求没有在主流医疗和社会服务系统中得到充分满足的群体做出反应而形成了群体。"（Davies and Macdowall，2006）这些群体希望通过集体行动来对他们自身的健康和健康的决定因素实施更大的控制。他们为他们的成员提供实际的帮助和社会支持。同时，他们也在相应的国家里推动了医疗保健体系的本质性改变和重新定位。他们关于"健康的社会观点"的基本思想成为医疗服务领域传统医学主导观点的一个重要的抗衡。

上述事实也将我们带向 20 世纪 70 年代关于健康教育的第二个局限。直到 70 年代，人们对导致健康不良的原因的认识仍然非常狭隘，即主要局限于病理生理路径、遗传/体质因素及个人风险因素（包括生活方式）。然而，这些因素——生活方式、体质因素及与病原体的接触——也有其根本原因或决定因素。随着知识和理解的积累，人们很快认识到，一个人所面对的是一个多层面因素相互作用和互为因果的系统。除了上述提到的那些直接因素和最近因素以外，还有更多其他原因也会产生至关重要的影响。这可以包括居住条件、社会关系、邻里和社区状况、医疗保健体系，以及一个国家的宏观社会经济政策。

对健康与健康不良原因的范围和结构的更广泛的理解最早见于一份重要的文献，即 1974 年由当时的加拿大卫生部部长 Marc Lalonde 发布的一份报告——*A New Perspective on Health of Canadians*。这份报告明确认为，健康是生物学、生活方式、环境和医疗保健系统之间的复杂的相互关系的产物。其所表明的关于健康影响因素的结构视角之后得到了更深入的研究（Bronfenbrenner，1979；Stokols，1996）。如今，这一视角已被广泛接受，并得到 WHO 的认可，且被称为"生态视角"。

这一生态视角及前面提到的个人自身对健康的积极、主动作用（包括可能的集体行动）拓展到 20 世纪 70 年代人们对健康教育的主流认识，并产生了目前的健康促进的概念和视角。正如 WHO 的定义：

"健康促进是帮助人们增加对自身健康的控制并增进健康的过程。"

对这个简单的定义还有如下扩展：

"健康促进代表一个全面的社会政治过程；它不仅包括旨在增强个人的技术和能力的行动，也包括为了改变社会、环境和经济状况以减少它们对公共和个人健康的影响的行动。健康促进是帮助人们提高对健康决定因素的控制的过程，并因此增进他们的健康。参与是保持健康促进行动所必不可少的。"

对这个更大的干预计划，原先的健康教育的内容显然仅仅是其下属的一个子类。事实上，随着健康促进概念的扩展，健康教育可以被更狭义地定义为：

"健康教育包括有意识地为学习构建机会。这包括为提高健康知识而设计的一些交流形式，如提高知识，以及发展有利于个人和社区健康的生活技能。"

需要指出，健康促进不仅需要关注信息的传递，还需要考虑培育个人采取行动以改善健康所必需的动机、技能和自信。除了个人风险因素和风险行为以外，所传递的信息也要关注重要的社会、经济和环境条件，以及对医疗体系的利用。然而，相对于健康促进，健康教育的主旨仅仅是改变个人与健康有关的决策和行为。其与更大的健康促进范式的主要区别在于：健康促进的意图是讨论健康不良的更广泛的原因，并常常通过邻里、社区及公共政策途径来实现，而上述的健康教育方法却明确聚焦于个人层面。因此，这两个方式在方法上是不同的，但是两者相互补充。实际上，一个隶属于另一个，即健康教育隶属于健康促进。

1.1.5 公共卫生：一种新的理解

继先前对健康教育的狭隘的理解后，健康促进成为以改善人口健康为目的的健康干预的主要方法和议程，人们对"公共卫生"的作用和方式的理解也有了显著的拓展。很多人将这种新的理解称作"新公共卫生"。正如 WHO 对此进行的解释：

"公共卫生是通过健康促进、疾病干预和其他形式的健康干预来帮助全民改善健康、延长生命和提高生活质量的一种社会及政治概念。为了强调描述和分析健康的决定因素的各种明显不同的方法及解决公共卫生问题的方法，健康促进文献已经对公共卫生和新公共卫生进行了区分。这一新公共卫生的突出点在于其是基于对生活方式及居住条件对健康结

果的决定性影响的各种方式的全面理解上，也是基于其通过支持健康的
生活方式及为健康创造支持性环境而对政策、项目和服务进行资源动员
和合理投资的需要的基础上。"

然而，同一文献也指出：

"随着公共卫生主流概念的发展和扩展，未来也许并不需要对'老的'
和'新的'公共卫生进行这样的区分。"

1.1.6　世界卫生组织（WHO）和健康促进

这里简单回顾一下 WHO 作为国际上对健康促进范式的官方支持者和推动者
的重要作用。在 1948 年创立之后的最初 30 年中，WHO 在全球促进并支持了疾
病预防和健康教育项目。然而，它的各种努力缺乏紧密的协调和一致性。而紧密
的协调和一致性只可能在有了一种统一的动员理念之后才能出现。

1978 年，WHO 和联合国儿童基金会（United Nations International Children's
Emergency Fund，UNICEF）在哈萨克斯坦阿拉木图联合组织了具有标志性的会
议——国际基本医疗保健会议。该会议发布了一份目前广为人知的宣言，即《阿
拉木图宣言》（*Alma Ata Declaration*）。该宣言号召其成员国，尤其是欠发达国家，
将其卫生体系重新定位到提供基本医疗保健上来。这意味着：

"基于可操作的、科学合理的和社会可接受的方法与技术基础的基本
医疗保健，使个人和家庭全面可及。"

该宣言也指出，这一基本保健：

"至少包括对普遍的健康问题及预防和控制它们的方法的教育……
并要求和促进社区及个人在基本医疗保健的计划、组织、实施和控制中
有最大限度的自我依靠和参与。"

更重要的是，该宣言产生了 2000 年全民健康的目标：

"政府、国际组织和全球社会在未来的主要社会目标应该是实现到
2000 年帮助全民获得能使他们过上从社会和经济意义上讲都是有效的
生活的健康水平。"

《阿拉木图宣言》使 WHO 坚定地走上了健康促进的道路。在 1979 年的第 32
届世界卫生大会上，WHO 正式发布了《2000 年全民健康战略》（*Global Strategy for
Health for All by the Year 2000*）。至此，一个统一的动员理念得以成型。它第一次
为 WHO 和其成员国家提供了一个全面而一致的战略。尤其需要提到的是，该战
略还将与健康有关的公正和社会正义看作主要的社会目标（WHO，1981）。

上述的基本医疗保健议程随后即演变成了健康促进观念。在这条道路上，下

一个标志性事件是 1986 年在渥太华召开的发展中国家健康促进大会。这一大会产生了另一份重要文献，即《渥太华章程》（*Ottawa Charter*）。该章程为很多国家界定了健康促进项目。

《渥太华章程》将健康促进定义为"使人们增强对健康的决定因素的控制及因此而改善他们的健康的过程"，并指出了实现这一目的的五种机制（WHO，1986）：①建设健康的公共政策；②创造一种支持性环境；③加强社区行动；④发展个人技能；⑤重新定位医疗服务。

十年后，《雅加达宣言》（*The Jakarta Declaration*）进一步为 21 世纪的健康促进设定了优先目标（WHO，1997），包括：①促进健康的社会责任；②提高对健康发展的投资；③加强和扩展健康的合作伙伴关系；④增强社区能力并使个体增权；⑤保证健康促进的硬件基础。

2009 年，WHO 第七次全球健康促进会议在肯尼亚的内罗毕召开。这次会议的主题是"促进健康和发展，缩小实施差距"。在这次会议上形成了要求人们采取行动弥合健康促进的实施差距的"内罗毕呼吁"（WHO，2009）。该呼吁号召所有政府和利益相关者在五个主题下迅速反应，做出行动。这五个主题是（WHO，2009）：①提高健康促进的能力；②加强卫生体系；③合作伙伴和跨部门行动；④社区增权；⑤健康素养和健康行为。

上述呼吁聚焦于行动。其核心要点是每个国家和地区需要根据其地区背景做出反应。

1.1.7　小结

本节对健康促进的概念和实践的发生与演变历史进行了简短的回顾。总体上，这一演变过程可以通过一个二元矩阵来加以概括。表 1.1 给出了健康决定因素的个人视角和社会生态视角；个人在健康干预中的被动作用和主动作用。各区间的编号分别代表着演变的顺序。可以看到，该过程始于传统的生物医学模型，其次是传统公共卫生概念和方法；再次是行为改变理论和方法的发展；最后形成了人们今日所知的健康促进概念。

表 1.1　健康促进的进程

个人的作用	关于健康决定因素的视角	
	个人视角	社会生态视角
被动的	1. 生物医学	2. 传统公共卫生
主动的	3. 行为改变理论	4. 健康促进

本节试图对逐步发展为健康促进范式的概念、主要观点及方法的演变进行简单的概括。不过，本节没有介绍人们如何能够更广泛地界定健康不良的影响因素，以及卫生干预中的公共参与方法。然而，过去的半个多世纪出现了大量对健康决定因素的广泛研究。虽然不可能对所有这些研究进行回顾，但后文将对其中一些主要研究进行介绍，并试图构建一个更具体的归类框架，以突出这些研究在健康促进概念下的主题和焦点，以及它们使用的视角和方法。

1.2　社会生态理论

上文已经提到，健康促进的社会生态视角最初出现在 1974 年 Marc Lalonde 的报告中。这之后，它获得了越来越多的关注，并成为大量研究的主题①。社会生态理论将健康看作人与更广泛的环境相互作用的结果。其中，环境包括家庭、社区、文化、制度、医疗保健系统、公共政策及物理环境。这种相互作用被认为是互惠的。人及其健康可以受环境的影响，而环境也可以被人们改变。"生态"这个词强调的是这个综合的系统中的各种因素和参与者的相互关系。

在社会生态理论出现之前，关于健康的决定性因素的观点要么强调个人行为，要么强调人们所生活的环境。相应的，对健康干预的方法也要么强调行为改变方法，要么强调环境改变方法。以下将对这些视角做了简单的介绍。

1.2.1　行为改变理论

疾病预防和健康促进的行为改变理论聚焦于改变个人的健康行为。改变与健康有关的个人行为的理论视角反映了对认知、情感和行为过程的不同程度的强调。因此，基于操作性和经典性条件反射原理的行为疗法强调对非象征性后效强化的控制是改变个人健康行为的基本方法。另一方面，健康信念模式（health belief model）、理性行动理论（theory of reasoned action）、社会学习理论（theory of social leaning）及自我效能理论（theory of self-efficacy）更关注认知和象征性过程在调节人的行为改变中的作用。人的健康信念和行为之下的情感及动机性因素则在风险认知理论（theory of risk perception）、惧怕激发（fear arousal）理论、自我保护行动（self-protective behavior）理论、习得性无助理论（theory of learned helplessness），以及疾病易发和抗病个性的研究中得到非常清晰的强调。

健康促进的行为改变理论的内在局限在于个人改变他们自己的健康行为的努

_____

① 这个部分的介绍主要基于 Stokols（1996）的文献。

力可能会受经济、社会和文化约束的阻碍。因此，基于环境改善方法的健康促进努力成为聚焦个人生活方式改变项目的重要补充。

1.2.2　环境改变理论

对健康改善的环境改变理论的早期讨论仅仅考虑物理环境的影响。然而，对个人和整个环境的解释应该是多维度的，即不仅包括物理环境，也包括社会、制度和文化构成。相应的，基于环境因素的健康促进可以包括聚焦或改善每一种物理和社会环境的健康影响机制的各种方法，这包括（Stokols，1996）：①作为疾病传播的媒介（如水源和空气传播疾病，或传染性疾病）；②具有激化或缓冲作用的环境，即人们暴露在不可控制的外部条件（如噪声、政治动乱或人际冲突）而造成或抑制对人们的情绪、生理和表现方面所产生的不利影响；③作为安全或危险的来源（如居住在一个受到化学污染、地理上不安全或者存在社会暴力的地区）；④作为对健康行为的推动者（如配置汽车的安全设施、健身设施的可及性、获得人际交流或文化活动来形成健康的行为）；⑤作为健康资源的提供者（有效的社区卫生系统、公共卫生服务等）。

根据研究这些问题的个案、理论或领域的不同，健康改善的环境理论在不同程度上强调了这些与健康有关的因素。原则上，关于每一种对个人或社区健康存在负面影响的环境状况，都存在通过合适的健康促进环境方法开展积极干预的机会。在健康促进的行为主导方法中，环境因素则通常被"降级"为"情境因素"，但是，在基于环境干预的方法中，其成为关注的焦点。

然而，基于环境的干预也存在局限。首先，旨在提高环境质量的干预往往聚焦于物理或社会环境的单一方面（如噪声、室内空气污染，或者工作单位的社会环境），而不是检验多层面的环境（如在给定环境中的各种物理和社会条件）。其次，健康促进的环境论常常忽视在人们对他们的社会-物理环境做出反应时的个人和群体差异。个人属性的作用或许是一个因素，但是，在同一个具体场所或环境中的人们是否存在社会经济特征上的差异？很明显，对那些因在收入、文化或者地域流动等方面受到限制而持续进行着不健康活动的人，某一具体的环境改善方法对其健康促进的价值可能并不足够。

1.2.3　环境的结构

上文所提到的环境可以是除了个人自己的属性和行为以外的任何方面。它可以是一个人最接近的场所（如家庭、邻里、学校等），或者是更大的宏观系统，如一个国家的卫生体系。对此，人们试图通过引入一些结构来分析"环境"。尤其值得提到的是 Bronfenbrenner（1979）的研究。根据其研究，环境是由微观系统（microsystems）、中型系统（mesosystems）、外部系统（exosystems）和宏观系统（macrosystems）组成的同心网络。每一个系统都依次嵌套在另一个更大的系统中。在其人类发展的生态理论中，Bronfenbrenner 根据这些系统对一个人的最近关系来定义这个连续系统中的每一个系统。不过，同样的分类也可以被用来描述个人健康的生态环境。

根据 Bronfenbrenner（1979）的研究，首先，一个微观系统是"处于某种带有特定物理和物质特征的环境中的一个人所经历的活动、角色和人际关系的一种形式"。需要注意，一个微观系统明显代表着一个人际关系背景。这个人际关系背景形成于一个人向一个新的环境转移的任何时候。其次，一个中型系统"包含着一个人积极参与其中的两个或更多环境的相互关系"（如对一个孩子来说，家庭与学校之间的关系；对一个成人来说，家庭、工作和社会生活之间的关系）。再次，一个外部系统指"一个人并不积极参与其中的一个或更多环境，但是，在该环境中，事件的发生对环境具有影响作用，或者受环境的影响，并且，在该环境中所发生的事件包含着人们"。因此，一个外部系统就是一个微观系统的系统。并且，就像微观系统那样，外部系统也形成或扩展于一个人向一个新的环境转移的任何时候。对一个小孩，外部系统的例子可以是其父母的工作场所、兄弟姐妹上学的班级、当地学校董事会的活动，等等。最后，宏观系统指"以所存在或者可能存在的更低一级的系统（微观、中型、外部系统）为形式和内容的连贯形式，它处于亚文化或者文化的整体水平上，以及在这一连贯形式下的任何信仰体系或意识形态"。

很明显，尽管相应的经验例子或许可以找到（来解释这个分类的有用性），但是，这些分类主要是分析工具。因此，判断相应的微观、中型、外部和宏观系统在每种境况下究竟由什么组成则需要从不同情况出发。重要的是，随着人们向更高的系统转移，更多远因和非直接因素成为影响一个人的发展或者健康的远端因素而被引入。而这些远端因素可能并不像非远端因素那样即刻或直接影响一个人的发展或者健康，其通过影响社区或人群而产生明显的效应，并且这些效应可能更大。

除了这些分析上的分类以外，人们还提出并广泛使用了更多基于经验分类的环境决定因素和个人属性的结构，如 Dahlgren 和 Whitehead（1991）。稍后在关于健康促进理论和模型的统一分类框架的讨论中将再次回到这些分析性和经验型的区分类别上。

1.2.4 健康促进的社会生态模型

术语"生态学"最初指对生物有机体与其环境之间的关系的研究（如植物及动物与其自然栖息处的关系）。这一术语后来被应用到社会学、心理学和公共卫生领域对人类社区和环境的研究中。被称为"人类生态学"的早期应用主要集中在生物学过程和地理环境之间的相互关系。然而，更强调人与环境关系中的社会、制度和文化背景因素的"社会生态学"则出现在 20 世纪 60 年代中期和 70 年代早期。

社会生态学范式植根于有关环境状况与人类行为及福祉的相互关系方面的某些核心原则或主题（Stokols，1996）：

1）社会生态学分析表明，环境状况包括能够影响多种健康结果（包括生理健康状况、发展成熟度、情感福祉和社会凝聚力）的物理性、社会性和文化性的多个维度。某种环境的健康促进能力应该不仅仅被理解为单列的环境特征对健康的影响（如空气质量和社会氛围），而应该被看作多种环境状况在一段时间内对人的生理、情感和社会福祉的累积影响。

2）人类健康不仅仅受环境状况的影响，也受一系列个人秉性的影响，包括基因遗传、心理倾向、角色和行为模式。在有组织的环境中，角色和行为模式对健康的影响可以有很大的不同。一些角色和行为对福祉存在实质性的影响，而其他一些则仅对健康结果存在微弱的影响。

3）社会生态学分析强调情境和人的因素之间的动态互动，而不是排他性地聚焦于福祉的环境、生物学或行为决定因素。相同的环境状况（如环境污染、经济萧条、居住改变）对人们健康的影响可能因为人们的个性、对环境控制能力、健康行为和经济资源的不同而异。人与其环境之间的一致性（或兼容性）程度，或者人与环境的契合都是福祉的一个重要指标。

4）社会生态学分析综合了源于系统理论的很多概念（如相互依存、动态平衡、负反馈、差异扩大等）来理解人与环境之间的动态关系。其特点是相互影响的周期。在这个周期中，环境的物理和社会特征对居住者的健康有直接的影响，并且，环境中的居住者也通过其个人和集体行动改变其环境质量。

5）除了强调某一特定设置的环境状况之间的相互依赖性，社会生态学分析还强调设置与生活维度的相互联系性。人类活动的多维度（如居住地、邻里、工作场所、周围社区）被看作一种嵌套结构（nested structures）。在这个结构中，本地设置和组织处于更大和更远的区域内部。因此，促进健康的努力必须考虑远近环境之间存在的相互依存性（如职场压力对居住环境带来的影响）。

6）社会生态学视角对健康研究和健康促进的方法本质上具有跨学科特征。社会生态分析将公共卫生和流行病学的社区预防方法与个人层面的医学疗法进行综合，并强调个人和群体在改变其健康行为和环境中所能发挥的积极作用。

健康促进的社会生态学方法的主要优势有很多方面。第一，它在一个宽泛的系统理论框架中综合了行为改变方法和环境改善方法。第二，通过结合两个或更多的分析层面（如个人、组织和社区），它既强调健康问题及相关的健康干预方法的跨层面分析，又为其留出空间。例如，它允许研究者和实践者研究个人和群体的健康问题及社区干预的影响。第三，通过明确关注在个人层面和总和层面上影响健康与疾病的个人和环境因素之间的动态互动，它避免了排他性地聚焦在行为或者环境因素单一分析层面上可能产生的概念性"盲区"。

然而，社会生态学模式在试图扩展研究范围的同时，也面临着一定的风险。假如该模式在健康相关的变量和分析层面上包罗万象，那么，其作为研究和干预的基础的效用就可能会大大降低。过度包容和涵盖的模式不可能帮助研究者聚焦研究的选择性变量。在现实干预项目中，该模式则可能面临成本过高且操作太复杂和烦冗等问题。

就像 Stokols（1996）所说，与一个包罗万象的理论相比，有效的社会生态理论可能要建立在一些分析特定健康问题的具体环境的中层理论上（如人际环境、物理环境、组织环境和文化环境等），以及对可能影响用以解决那些问题的健康促进干预效果的背景因素的相应分析上。

1.3 公 众 参 与

1.3.1 概念

在文献中，"公众涉入"（public involvement）和"公众参与"（public participation）被交互使用，意义很广。但它们在卫生领域的运用则是相对近期才出现。两者都意指那些在健康的传统医学模式中未曾有机会发挥作用的那些人能更积极地参与其健康决策中，或者公共卫生服务、项目和政策的决策中，而不仅仅被看作"工作对象"或者"服务对象"（Allen，2000）。这可以是"患者的参与"或者"使用者的参与"。这可以说是医学专家的一种新尝试，即他们试图使患者自己参与其疾病治疗方案的制定和执行中去。但是，更广泛地讲，公众参与可以指代公众作为卫生服务的潜在使用者参与服务递送的决策、对公共卫生干预项目的选择和设计，或者是对卫生领域更一般的公共政策的制定（如资源配置中的优先设定）。公众参与也并不局限于决策领域。事实上它可以延伸到对服务质量、利用者的服务满意度、项目开展及公共卫生政策绩效的监测与评估方面①。

使用这些新的实践有多种驱动力。随着社会和经济条件在许多国家得到改善及医学领域的发展，慢性病逐步取代传染性疾病成为大多数人口的主要疾病负担。这意味着患者参与其自我保健中既可行也有效。医疗技术及医学诊疗的可及性的增加也意味着决策和资源配置的加剧，尤其在那些经常性发生经济危机和公共预算削减的国家。当然，意识形态的转变也是一个关键因素。20 世纪 80 年代普遍流行的消费主义意识形态认为，卫生服务提供者和公众是市场交易的双方。作为服务的购买者，公众自然应该对消费什么的决定起作用。在这个历史的转折点上，这一思想实际上与另一思想意识流派相融合，即倡导更开放的民主，以及在公共服务提供、政策制定或者政治治理方面有更多的公众参与。可以看到，在卫生领域倡导更大的公众参与的运动明显是更广泛的社会运动的一部分。这样的社会运动的目的是要在政治治理和公共决策方面将公众看作消费者和公民，并使其拥有曾经被否定了的更重要的角色。

个人与公共健康决策中的公众参与既具有工具性价值，也具有内在价值。其工具性价值在于患者可能更积极和有效地促进其自身治疗方案的形成和执行（而不仅仅是作为"服务对象"而被动地接受）；公众作为服务的潜在使用者可以对优先设定发挥重要作用（以更好地满足其需求和偏好）；以及对发现、制定和执行不同公共健康问题的有效解决方法的作用（对这一点，后面还将讨论）。其内在价值则建立在"政治合法性"（political legitimacy）和"审议公正"（deliberative justice）的概念中。根据 Beetham（1991），一项选择的政治合法性存在于当且仅当它满足三个条件：①决策的合法来源是那些受决策影响的人；②决策是公众合理化的；③任何对合理性的宣称都是通过那些受决策影响的人的一致意见来检测的。尽管要满足上述条件中的任何一条在操作上都存在挑战，但是，公众（即那些受决策影响的人）的参与需求是很明显的。从另一角度出发，Aday（2000）在"审议公正"的基础上为卫生项目和卫生政策决策中的公众参与进行辩护。她对此的定义是，项目和政策的预期受益者是否及在多大程度上参与项目和政策的形成。这样的参与可能存在重要的不足。然而，正如 Rifkin（2003）所说，这样的参与的确能够在一些重要领域发挥有效作用并可能是重大作用（如在要求有显著的个人健康行为改变的积极干预项目中）。

事实上，卫生领域的公共参与不仅提出了"专家-公众鸿沟"问题和如何缩小

---

① "参与"（participation）和 "涉入"（involvement）可以被看同一种指代。不同的是，"参与"似乎仅仅从参与者的角度出发，而"涉入"则可以从资助者的角度出发。文献中还存在很多其他的术语指代多种不同的实践，但很多时候都属于相似的实践。关于这个方面，参见 Rowe 和 Frewer（2005）的文献。本研究在此不讨论这些替代术语的相似性和差异。

或跨越这条鸿沟的问题，也提出了在这条鸿沟的任何一边内部可能存在的利益冲突。存在大量文献讨论这种利益冲突在公众一方的性质、范围和解决方法（见后文关于增权主题的回顾）。同样，也存在很多文献讨论专家一方的类似问题。但是，更多文献关注"专家-公众鸿沟"问题。几百年来，卫生领域中始终存在这一条鸿沟，并且，专家总是处于主导地位。这一主导性反映了健康与疾病治疗领域中知识和专业技能上可见的根本不对称。而这种不对称绝大多数是对专家有利的。另外，这种专家主导性也因存在于传统社会的权力结构而得到强化，并进一步强化存在的权力结构（Allen，2000）。要打破此百年鸿沟是困难的，即使存在前面提到的近期意识形态的转变及对主流思想的重新平衡这两方面的支持。诚然，由于受到近期人口和疾病谱变迁的支持，以及全球多数人口的健康素养和总体教育水平取得的重大进步的影响，鸿沟两方合作工作并有效地成为合作伙伴的规模已经有了重要的扩展。但是，在迫使而非自愿的情况下要弥合两方却是艰难的，甚至是对抗性的。

卫生领域或者任何公共政策、项目或服务领域的公众参与的实质必须是公众——那些将受决策影响的人——在不论何种程度上及以何种可能的方式影响决策、过程和实践的能力。因此，卫生领域或其他领域的公众参与可以被界定为：

公众参与指个人、社区和组织参与决策以影响与公共服务、项目或政策有关的选择、过程和实践，包括对进展与绩效的监测和评估；它突出在那些反之就没有机会实施相似影响的人的参与。

定义公众参与是一个问题，测量公众参与的程度和水平及解释其差异又是另一个问题。Farrington 等（1993）提出了一个评价实际公众参与水平的二维框架，即深度和广度。公众参与的广度指公众在多大程度上能够直接影响选择、过程和实践：是每个人，还是受影响的社区或人口中的某一部分人，抑或仅仅是高度选择性的少数？需要注意的是，在上述对公众参与的界定中，"公众"可以指作为分析单位的个人、社区和组织。但是，在大多数相关文献中，公众通常只指个人。尽管个人是必然处于某些社区或组织中的——用社会生态学语言来说，就是他们的最密切"微观系统"（Bronfenbrenner，1979）。公众参与的广度则提出了当不是每一个人参与或者能够参与时的代表性问题。而这也产生了对公众参与的一种判断。当然，它也提出了一个决定选择谁参与、谁不参与的社区或者组织内部的权力和权力结构的重要因素问题。后文将进一步讨论与参与的广度有关的问题。

公众参与的深度指那些实际参与公众讨论的人能够产生的真实影响程度。这使我们能够同时考虑发起人一方的因素（通常是服务提供者、政府机构和其中的专家）和公众一方的因素。这些因素将一起决定那些在具体问题中的潜在的参与者可能实现的真实的影响程度。需要注意的是，在与"专家-公众鸿沟"及任何一方的可能的利益冲突进行关联时，对公众参与广度的考虑集中在公众一边的个人或者派系之间的关系的性质，而公众参与深度则是讨论"专家-公众鸿沟"本身。因此，当考虑公众参与深度时，人们应该将与公众参与广度有关的问题剥离出去。

1.3.2 公众参与深度

首先讨论公众参与深度问题。Arnstein（1969）的研究是关于该问题的第一个系统研究，且是一项基于美国第二次世界大战后实施了几十年的社区行动项目实践经验提出"公民参与阶梯"的广为人知的研究。她提出了八种可能的公民参与程度，或称为"八个台阶"。其中，参与程度最低的两个台阶是操纵（manipulation）和矫治（therapy）。Arnstein 将其归为"非参与"状态。"操纵"描述的情境是参与实践的发起人已经采取了决策，但是出于公共关系的考虑，他们进行策划与操纵而使公众接受其决定。"矫治"则是当公众表达了任何愤怒和挫败情绪后，发起者以响应"病理"的方式应对，试图通过改变公众的价值和态度来"帮助"公众获得诊治。Arnstein 事实上将两者视作"近亲"，且并不确定究竟哪一个处于阶梯的最底层。这种不确定性是可以理解的，因为这两者的真正区别并不是参与者试图实现的对决策的影响程度的差别——两种状态下都不存在对决策的影响。它其实说明参与者的反应，以及发起者如何应对。而这对"参与"的结果实际没有任何影响。

随着参与者所实现的影响程度的上升，Arnstein 阶梯的后面的台阶依次是告知（informing）、咨询（consultation）和展示（placation）。"告知"指发起者试图就其认为公众想知道的信息与公众进行交流。"咨询"描述了一种相反的信息流动过程。在这个过程中，发起者从公众那里获得信息、偏好和观点。"展示"则是使少数高度选择（有时是钦点）的公众代表进入决策团体的做法——它代表着如今大部分公共决策制定的某些制度化决策结构特色。所有这些过程，假如能够被很好地实施并带有真实的意图，那么，它们本身都能是向真正的公众参与这一更大的过程发展的重要的中介和组成部分。然而，根据 Arnstein 的观点，美国社区行动项目的经历表明，广泛的不良操作使这三种境况都成为象征性的实践。由于这个原因，Arnstein 在其文章中将它们全部归于"象征主义"的类目下。

进一步上升的台阶是合作伙伴（partnership）、权力转移（delegated power）和公民控制（citizen control）。"合作伙伴"指在发起者——传统的权力拥有者和决策制定者——和公众之间分享决策制定的权力。"权力转移"代表着所认识的决策权力源从传统的拥有者那里转向公众。公众参与者确保决策的公众问责性，而传统的权力拥有者虽然可能仍然拥有相当程度的决策影响力，但他们只是这种关系中的操作者或"分包商"，尤其是在操作性事务中。"公民控制"意味着社区或者公众全权负责公共服务或项目的所有决策和操作事务，并能够进行谈判，而其他人则成为参与者之一。在 Arnstein 观点中，公众参与的这三个程度均代表着真正的"公民权力"。

Arnstein 的文章成为其后大量关于公众参与研究的起点。很多研究在其他的公共项目和政策背景中提出了公众参与程度的其他分级方法①。 不过，本书在此不对这些研究结果进行回顾。很多研究者还增加了对这些不同级别起作用的因果因素分析。还有一些研究对 Arnstein 赋予其参与分级的隐含的规范性评价提出不同意见，并置疑"更大的公民权力一定更好"的观点。还有人对 Arnstein 关于在传统的权力拥有者和公众之间存在根本性的权力对抗关系的基本前提进行批判。下文将对此进行简单的评述。

问题也许可以这样问：为什么人们希望看到不同个案实现的公众参与实际程度的差异？Arnstein 似乎更多地在解释发起者的意向。这显然是一个重要的因素，但是，它并不代表全部。Charles 和 DeMaio（1993）将 Arnstien 的概念类型应用到卫生领域，并强调了"决策领域"的重要性。他们提出了一个三层分类，即治疗、服务及广泛的宏观或系统层面的决策。很明显，对每个类别中正确的决策所需要的投入都是不同的。并且，公众在决策制定领域所能发挥的作用也因此必然是不同的。对其他替代方案的偏好和评价的信息则很重要。而这些也许只能由那些受直接影响的人来提供。但是，关于技术可行性和如何实施（包括对不同方案的成本的认识）也都是非常重要的，并且，这也意味着专家的关键作用。事实上，很难想象一个完全没有任何专家投入的例子。这意味着，除了一些非常少见的例子以外，在卫生和其他部门，大多数公众参与决策的性质并不必然要求有完全的"公民权力"。如果公众参与的最佳水平指最好地服务于受影响的人们的利益，那么，它应该是根据案例不同而异的。不过，Charles 和 DeMaio（1993）只是对决策领域中的一些非常大的分类进行了区分。其他人也提供了适合其各自研究背景的决策领域分类②。

毋庸置疑，公众参与的"最佳"程度并不一定需要在现实中实现。而这一差距也并不能完全归因于当时权力拥有者在既存权力结构下的意向。当赋予了参与的实际机会时，潜在的参与者缺乏参与兴趣也可能是另一个因素。缺乏参与兴趣可能是由于不能看到参与和某人的自我利益之间的实际联系。毕竟，参与要花费

① 例如，Hart（1992）研究了城市环境与儿童发展的关系，Burns 等（1994）研究了英国地方政府的多种倡导，等等。
② 例如，Wait 和 Nolte（2006）及 Burns 等（1994）的文献。需要认识到，在一个给定的背景下，可能存在一种"最佳"的公众参与程度，但这同时也说明，完全的"公民权力"或者控制需求在规范层面并不总是最佳的。这解释了为什么在文献中长期存在对 Arnstein 赋予其参与分层的明显的规范性排序的强烈批判。

时间和精力，有时其至意味着明显的经济损失（而不仅仅是一个人的时间的机会成本）。另外，这种参与的任何收效都可能在很多人之间共享（尽管在这些例子中的确也不仅仅是一个人参与）。以往假参与的经历（如 Arnstein 所说，受发起者的"操纵"）可能也是人们在机会来临时不能抓住机会的原因之一。对自我能够发挥作用的信心，或者如下文所说，一个人的"自我效能"（self efficacy）及害怕受到既定权力拥有者的可能的报复可能也是上述原因之一。简言之，即使当机会真正来临时，仍有很多原因可以导致一个潜在的参与者不选择参与而选择自我排除。

上述观点假定了每个潜在的参与者仅仅从公共服务或政策的潜在的使用者或受益者的角度出发来发挥其作为参与者的作用，并且仅仅从其自我利益出发来考虑。然而，正如 Charles 和 DeMaio（1993）及其后的研究者所强调的，一个人作为参与者可能从很多角色视角出发发挥其作用：作为一个潜在的使用者、一个要求合理使用其税收贡献的纳税人、某项社会事业的倡议者或志愿者，或者甚至是代表政策制定者考虑决策对社区或人口的更广泛的社会影响者。事实上，人类动机不需要狭隘地建立在自我兴趣的考虑上，而可以是基于更广的考虑，例如，强烈的公民责任感，或者公共决策的合法性和公正性，不论其是否与个人治疗、一项服务或者宏观的及系统层面的决策有关。在文献中，这样的角色视角被看作影响不同情况下的实际公众参与水平的关键决定因素。

除了决策领域和角色视角以外，Wiebe 等（1998）还提出了一个分析公众参与决定因素的更广泛的框架。他们提出了宽泛的四个因素分类，每一个属于"设定特征"的一部分，即参与目标、公众参与者的特征、变化特征，以及参与技术。他们的"参与目标"相对于 Arnstein 阶梯的最上面的六个台阶（即除了最下面的两个"非参与"台阶以外）。每一个都是具体情境中的一个有效目标（因此，即使是"告知"，假如它是告知公众有关合理地使用医疗服务等，它也可以是一个合适的目标。）。"参与者的特征"前面已经讨论过。"变化的特征"是关于更大的变化的环境，如是否曾经发生过经济危机或预算削减、项目减少，或者关于公共参与的需要及作用的主流公众观点和流行的意识形态的变化。"参与的技术"指实际开展的公众参与的具体机制、平台、工具和手段、论坛和活动（如公众听证会、董事会、舆论调查、信息传单等）。Wiebe 等（1988）为每一个参与的目标列出了一些可能的技术例子。Rowe 和 Frewer（2005）在更深层面进行分析。他们区别了三种主要的"公众参与"类型，即交流、咨询和参与，并将每一类设定为目标信息流。在回顾了每一类型可能存在的大量"机制"或者技术后，他们从促进目标信息流的角度出发评价了每一类机制或技术的相对"有效性"①。

---

① 对 Rowe 和 Frewer（2005）的研究而言，交流意味着信息流从发起者到公众（或者其代表）；咨询则是从公众（或其代表）到发起者；而参与是两者之间的双向的信息流。

1.3.3 公众参与广度

尽管是不同的解析，但公众参与深度也必然受公众参与广度的影响。很明显，假如"专家–公众鸿沟"的公众一边是分裂的，或者对其自身代表的选择意见不一致，或者代表由少数人篡夺或者控制，那么，公众一边的任何期望的参与都可能存在严重问题。无论专家一边，或传统的权力拥有者、参与的发起者的意向是好的还是不良的，对这一点均如此。如果专家一边有不良意图，那么，他们更容易"操纵"参与的实践。但是，即使专家一边有良好的意图，公众没有能力有效进行参与也必然严重影响结果。

正如公众参与深度一样，公众参与广度也存在局限。除了极少数的例子以外（如在仅仅涉及很小范围的邻里实践），让所有受影响的个人都获得公共参与，这从实施上来说既不现实也行不通。并且，即使行得通，也可能无法证实这样的全民参与存在增加的效应。另外，很多决策存在对及时性的要求，而全民参与必然要花费时间。由于所有这些原因，经常只有一些有选择的"代表"进行参与实践，而这立即提出了选择这些"代表"的方法及其真实代表性的问题。

实现更大代表性需要既支持也反对在公共决策中有更大的直接公众参与。多年来对选举民主模式的不满意表现在过度官僚和阶层化、少数选举出来的政治家掌控所有公共决策的制定、所做的决策常常很少反映公众意见等。这些都导致受一些强烈思潮影响的公众要求在公众决策制定领域有更大的直接公众参与。另外，尽管选举民主模式因为其长期基于普选制而仍然宣称其有一定的合法性，但是，很多直接公众参与的实践存在实现代表制的特设机制。而这使其看上去有严重的合法性不足问题。

代表性也许的确是一个重要问题。但是，这在很大程度上要看在具体问题上（如卫生服务、社区重建项目等）公众之间究竟有多大的分歧。根据 Rifkin（2003），公众参与或者社区参与的概念和实践最初来自第二次世界大战后的社会发展计划（健康、教育和福利）。该概念假定某一时候的社区是同质性的，并且，假如或当专家教育公众并支持公众行为时，公众就能够对健康（和其他）行动达成一致意见。然而，到 20 世纪 60 年代，人们越来越清楚，解决贫困问题和改善健康不能仅仅通过动员社区。对社区是同质性的假定——在同一时候希望做同样的事情——被证实是错误的。贫困问题是由扭曲的社会结构造成的不平等问题。这一新的认识很快得到广泛接受，并为联合国聚焦于"人民参与"运动提供了基石，即改变社会、经济和政治结构以使掌握资源的少数人能够与多数人分享资源分配的决策。

不可否认，社区在某些事务上可以是极为不统一的，尤其是在要改变现存社会和权力结构的时候。这意味着，很多期望着促使这种根本性变化的行动能够成功地动员整个社区。相反，并不期望或者并不促使这样的根本性变化的行动则有可能成功地动员整个社区。例如，改善一所地方学校或者社区卫生服务的问题，社区则有可能很好地"团结"在同一边。因此，缺乏全体社区成员在所有方面（如是否一个人有更多或者更少的土地）的完美的、精确的代表性并不重要。并且，实现这样的代表性并不应该被看作根本性的和势在必行的。在局限之内，社区的一个成员对社区的代表性可能与其他成员的代表性相似。并且，超出一定程度以外，尽管更多的代表性可能是好的，但它也许并不对结果产生多少实质性的影响①。

一些分析，如 Klein（1984）提出了参与的"逆向法则"。根据这一法则，穷人和社会上更弱势的人，尽管形式上将从公共服务（如医疗服务）的改善中获得最大的收益，但是，他们往往最不可能直接参与或者以社区代表身份参与任何决策制定实体。这样的逆向关系可能反映了社区内部的权力结构。但是，它也可能是因为弱势群体缺乏进行有效的公众参与的必备能力。前面提到过，无法有效参与或者成为代表的事实可能并不实质性地影响人们的利益。宽泛地讲，通过社区中其他成员的参与所做的决策也可能很好地服务于其利益。但是，在另一些例子中则可能有影响，并且影响显著。因此，这要看所涉及的具体公众决策及其背景。

1.3.4 权力，公众的贡献与合作伙伴

上文关于公众参与深度和广度问题的回顾谈到了"专家-公众鸿沟"的性质、公众作用的范围及个人与社区参与能力这三个问题。这些问题都曾是人们热烈讨论的问题。Arnstein（1969）宣称：

"公民参与是公民权力的分类术语。它是那些使目前为政治和经济过程排除的没有权力的公民在未来能够进入该过程的一种权力再分配。"

然而，正如公众参与作为规范性定义来说存在很大争议，公众参与的目标也存在矛盾和冲突。公众或公民参与的最终目标似乎是从现有权力拥有者、专家或政府那里夺回并完全控制决策权，而不是改善决策的结果和质量。它着重于"谁拥有控制权"，而不是所做的决策是否是好的决策，以及如何可以改善决策制定。

----

① 参见 Parkinson（2004）的文献。根据 Sen（2009）的研究，人们可以进一步认为，与其探寻超越完美的代表性，边际主义（marginalism）也不失为一种有效的选择。在这里，边际主义指与其将一种不完美的代表状况（包括其结果）与完美状况进行比较评价，还不如将目前的状态与没有任何公众参与的状态进行有效的比较。

对决策制定需要有技术的、科学的（或专家的）投入也没有得到强调。事实上，这些甚至都不在讨论范围之内。Arnstein 是在多年研究美国社区反贫困项目的经历后得出结论：项目实施关键所缺少的因素是当地公民对决策制定的控制。这应该被看作她对这些项目的准确解读。但是，对其上升到一般层面并进而成为公众参与的规范性模式的参与阶梯却必然存在问题。

将公众参与的最终目标看作夺回并完全控制决策权必然使这样的实践成为一种零和再分配游戏。但是，假如参与的目标是改善决策的结果和质量，那么这样的实践并不必须被看作一种零和再分配游戏。的确，一些决策权力可能必须进行再分配，但是，这只是实现目的的一种手段——除非人们认为对决策制定的更大的公民控制总是一件好事。在 Arnstein 的研究之后，文献中对公众参与的主要观点是将其看作传统决策制定者或权力拥有者与公众之间的一种合作伙伴关系，而目的是改善所制定的决策的质量，以使其更好地服务于决策针对者的利益，如 Tritter 和 McCallum（2006）、Collins 和 Ison（2006）。

那么，公众参与通过怎样的方式可以有助于促进决策的结果和质量？如前所述，公众参与自然为那些将受决策影响的人参加界定问题、制定需求并表达优先的过程提供机会。这些都是决策制定所需要满足的大前提。但是，同样地，在寻找和制定解决方案方面，公众也应该发挥重要的作用，有时甚至是关键性作用。因为，制定和设计解决方案不仅仅需要传统的科学和工程等领域的一般知识与专长，也需要地方的关键性投入，包括对当地物理、经济、社会乃至文化状况的了解。这些信息有时能直接决定在当地选择哪些途径是可行的，哪些则不可行。事实上，当地人在发现和制定最佳解决方案中所拥有的本土知识至少是科学或工程知识的一种有效补充，有时甚至比后者还重要。所以，正如参与在发现问题方面的作用，公众对促进解决方案的形成也能发挥重要作用。

Winstanley（1995）和 Hart 等（1997）将影响公众决策标准的职责和权限称为"标准权力"，而那些形成问题的解决方案与操作事务的职责和权限称为"操作权力"。尽管这只是一种非常粗的区分，却能被有效使用来说明公众对公共决策制定的潜在贡献范围。他们将公众拥有的这两种权力区分了"低"和"高"两种程度，并定义了四种情况，即剥夺权力（两种权力都低）、保持距离型权力（操作权力低，但标准权力高）、操作权力（标准权力低，但操作权力高），以及综合权力（两种权力都高）。图 1.1 对此给出了说明。当然，如果人们可以对两种权力类型采用连续的度量，这会带来更多种可能的组合类型。还值得指出的是，对任何一种给定的状况，最佳的组合都可能是不尽相同的。自然的，实际实现的组合可能会也可能不会相当于最佳组合，每种情况都不尽相同。

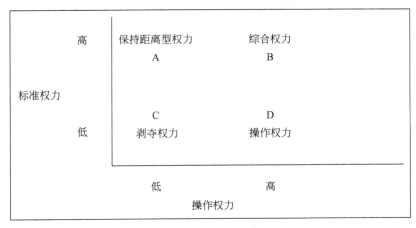

图 1.1　权力的分类

资料来源：Winstanley，1995；Hart et al.，1997

　　然而，尽管公众有重要作用的，但是，当他们被赋予这样的机会时，是否真正能够发挥作用？越来越多的文献关注公众/个人或社区——有效开展公众参与的能力。有作用是一回事，懂得如何发挥作用及有效地发挥作用是另一回事。有效的公众参与不仅要求明确地了解个人的需求和优先项，或者当地状况及各种原因，还要求有能力将其所知道和感觉到的信息与参与实践中的其他人进行有效沟通，包括使用各种可以获得的工具和技术、能够表达一个人的思想、分析明确、有说服力、有可信度、有坚定的立场，以及具有策略性的方法。更重要的是，还需要有能够进行所有这些活动的信心。当然，很难发现人们能够胜任所有这些方面。但是，并不一定要有完美的结果。在任何方面拥有一些能力就足以使人们更有收益。假如整个社区是参与的一个单位，那么就可能找到拥有可互补的技术和才能的各种人。

　　尽管参与者拥有的如此多的理想能力并不构成无法逾越的阻碍，但是，这些能力的要求的确反映了个人或者社区"参与能力"的重要性。缺乏这些能力也许就会造成一种重要的参与行动的失败，或者，至少不那么成功。考虑到两方需要以紧密的伙伴关系共同合作，任何一方在参与能力方面的小小的差异都可能对结果造成重要的影响。越来越多研究强调个人和社区层面参与者的"参与能力"的重要性。人们也越来越认识到"能力建设"所需要花费的时日，这包括接受教育和培训、加强分析能力、掌握人际沟通技巧、培养信心，以及提高个人或者社区"参与能力"的大量的实践。在 McArthur 等（1996）关于英国 20 世纪八九十年代城市重建项目的研究中，其做出估计：在一个社区能够充分自信地参与重建的合作伙伴关系中之前大致需要五年的能力建设时期。

然而，假如人们要面对的关系是合作伙伴关系，那么共同紧密的合作绝不仅仅需要单方面努力。投入方也需要发挥关键性作用。除了保证对公众参与有真正良好的动机以外，投入方对参与实践的促进还能够通过尊敬、帮助和支持参与者的方式来展开。并且，这还不能被简单地看作仅仅是参与其中的投入方、政府部门或专家的态度和行为问题，而对项目或政策没有任何实质性效应。事实上，最终的效应完全可以远超出于此。

上文已经谈到了公众能够对提高公共决策的质量发挥重要作用。但是，他们也可以在帮助专家和机构积累知识与专长及促进研究并增强更广泛的科学知识发挥有效的作用。近年出现很多此类研究范式，如参与性行动研究（participatory action research，PAR）、参与性学习与行动（participatory learning and action，PLA）、参与性研究（participatory research，PR）。这些研究范式的出现在很大程度上与各种社区行动项目有关。这些范式的源头也许可以追溯到更早的行动研究。它们强调研究的背景状态，也重视通过 "边干边学" 过程将研究与行动相结合的需要。参与性行动研究所要做的就是在这一方法中进一步引入重要的参与维度（Kemmis and McTaggart，2005）。

很长一段时间以来，流行的实证研究方法认为存在统帅所有物理和社会现象的一般规律和法则，这些规律和法则可以通过观察、完美控制的实验及逻辑和演绎推理来发现，并且，这些规律和法则没有边界。与这个占主导地位的范式相反的观点则认为，对人类行为和行动的研究，控制性实验是不能成功的，因为他们的人为控制造成了失真，并因此改变了人们的反应和行为。并且，人类在任何一个时候所能发现的一般规律和法则的规模都是有限的，而每一种社会境况都可能是极为复杂的。因此，理解背景和背景性因素是解决实际社会问题的极为重要的部分。另外，就如马克思的名言，"哲学家们只是用不同的方式解释世界，而问题在于改变世界"。这为以行动为主导的研究方法提供了基础。同时，也可以认为，这样的以行动为主导的研究方法不仅很实用，而且对研究本身来说也有好处，因为它能促进知识的积累。采取行动克服一种现存的阻碍或者解决一个现实问题能使状况获得多样化动态发展。不论成功与否，行动产生了一种新的状况。在新状况下，人们可以对初始状况和新状况有更多的了解。所有这些复杂的过程都将增强我们了解世界的能力。

参与性视角带来的另一个重要观点是：一种状况下的公众（或者一种服务的"对象"）不仅能够帮助找出问题并表达需求，也能够通过表达他们对问题的观点和理解而帮助机构和专家制定他们的计划和解决方法。事实上，通过专家和当地参与者的紧密合作，参与者自身甚至可能成为对当地情况和外部状况的研究者，并因此促进更广泛的专业知识和科学知识的发展。

作为一种新的研究范式，参与性行动研究仅仅在 20 世纪 90 年代和 21 世纪初才被应用到健康研究领域中。在这之前，卫生期刊上发表的研究很少使用参与性行动研究方法（Baum et al.，2006）。由于这一拓展，人们可以看到在各种健康项目及研究项目中公众在解决其健康问题及促进健康的总体知识发展有了更大的作用[①]。

1.4　健康促进理论：一个归类框架

前面部分回顾了健康促进理论的相关文献。自 20 世纪 50 年代开始，在多数领域出现了大量关于健康的决定性因素及干预范围及方法的研究。所有这些现在都归于健康促进的概念下。本节的目的是构建一个归类框架，以突出这些研究的关键主题和关注点，以及它们所使用的视角和方法。这个归类框架能够进一步根据不同主题和方法对相关研究进行定位和关联。

这里使用两个关键维度或者数轴来构建这个归类框架。一个维度/数轴关注健康决定因素的范围。该范围从最窄的角度（如个人病理或者生物-生理条件、个人生活方式等）到逐步变宽的视角，包括更大的物理、社会、制度和文化环境。本研究将这个维度称为"健康决定因素维度"。另一个维度/数轴关注赋予个人作为患者或者潜在患者的作用。其范围从完全被动的角色到在一些健康干预项目中扮演全面的、积极的角色。本研究将这个维度称为"参与维度"。这个框架可以被看作对本章第一节里陈述的相关情况的二元区分特征（表 1.1）的扩展。图 1.2 描绘了这一框架。需要指出的是，现有文献中已经有针对具体变量构建的更为确定的归类框架，而本框架并不是要对这些框架进行替代。

图 1.2 描绘了这一框架。横轴（E）代表社会生态理论强调的健康决定因素的分析范围，具体采用 Bronfenbrenner（1979）从"微观系统"到"宏观系统"的分类。这里还增加了一个更微观的个人因素层面。个人健康行为的个人层面理论不同于任何其他的社会层面，并且，大量存在于健康行为研究中。这些模型可能在解释力方面存在局限，但是，它们明显对某些目的来说是合理的。Bronfenbrenner 的分类虽然是非常抽象的分类，但是，要在经验社会中找到对应其实并不难。例如，一个微观系统可以是一个人的家、工作单位，或者学校。在农村环境中，中型系统可以是一个人的邻居或者一个村。在健康领域，一个重要的外部系统可以是一个人当地的卫生系统，包括提供者和当地卫生管理部门。一个宏观系统可以是任何在这之外系统。因此，仅仅使用相当抽象的分类，人们就能够对他们在

---

① 例如，Abelson 等（2003）关于协商方法研究，Blackmore（2007）关于社会性学习研究等。

给定状况下的经验研究做出定位。

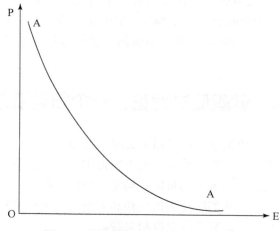

图 1.2　健康促进研究的一个归类框架

　　在图 1.2 中，纵轴（P）代表的是公众参与的不同程度。这里可以使用不同的分层方法。总体上，本研究并不倾向于任何一种具体的分层方法。如果需要，可以使用 Arnstein 的阶梯（其顶部的六个台阶，但是不带有任何规范性意义）。当然也可以使用其他方法。纵轴的上部的任何移动都代表着更高水平的公众参与。因此，根据各种构建，EP 空间上的任何一点将反映以一种具体的干预尝试（涉及具体程度的参与实践）来改变特定的健康决定因素。对任何一项健康促进研究、项目，或者实现决策的过程，人们都应该能够在 EP 空间找到相应的一个点（或者一些点）。

　　需要指出，"公众"的构成随着其在 E 轴上的移动而改变。因为在每种情况中，"公众"代表那些将受决策或者项目影响的人。随着人们对越来越高层面的决定因素（或者越来越远的决定因素）的关注，所采取的任何行动都将影响越来越多的人。例如，不可能仅仅出于关注一个人的福利而考虑在公共场所实施禁烟行动。因此，反映一种考察更高层面的健康决定因素的运动也意味着所涉及的公众群体的扩大。

　　考虑到这一点，本研究假定一条像图 1.2 中的 AA 曲线那样的向下倾斜的曲线。这条曲线表明考虑了参与的收益、可能的现实障碍、所需资源和决策拖延等意味着成本增加因素后的"理想"的参与程度。很明显，所涉及的人数越少，理想的参与水平将越高。然而，在超出一定程度后则不可能在协商和决策中让每一个人都参与。这必然要使用决策制定的另一种机制。最可能的是以一小部分受委托而有权进行决策的成员参加委员会或董事会等模式。正如前面所提到的，这就产生了代表和代表性问题。即使在普选制中，这样的机制也不能保证公众的全面代表或者被选举者的完全代表性。在决定结果方面，即使假定这些机制的操作可以如人们想象那样有效，然而与每个人都有机会直接参与其中相比，这种方式仍然存在其所产生的决定不能充分代表全体公众的希望和偏好及充分利用其知识、经历和潜能的问题。

假定在每种情况下都可以找到决策的最佳机制，并且，它也能够以公众的真实参与范围或者公众能够对决策实施的真实影响程度加以评估，那么就能够清楚地看到在参与者的数量和人们可实现的真实的参与范围和程度之间可能存在的一种逆向关系。图 1.2 中向下弯曲的 AA 曲线表明了这种关系。

在真实情况中，参与的实际水平可能比 AA 曲线所反映的程度还要低。决策可能要使用次优机制。直接参与事件的发起者可能缺乏好的意图、既存权力拥有者可能不想"分享"权力、潜在的参与者可能缺乏有效参与的能力，或者他们可能已经受以往失败经历的负面影响。简言之，在真实情况中，公众参与的实际水平（表现为公众能够参与讨论的程度或者其对决策结果的影响）可能进一步低于 AA 曲线[①]。事实上，很多关于公众参与的研究文献正致力于解释导致该差距的原因并提出策略。

1.5 增　权

这一部分将根据现有文献梳理有关增权的定义、互动增权、心理增权和增权路径的讨论和结果。

1.5.1 概念

回顾健康促进的增权问题，将首先面临一个关键性的定义，即什么是"增权"？在回答这个问题之前，需要对增权和参与的概念异同、增权和"权力"、增权和人的自主性的相关界定给予说明。

（1）参与和增权

假如公众参与是健康促进的战略目标——战略目标意味着它本身并不是最终目标，而是服务于实现其他目标，即每个人更好的健康和更好的医疗服务目标，那么，增权也许可以被看作实现这个战略目标的一种手段。当然，就像参与一样，增权本身也可以被看作目的（Sen，1999；Kar et al.，1999；Labonte and Laverack，

---

① 例如，Fung（2006）及 Chanan（1999）的参与金字塔。

2001）。然而，更为复杂的情况，也是后面将主要讨论的情况，则是其作为帮助公众实现有效地参与在公共决策制定中的工具性价值。

增权也是一个与公众参与紧密相关使用的概念。有时两者甚至交互使用。事实上，为了使某人增权，很重要的是要使其真正积极地参与在过程中，即他或她实际参与在过程中。但是，这个意义上的参与和参与作为实现健康促进战略目标的意义很不相同。作为健康战略目标的增权描述的是事件的一种状态，是关于如何制定公共决策，无论公众是否能在其中发挥作用，以及这种作用有多重要。而作为与增权交互使用的参与则只是关于一种特定的增权方法，尽管这种方法构成了增权过程的一个关键部分。

（2）增权和"权力"

尽管如今增权已经在很多社会和公共政策研究领域（包括健康促进）被广泛使用，并成为一种主流词汇，但是，增权并不是一个在各个领域都有明确和统一含义的术语。对此，部分原因在于该术语被不同人用于相当不同的目的。Zimmerman（2000）总结了该术语的两种主要使用情况。第一是作为社区工作的价值定位，以表明实施改变行动的目标、目的和战略；第二则是作为对人们生活的决定实施控制和影响的努力过程加以分析的一种理论模型。在这个部分，本研究将主要讨论后一种运用。不过，对前一种运用加以一定的讨论也是十分重要的。

然而，更重要的是，该术语界定不明的原因在于不同研究者对"权力"有相当不同的定义，并对一个增权过程的关键构成理解不一。这里的问题事实上与先前提到的内容相关。1.3.2 节陈述并批判了 Arnstein 关于"公民权力"的概念。根据 Arnstein 的概念，权力主要被看作决策制定的权威，或者说"权威权力"（authority power），而参与的目的是使没有"权威权力"者被包括到实施这种权力的一些政治和经济过程中。假如人们同意这样一种权力观点及相应的参与目的的观点，那么，增权就不可能仅仅是权力的传递，而几乎必然是一种对抗性的零和游戏[①]。

然而，也如前文所述，假如参与是关于合作伙伴关系，是关于在一种互补和综合的状态中一起工作与合作，并且，假如有效实现这种合作伙伴关系的阻碍是潜在的参与者一方因缺乏信心、人际沟通技巧和分析能力从而缺乏"参与能力"，那么，增权就不仅仅是或者至少不主要是关于权威权力的传递。

然而，假如增权作为一个概念必然与某种"权力"概念相连，那么，正确的权力概念也许不是权威权力，而是其他形式的权力。其中一种可能就是社会权力（social power）。社会权力概念基于社会心理学领域，但也在其他领域中被广泛接受。它被定义为"对其他人"的权力或影响。这是关于权力的更大、更一般的概

---

① 部分地由于人们对公众参与的"参与能力"的重要性的认识增多，"增权"的构建在 20 世纪 80 年代开始出现，并替代了更早的"人民的参与"构建，见 Rifkin 等（2000）的文献。

念。在任何社会交往中都存在社会权力，因为不同方面拥有的影响程度是不同的。一个人相对于其他人的影响力越大，这个人的社会权力越大。这样的影响可以来源于一个人更高的知识、技能、信息或者在某些相关专业领域的名声，以及对资源的更大的控制。相比，"权威权力"是一个狭隘得多的概念——仅仅指谁进行决策，而这往往是一些政治和经济过程的结果。尽管它看来是有分类的，但是，通常来说，实施"权威权力"实际上极大地受制于一系列因素，包括社会权力。并且，它所应用的境况是比目前对增权的总体理解有限得多的范围。

但是，即使是社会权力也可能不是一个能足够支持增权概念和实践的权力概念。因为，增权也可以是关于个人权力（individual power）。概括地指就是"免于他人的干涉"，或者，在不受他人影响的情况下做某人想做的或者成为某人想成为的状态的能力①。这可以是一个人掌握资源、知识和技能的一个函数，但也可以是一个人在心理或者个人层面上的自信。正如附录1所回顾的个人健康行为模型中强调的，一个人的自我效能水平也可以是影响他或她的健康（和非健康）行为的一个重要因素。并且，它还可以通过"塑造模型"（modeling）来影响其他人的行为，并因此促进一个人的社会权力。同样，一个人的社会权力可以有助于增强一个人的个人权力。因此，个人的社会权力和个人权力之间的关系可以是双向的。本研究要强调的是，除了社会权力以外，个人权力也起作用，并且应该被包括到一个全面的增权概念中。

（3）增权和人的自主性

然而，另一个与增权紧密相关的概念就是"人的自主性"。这通常指人们进行自我选择并独立行动的机会和能力，如控制他们自己的生活。人的自主性强调使事情发生、决定自我命运的自我作用，而不是变化的被动受益者，也就是说，是他们自我生活的主宰②。

以自主性来解释"权力"似乎与增权的概念及增权运动的精神更一致。这个概念的根本在于其强调个人在改变自我生活和塑造自我命运中的自我作用。为了实现这个目的，需要有资源、保障联盟，以及需要获得政治和经济的支持。这些可能也需要一个人去寻求社会和权威力量，但是，这是为主导个人命运的目的服务的，而不是本身为了寻求这些权力。

以自主性来解释权力和增权也有助于限定人们通过增权寻求的权力范围和程度。或者说，目前缺乏权力者是否应该被尽可能多地给予权力，从而使其成为全

---

① 见 Lammers 等（2009）的文献。社会能力和个人能力的区分还被应用到 Laverack 对增权的研究中：权威控制（power over）和个人能力（power from within）。
② 对人的自主性的广泛的讨论，参见 Bandura（2001）的文献。该研究讨论了三种不同的人的自主性的区别：直接个人自主性（direct personal agency）、代理自主性（proxy agency）和集体自主性（collective agency）。本研究从一个较窄但更一般的意义上使用了这个概念，类似于 Bandura 的"直接个人自主性"。

能，即不仅能控制自我生活也能控制他人的生活？增权概念和运动的价值取向应该很明确地将这种观点排除在外。一个人自身的增权必须是基于对任何其他人的自主性的恰当的尊重。另外，增权必须也对形成合作伙伴关系具有促进作用，这不仅要求人们对其他人的自主性给予尊重，也要尊重一个人自己的自主性。

很明确，增权概念和运动的本质与关键是强调每个人的自主性，并且，在这个基础上形成个人或群体之间的合作伙伴关系。这同时也说明了健康服务利用者和提供者之间的关系。为了实现这个目的，获得一定程度的社会权力或者甚至是权威力量可能会有帮助。但是，这并不意味着本身应该寻求这样的权力。

（4）增权的定义

如果接受了对权力的更宽泛的定义，那么，如何来界定增权呢？一种被广泛使用的定义是 Rappaport（1984）的定义：增权被看作一种过程，即人们、机构和社区获得对其生活的控制的一种机制。然而，除了说明三种可能的实施主角以外，此界定实际上几乎没有说明所涉及的过程的性质，以及"控制"的具体意义。

Rappaport 的定义并不是文献中的唯一定义。还存在大量其他的定义。因此，对其中的一些定义进行回顾将有助于加深对增权概念演变的理解。首先来看 Mechanic（1991）给出的定义：

"增权也许可以被看作个体学会看清其目标同如何实现目标的方法
之间更紧密的关系以及他们的努力和生活结果之间的关系的一个过程。"

在 Mechanic（1991）中，增权被首先看作一个学习过程。通过这个学习过程，人们开始认识到自己的努力能够影响其生活结果，以及他们如何能够通过合适的行动来更好地实现其目标。这听起来似乎更直白。但是，其意义在于，在卫生领域，强调个人对其自身健康的影响作用是直到近期才被广泛接受的。

其后，WHO 对增权的官方宣言（WHO，1998）与 Michanic 对增权的定义形成了呼应。另外，WHO 还指出：

"增权可以是一个社会的、文化的、心理的或政治的过程。通过这些
过程，个人或者社会群体能够表达他们的需求、陈述他们的关注、为参
与决策制定涉及策略，并为满足这些需求实现政治的、社会的和文化的
行动。"

注意，WHO 在这里除了提到了 Arnstein 曾经强调的"政治"过程以外，还提到了增权可能涉及的"社会的、文化的和心理的"过程。

关于"社会群体"方面，WHO 对社区进行了这样的界定：

"个人和社区增权之间存在一种区别。个人增权主要指个人进行决策
和控制它们的个人生活的能力。社区增权则涉及集体行动的个体在他们
的社区中获得对其健康的决定因素和生活质量的更大的影响和控制，并

且是社区健康行动的一个重要目标。"

在文献中，很多分析强调了这两种增权的类型或者说增权的层面的紧密关系。后文将对其中的原因给予解释。从本质上说，一种类型如果没有产生对另一种类型的影响，则不能完全地实现其潜力。

然而，WHO（1998）没有涉及的重要方面是"组织"（organization）。正如前文所述，在 Rapparport 的定义中，机构（或组织）是与个人和社区相并列的一个重要的分析层面，并且，在大部分作者中，这似乎已经是一个共识。因此，Kar 等（1999）关于增权的"多层面构建"认为增权可能在三个层面发生，即所知的心理/个人增权（individual / psychological empowerment）、社区增权（community empowerment）和组织增权（organizational empowerment）[①]。具体如 Kar 等（1999）所述：

> "个人增权或心理增权的目标是增强个人的'批判意识'…… 对自我效能的信念、对问题的来源和解决方法的认识和知识，以及对积极行动以解决对他们的生活质量有负面影响的问题的个人能力。社区增权强调社区资源基础，包括领导力的发展、交流系统、动员社区资产和资源以应对共同问题所需要的社区支持和网络。组织增权的目标是建立或增强以社区为基础的机构的权力基础和资源，包括为了更好地保护、促进和倡导没有权力者的优先权的志愿组织、联合、协会和合作伙伴。"

根据 Kar 等（1999），其构建基础的理论假设是增权能够反映这三个互动层面的每一个层面上的变化。他们还提供了支持这一论点的经验事实。

然而，需要注意，对组织（organization），Kar 等（1999）集中所指的是"基于社区的组织"，如"支援组织、联盟、协会和合作组织"。总体上，在关于增权的文献中，这似乎是一种被广泛接受的模式。然而，卫生服务组织机构是否也有一定的作用呢（如社区健康中心和当地医院）？这些组织机构是否也对个人和社区健康的增权实践具有作用？事实上，假如增权的目的是要弥合"公众-专家鸿沟"并确保公众的有效参与，那么，卫生服务机构将是这个方面的最重要的组织之一。相对比，基于社区的组织可以被看作社区的一个部分。后文将进一步讨论这一点及相关的问题。在这里所要说明的是，尽管在文献中将组织限定为基于社区的组织已经成为一种习惯性操作，但是，本研究应该首先将其界定为卫生服务机构。有幸的是，文献中建立的那些基于社区的组织的原则看上去也都适用于卫生服务机构。

---

① 也见 Zimmerman 等（1992）、Israel 等（1994）、Wallerstein 和 Bernstein（1994）、Zimmerman（1995）的文献。

1.5.2　互动地增权

在一个给定的境况下，增权的三个层面的主角如何进行互动？可能的结果如何？目前的文献总体上强于分析某些具体的个案，但是弱于给予总体性考虑。一个接近于给出总体考虑的分析便是 Zimmerman（2000）。不过，即使是这项研究仍然尚不完善。但是，很重要的一点是，在研究具体的增权个案之前，要对可能出现的不同场景、各种复杂性及可能存在差异的各种结果给予总体性考虑。这将有助于确保具体的分析是在一个合理的分析框架下展开。这一节的目的是要提供一个总体性的分析框架。但在这里，本研究首先对 Zimmerman 的重要研究给予概括性地回顾。

Zimmerman（2000）回顾了到 20 世纪末的相关文献。他在一种典型的增权关系中区分了三个层面的主角，即个人、社区和组织。并且，他明确地认为这些主角在增权关系中可以是主体（subject），也可以是对象（object），并对主体和对象这两种作用进行了区分。因此，在一种情况中，一个组织可以是一个"使增权"的主体（empowering agent），而在另一种情况下，也可以是增权的对象。这一点同样适用于个人和社区增权的分析。然而，"使增权"（empowering）可以被看作一个过程，而"被增权"（being empowered）可以被看作一个结果。这些主角也都可以使他们自身增权。但是，对 Zimmerman，尽管自我增权是可能的，但是，跨层面的增权可以被认为是更有效、更重要的增权方式。例如，在戒烟的例子中，不是让个人自己鼓起勇气并培养毅力坚持下去，而是使组织和社区发挥特殊重要的作用来帮助个人完成这个过程。

尽管 Zimmerman 似乎对构建一个总体分析框架提供了大量的组件，但是，他的研究实际上仅仅给出了部分考虑。例如，他对一个"使增权"组织的分析仅仅是从使其自身成员增权的角度出发的，而一个"被增权"组织也只是相对于其与某些外部组织或其他分析层面的关系而言的。

然而，Zimmerman 研究的主要不足还在于其未能在分析中明确区分组织或社区的成员与组织或社区本身这两者，以及没有对可能的增权结果从类别和维度上给予统一的梳理。不过，他关于心理增权的解析的确给予了相当丰富的讨论。对这个问题，后面还会进一步讨论。

1.5.3　互动地增权：一个总体分析框架

（1）互动的层面

对增权组合的三个可能的分析层面，首先需要指出的是，每一层面都既可以是使其他层面得到增权的角色，也/或者可以是在其他层面的促使下"被增权"的角色（跨层面的增权）。当然，每一层面可以采取行动使同一层面的主体得到增权，也/或者可以在同一层面其他主体的推动下得到增权（同一层面的增权）。而这可以（但不必要，见下面分析）包括各自层面采取行动使自身增权（自我增权）。这样就出现了很多可能的主体——对象的关系。然而，根据具体情况，在特定的例子中，只有一部分关系可能真正存在。

　　图 1.3 描绘了这一丰富的关系。存在三个可能的分析层面，即个人、社区和组织。每一层面都可能是一种增权关系中的主体或者对象。图 1.3 中总共有九个箭头。每一个箭头都代表一种增权过程或者增权关系。其中，平行的三个箭头代表着同一层面的增权关系，而其他六个箭头则代表跨层面的增权关系。并且，同一层面的关系可能包括自我增权的情况，但这也许并不真实。

　　（2）成员关联视角

　　尽管个人作为增权过程中的主体或者对象的情形相对来说比较简单和明确，但组织和社区层面要复杂得多。组织和社区都包含成员，而这带来了更多的问题。例如，一个组织或社区在使自己增权的过程中能否使其成员获得增权？在一个组织或社区内部的成员没有得到增权的情况下，该组织或社区能否有效地使其他层面或对象得到增权？还有，假如一个组织或者社区的成员没有得到增权，那么该获得增权的组织或社区究竟意味着什么？下文将依次讨论这些问题。

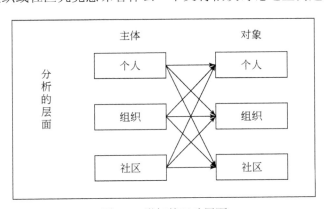

图 1.3　增权的互动层面

　　一旦人们开始考虑组织或社区的成员时，前面提到的分层面的分析就显得很不足够。首先，尽管在个人增权的情境中，自我增权是非常明确的，但是在组织或者社区的增权中则不尽如此。需要进一步说明，在组织或者社区被增权时，其成员是否也得到了增权？谁使谁得到增权？也就是说，究竟是组织或社区的成员使组织或社区得到增权，还是组织或社区帮助其成员得到了增权？或者，两者是否可能是一种共生关系，即相互使对方增权。这些复杂情况也意味着自我增权不必要总是在同一层面发生，也可能跨层面发生。

更广泛地说，在描述一个使增权的组织或社区时，需要明确其实际是否使其自身成员得到增权，还是使其他一些外部对象（外在于个人、社区或组织）得到增权。在描述一个被增权的组织或社区时，需要明确是否是组织或社区被增权，还是其成员被增权，或者两者都被增权。

基于层面的分析和成员关联分析都是重要的。跨层面和同一层面的增权可以意味着不同的需求及存在不同的潜在可能性。然而，这需要进一步增加成员关联的视角，因为，与那种跟外部对象有关的增权相比，在组织或者社区内部发生的跨层面增权有可能与相当不同的必要性和潜在性相关。类似地，从成员关联视角出发，一个组织或社区使其自身成员获得增权可以被看作自我增权的一种，并因此似乎在同一层面发生，但事实上也涉及多层面的过程。同样地，当成员试图使其组织得到增权，这可能也要被看作组织的自我增权的一种情况。不过，同样也要涉及多层面的过程。因此，要对涉及组织和社区的增权加以深入的分析，有必要将分层面视角和成员关联视角结合起来。

假如一个组织或社区的成员事实上没有被增权，那么，这个组织或社区能否有效地使其他层面增权或使其他外部对象增权？回答是"不能"。Zimmerman（2000）表明：

> "被增权的个人是建立有责任和参与性的组织和社区的基础；很难想象一个使增权的社区或组织中缺乏被增权的个体。"

原因很简单。假如增权的真实目的是在那些缺乏自主性或者满足于拥有极少的自主性的群体中促进人的自主性，那么，一个使增权的社区或组织中事实上中缺乏被增权的个体的现象看来几乎就是一个自我矛盾的现象。同时，一个组织或社区的使增权潜力和能力必须是基于其成员的积极性、创造性、知识和技能。总体的力量可能要大于各部分力量的加总，但是，总体的力量必须基于其所包含的各部分的力量。

（3）增权结果

假如一个组织或社区被增权，而其成员事实上没有被增权，那么被增权的组织或社区究竟意味着什么？要回答这个问题，可以首先来讨论一个更大的问题，即"被增权"对个人、组织或社区来说究竟意味着什么？回答这些问题自然要依赖于具体例子。但是，先前对增权背景中的权力和人的自主性概念的回顾与对增权关系的分层面及成员关联视角的讨论有助于提供总体思路。

表1.2给出了可能的情况组合。与先前讨论的基于权力及人的自主性解释的可能的情况相一致，表的最左边一列给出了增权结果的四类或四个维度。除了自

我效能以外，其他三个方面的意义已经在前面讨论过了。自我效能的概念将在后面进一步界定和讨论。这里仅粗略地将其指代为个人某些现实的生理或心理活动，也包括如在公众面前果断地发言或在某些社会情境中聪明应对的行为。这样，自我效能就为增权结果的可能的范围增加了一个心理学的维度。在文献中，这被统一以"心理增权"的概念来说明。然而，心理增权也可以意味着人的自主性，因为这个概念也被广泛地与另一个"个人增权"概念交互使用。

表 1.2　增权结果

项目	个人	社区	组织
自我效能	√	√（?）	√（?）
人的自主性	√	√（?）	√（?）
社会权力	√（?）	√	√
权威权力	√（?）	√	√

　　表 1.2 中最上面的一行给出了增权关系中的三个分析层面。其他格中或者标有一个打钩号，或者标有一个打钩号加一个问号。前一种情况表明是一种明确的、主要的增权结果维度；后一种则表明一种不确定的、次要的增权结果维度。因此，个人层面的增权主要与自我效能和人的自主性相关。促进这些方面就是个人层面增权的主要目的。个人层面的增权可能对或者不对个人享有的社会权力和权威权力产生影响。社区和组织层面的增权目的可能是使社区或者组织增权，但是，假如它们的成员没有得到增权，那么，它们的影响将只局限在社区和组织可能拥有的社会权力和权威权力层面。它们不太可能对所包含的成员的自我效能或人的自主性有太多的影响。相比较，如果成员也被增权，那么，对成员的自我效能和人的自主性的影响将是直接的。

　　（4）增权的价值和目标

　　首先，在表 1.2 中给出的增权结果的各类或各维度是相当笼统的，因为它们仅仅是关于被增权的对象在追求其目的过程中的扩展了的机会和能力。但是，它们并没有回答这些目的可能是什么的问题。人们可以进一步认为这些目的必须是被增权的对象所希望促进的价值，或者其希望实现的目标。但是，一个被增权的对象的目标和价值必须因不同例子而异。

　　需要强调，在这里，增权的价值和目标指被增权者而非使增权者的目标和价值。使增权者的角色仅仅是帮助一个被增权者实现其目标和促进其价值，而不是使增权者自身的目标和价值。

　　当两者的目标和价值充分重合时，上述的区分就不重要。然而，当两者不一致时，使增权者尊重而非否定被增权者的价值和目标就变得很重要。除非是要明确而强烈地改变被增权者的既定目标和价值，以使它们与其他一些大的规范性标准相一致，否则，在这个方向上的任何努力都必须相当谨慎。在很多情况下，一种试图提高被增权者（如提高他们的批判性认识或感知的控制性，以使他们能够更好地追求自己的目标和价值）的努力与试图改变其目标和价值的努力之间的界线并不非常明确。

对组织和社区，目标或价值的改变可以是一个特别重要的问题。假如组织想要更有效地实现其目标，而社区想要更统一，那么在其成员中就需要存在一定程度的价值或者目标的一致性。在这些情况中，一方要重塑另一方的目标和价值可能存在理由。但是，即使在这些例子中，遵守一些大的规范性标准也是非常重要的。

（5）嵌入式的个人和媒介结构

个人不可避免都是"社会嵌入式的"，因为个人必须属于某个社区或组织，或者是某个社区或组织的成员，并经常属于多个社区或组织。要忽略个体所在的这些社会结构而使个体得到明显的增权是很难做到的。另外，这些结构可能对实现这样的增权有很好的媒介和帮助作用。同时，正如前文已经强调的，任何一个增权项目的首要目的（或者至少是首要目的之一）必须是使个人增权以增加其自我效能并在某些方面增加其自主性（如心理增权）。事实上，在健康促进方面，WHO区域办公室的一份全面的文献回顾给出的结论是，大多数增权项目对健康的真正的影响都是通过个人的心理增权实现的（Wallerstein，2006）。

假如心理增权的确是增权项目的目标，那么，其他方面则都将是工具性的。也就是说，它们仅仅是帮助实现这些真正目标的手段。在典型的增权项目中，可能需要使用不同的过程来帮助实现这个真正的目的。其中，一些是社区层面的，其他一些是机构层面的，还有一些也可能是个人层面的。要分辨哪些过程是工具性的，哪些不是，这就要视项目的实际目的而定。除非要对过程给予一定的内在价值衡量，否则，项目的目标将通过增权结果来表达。

这也是一种因降低人们对心理增权、社区增权和组织增权术语的广泛使用而引起的混淆。如果不加说明，这些术语的确切含义就可能不明确。在每个例子中，谁是主体，谁是对象，以及究竟是对结果的陈述还是对过程的陈述，这些都不是迅即可辨的。但是，如果说心理增权是增权的真实和唯一的目标，那么，即使项目中存在社区增权和组织增权，后两者也仅仅是作为某些工具性的过程而存在。当然，假如心理增权事实上并不是目标，那么，就将出现另外的组合形式。

考虑到心理增权在大部分增权项目中的重要性，以及考虑到个人是社会性地嵌入社区和组织中的，一个典型的增权项目将包含所有这些层面的过程。但是，组织增权和社区增权都仅仅是工具性的。以下将进一步回顾与心理增权有关的一些问题。

1.5.4　心理增权

为了进一步限定文献回顾的范围，在这个部分，心理增权仅仅是人们或者健康促进服务的使用者在个人层面的增权，而不是从事服务提供的卫生机构的成员的个人增权。一个组织的成员的心理增权将在对作为卫生服务提供者的组织增权部分讨论。当然，这里提到的很多方面也都与后文的内容紧密相关（Zimmerman，2000）。

心理增权理论的发展首先出现在健康教育中并继而进入健康促进领域，它与健康行为模式的发展和演变紧密相关。健康行为的早期理论，如健康信念模型、理性行动理论，完全忽视行为的"可控制性"问题，即一个人能够控制其自身行为的感知或信念。直到 Bandura（1977）关于"自我效能感"对影响一个人的行为的作用的研究出现并得到广泛的接受后，心理增权理论的基础才得以建立。概括地讲，自我效能指个人对其实施一项具体的任务或行为的自我能力的信念或感知，尤其是他们在具有竞争的需求和障碍情况下采取行为的自我调控技能。其与自信这一相近概念的区别在于：自信反映一种总体的人格特质或心理倾向，而自我效能感则是对认知和具体情境的界定。不过，这里将不对健康行为理论的发展和演变做具体的回顾。附录 1 将对此提供一个概括性的说明。

心理增权理论的核心是个人控制感。但是，它仅仅是一个主要部分。根据Zimmerman（1995）的研究，一个获得心理增权的个人可能出现如下三种状况：①个人控制感（或者说知觉控制）；②对某人环境的批判意识；③实施控制所需的行为。

对此，研究者分别称为个人内在构成、相互作用构成和行为构成。根据Zimmerman（2000）的研究，个人内在构成（或者说知觉控制）是一个人对自我能够影响结果的信念，"对个人感知为可控制的情景和不可控制的情景，个人的反应是不同的"。感知控制因此包括三个主要方面：①人格领域（控制点）。这是"一个人对某人生活中的成功与失败的原因的信念，并代表一种对个人行动和结果之间的关系的总体预期的性格"。②认知领域（自我效能感）。这是"一个人对其能多好地开展必要行为以实现理想目标所做的判断"。③动机领域。这是"对环境的掌控满足一种影响环境的内在需求的概念"。

但是，单独的个人控制感并不足够。能否成功地控制也依赖于一个人分析和理解其社会与政治境况的能力，即一个人的批判意识。根据 Zimmerman（2000）的研究，这包括 "辨认那些有权力的人、他们的资源、他们与所关注的问题的联系，以及影响他们决策的因素的能力"及"知道什么时候涉入冲突、什么时候避免冲突、辨认和培育实现理想的目标所需要的资源的能力"。

然而，如果一个人不采取行动，那么什么都不会发生。对心理增权实际能否对健康促进产生影响，心理增权中的行动或者行为构成是关键性的。但是，行动并不仅仅对实际影响结果来说是必要的（即对实现一项已经采取的决策或计划）。行动也对增加一个人的控制感及批判意识意义重大。具体来说，这里的行动指"在某人直接置身的环境中参与决策制定或问题解决"。这包括"参与社区组织或活动、参与工作单位的管理团队或者学习新的技能，如应用认知技能（如决策制定）、管理资源或者与其他人为一项共同目标而一起工作的过程都可以有促使增权的潜能"（Zimmerman，2000）①。

根据 Zimmerman（2000）的研究，个人能够发展他们的分析技能的方法恰恰是通过这样的参与实现的。因此，他们可以通过组织人们、辨认资源或者建立社会变迁的战略来模拟他人或者获得经验。同样，Berger 和 Neuhaus（1977）认为，增加人们参与社区组织的机会将有助于减少权力缺乏感、疏离感和从社区生活隐退的感觉。这些组织提供了学习新的技能、建立社区感、增强控制感和信心及改善社区生活的机会。

通过社区组织的活动及社区支持的组织，社区成为促使其内部成员得以增权的关键主体。并且，这样的组织也为个人层面的增权提供了一个重要的"中介结构"（Berger and Neuhaus，1977）。没有这些活动和基于社区的组织，个人很难找到方法增加其个人控制感，或者提高其批判意识。也可以说，就没有机会、场合和平台使其心理增权过程得以开始、开展并收获成果。然而，这也对社区开展这些活动的能力提出了问题（后文将进一步讨论这个问题）。

因此，根据心理增权理论，一个受到增权的个人应该拥有控制感、对他们环境的批判意识，以及参与在他们的组织和社区活动中。但是，需要注意：

"一个构成并不必然导致另一个构成。它们之间也不是阶层分布。相反，在一个个体身上能够发现不同程度的这些构成。例如，一个人有可能参与在集体行动中，但是对控制感的批判意识很低。同样，一个人也许对其生活的影响因素有敏锐的认识，但是没有采取行动影响这些因素。在获得最高程度的增权的个人身上，这三种构成可能实现最高预期程度。但是，任何一种构成上的某些程度发展都意味着一定水平的心理增权。"

（Zimmerman，2000）

① 如前所述，这里的组织是基于社区的组织，而不是那些社区之外的组织。

1.5.5 自下而上和自上而下

在关于公共政策和行动问题上的公众参与研究中，Cornwall（2000）区分了两种空间，一种是通过邀请来参与的空间（受邀请空间）；另一种是人们自己创造的空间（自我创造空间）。在关于增权的研究中，同样存在一种类似的对比，即自上而下的方法和自下而上的方法。围绕这些方法的相对优点和不足有很多讨论（Laverack and Labonte，2000）。考虑到增权过程和实施方法的多种可能性，有必要在这里也讨论这一问题。

在目前关于健康促进的增权研究文献中，焦点主要集中在自下而上的模式上。但是，大量基层的（个人的、邻里的和社区的）干预事实上都是由政府机构发起和领导的。有时这样的行动首先受到国际援助方和援助机构的倡议与支持。也就是说，这些个案中的观念和倡议行动并不最先来自基层本身。相反，通过逐步积累的证据和科学研究，某种特殊的干预首先从上层开始发起，有时是全国性的，或者甚至是国际性的（如禁烟的例子）。这些干预通常采取项目的形式，并受到相关机构的资助。也存在由基层自身发起的干预，但是相对来说要少很多①。

这一现实与研究焦点之间的差距其实与看上去并不重要的研究设计中的方法论不足有关。在广泛采用的个人、组织和社区的设定中，组织仅仅意味着社区组织。这导致了一种不太有分层含义的社区和个人的结构，而组织是嵌套在其中的。任何来自这种设定的增权行为事实上都属于自下而上的模式。

但是，正如前面已经阐述的，这种设定中缺失的重要方面恰恰是提供卫生服务的机构和机构中的专业人员。假如参与和增权的真正目的是促进卫生服务提供者和使用者之间的合作关系，那么卫生服务提供者就必须被引入这种设定。在研究通过增权来实现健康促进的过程和结果的领域，这样一个扩展了的组织结构将可能允许自上而下的模式和自下而上的模式同时存在。

另外，还需要增加其他一些结构，包括政府机构和外部资助者。然而，在大量实际情况中，人们可能会看到这些结构是通过现存的卫生服务机构来产生影响的，或者是与其结合来产生影响的。

除了有意识地或者因方法论的盲目性而忽视这种广泛存在的自上而下的模式，目前的文献也将这两种模式从规范性上进行了对照，而这在很多例子中常常是莫须有的。假如健康促进项目的目的是促进项目地区的人们的健康行为和健康水平，那么，根据不同的情景，两者可能都是合适的方法。事实上，它们并不是

① Wallerstein 和 Bernstein（1988）、Minkler（1997）提供了一些此类的例子。

相互排斥的。在一个项目中完全有可能拥有两种模式的要素。

可以认为，在健康促进中自上而下的模式和自下而上的模式之间的真正区别并不在于干预的倡导最初是否来自基层本身，而在于哪些计划中的干预的受益者参与在项目的每一个关键阶段，以及他们是否和如何能得到增权以参与在这些阶段。Laverack 和 Labonte（2000）描述的具有预定周期的自上而下的项目包含下列阶段：总体设计、确立目标、选择策略、实施和管理策略，以及项目评估。在所有这些阶段，公众——预计的受益者都没有实质性地参与其中，或者给予明显的说话权。但是，很显然，完全可以有另外一种模式。公众可以参与及被增权以参与在某些阶段或者所有阶段。对此，所要做的无非是外部力量发挥一种不同的或者缓和性的角色。

> "外部力量能够采取行动支持社区找到对他们生活来说重要及相关的问题，并能够帮助他们制定策略以解决这些问题。项目设计和管理（能够）通过与社区的谈判来实现……"（Laverack and Lobonte，2000）

并且，事实上，社区还可以参与项目的评估中。诚然，正如 Laverack 和 Labonte（2000）谈到的那样，在这样的转变中，"卫生领域的权威可能仍然保持对项目的计划和资源配置的相当大的控制，并且可能不会对社区提出的所有问题做出反应，但是，这样的项目优先将不再与使用一种严格的自上而下的模式下的项目优先相同"。他们得出的结论是：

> "健康促进者传统上将社区增权看作自上而下的模式的一部分。此类实践经历的问题是他们如何能在通常只代表自身工作要求或筹资机制的自上而下的项目模式中增加社区的关注和问题。自上而下的疾病预防/生活方式改变与自下而上的社区增权模式之间的区分并不如人们有时对他们的描述那样是固定不变的。"

为了在一种既定的自上而下的项目模式中融入社区增权的要求，那么在不同的阶段，不同层面的主体——个人、社区和组织都需要参与其中。并且，在每一个阶段，要实现真正的目的，多个使增权的主体都将被动员起来。这个部分的回顾表明了这一过程在理论上的可能性[①]。

1.6 总　　结

本章回顾了关于健康促进研究领域的不同主题的文献，包括社会生态理论、

---

① Laverack 和 Labonte（2000）为增权的特征如何能够被结合到一个自上而下的健康促进项目中提供了一个分阶段的说明和清单。然而，他们没有对每个阶段的被增权主角和使增权主角给予具体区分。当然，没有具体的现实背景，要对这些方面进行说明是不可能的。后面的个案研究将试图对这一局限进行一定程度的突破。

公众参与及增权。附录 1 进一步梳理个人健康行为和健康行为改变的各种模式的发展。本章的结论是，以社会生态理论为代表的对健康和健康决定因素的更广阔的视角是非常重要的，而公众参与和增权能够更好地促进公众健康和健康服务的改善。然而，健康领域的公众参与和增权并不代表着从卫生专家或权威那里夺取决策权。它实际上是使公众参与到与他们自身健康和疾病风险有关的决策的考虑中，以及在采取决策过程中形成专家和公众的合作伙伴关系，从而促进优先选择和发现当地可行的解决方案，并合作采取行动。本章的回顾反映了文献中的一个不足，即对卫生服务组织中的各级专家之间的合作的关注相对缺乏，而这实际上对机构能否有效影响公众及使公众参与决策、采取行动、促进关乎其自身的健康和福祉是至关重要的。另外，本章还提供了将健康促进的不同文献联系在一起的一个分析框架。

|第 2 章| 20 世纪中国卫生事业发展及研究个案概述

第 1 章对西方文献中健康促进研究领域的不同主题进行了回顾，包括社会生态理论、公众参与，以及增权。本章将在此基础上，回顾 20 世纪中国卫生事业的发展历程，审视公众参与及增权在这一发展历程中的存在形式，并在这一大背景下对本研究经验分析部分的个案给予概括性介绍。

本章的第一部分介绍 20 世纪二三十年代中国公共卫生思想的萌芽；第二部分总结中华人民共和国成立初期的全国卫生工作方针和实践；第三部分总结六七十年代的卫生发展历程及成就；第四部分介绍改革开放后中国卫生发展状况和挑战；第五部分对后面章节将要重点分析的个案进行概括性介绍；最后是本章总结。

2.1 20 世纪二三十年代中国公共卫生思想的萌芽

2.1.1 乡村建设运动中的公共卫生思想萌芽

西方在 19 世纪初期出现了大规模和系统性公共卫生干预行动，而具有类似社会意义的公共卫生干预行动在中国的最早萌芽则出现在 20 世纪二三十年代轰轰烈烈的乡村建设运动。20 世纪二三十年代的中国农村经济落后，教育不普及，卫生条件差，疾病肆虐，缺乏团体力量。这就是当时的平民教育家和乡村建设家晏阳初（Y. C. James Yen）博士在其于 1928 年发表的《平民教育概论》中所总结的中国农村的四大基本问题，即，"愚""穷""弱""私"。在这种背景下，一批由知名人士带领的民间教育和学术团体及大中专院校纷纷在农村建立实验区（县），开始从事乡村建设实验，以复兴日趋衰落的农村经济和社会发展[①]。实验的主要内容包括兴办教育、改良农村、流通金融、提倡合作、发展公共卫生和推动移风易俗。

在卫生领域，当时农村的卫生医药状况极其严峻。由于医院和医疗设施大都

---

① 例如，中华职业教育社、中华平民教育促进会、山东乡村建设研究院、南京金陵大学、山东齐鲁大学等团体和院校。

集中在城市，农村出现严重的缺医少药现象，并因此带来了农民有病无处求医的严重后果[①]；另外，医院收费昂贵，农民生活贫困，有病看不起成为当时的普遍情况。因此，农民因病得不到及时医治而死亡的现象极为突出（晏阳初，1992）[②]。这就是晏阳初 "愚""穷""弱""私"四大问题中的"弱"的问题。他针对四大问题提出了帮助改变的四大教育论[③]。其中，针对"弱"的问题提出的改变思路则是"以卫生教育治弱"的方法。

在晏阳初"以卫生教育治弱"的思想中，"卫生教育"代表普及卫生知识，培养卫生习惯，用公共力量创办公共卫生事业。其目的在于防病治病，提高人们的健康生活水平，培养"健康力"，使人人成为强健的国民，从而成为攻"弱"的良方。卫生教育的具体内容包括两个方面，即创建卫生制度及对农民实施公共卫生教育。前者旨在通过建立各级卫生服务组织和制度来节省农民的医疗费用，加大对农村医药卫生费用的投入，动员大城市的医生到农村去，从而使农民在他们的经济条件下看得起病；后者则倡导通过公共卫生教育帮助农民养成良好的卫生习惯，从而成为健康的国民。

晏阳初的卫生教育思想着眼点在于用公共的力量创办公共卫生事业，而不是传统的生物医学视角。因此，它可以被看作公共卫生思想在现代中国的最初萌芽，也是 20 世纪中国公共卫生发展的起点[④]。 而这与西方公共卫生领域最具影响力的早期思想家 Winslow 在 1923 年从社区干预角度对公共卫生提出界定（见 1.1.1 节的介绍）几乎同期。可惜的是，由于随后日本侵华战争的爆发，这一思想与实践的发展受到了中断。但是，它在当时历史局限下依托乡村建设运动在不同实验区开展的实践已显示了公共卫生干预在促进中国农村卫生发展中所具有的作用和潜力。

2.1.2　健康教育的兴起

在 20 世纪二三十年代的中国乡村建设运动中诞生的中国公共卫生思想与实

---

① 根据 1932 年中华平民教育促进会对河北定县的医疗卫生状况进行的调查结果，定县病死人数中没有经过任何治疗的约占 30%；在总数 472 个村庄中，有 220 个村庄的医生没有任何医疗设备，其他 252 个村庄，每村只有一个没有经过任何正规培训的中医（晏阳初，1992）。
② 例如，定县当时全县每人每年用于治病的费用，仅三角钱左右（晏阳初，1992）。无锡北夏乡村建设实验区的调查反映，当地农民因病得不到及时医治而死亡的人数，每年有 300～400 人（张丽生，1937）。
③ 晏阳初在 1928 年发表的《平民教育概论》中论述了其通过平民教育改变弱点的理论，倡导以四种教育来提高农民的知识、生产、健康和团结力的水平，即以文艺教育治愚，以生计教育治贫，以卫生教育治弱，以公民教育治私（晏阳初，1992）。
④ 在具体的实践中，如河北定县的乡村建设实践创造了三级公共卫生体系，即村设保健所，联村设保健所，县设保健院。这一保健网的公共卫生任务包括进行针对当时主要卫生问题及预防和控制方法的卫生与健康教育；改善基本卫生设施，如厕所；妇幼保健和节育生育；主要传染病的预防接种；常见病和外伤的合理治疗，提供基本药物。另外，实践者还通过培训农村小学教师，进行队伍建设，为村民提供种痘和急救等各种经验（晏阳初和陈筑山，1989）。

践的最重要组成要素之一就是健康教育。在邹平、定县、无锡、清和、龙山等著名的乡村建设实验区都可见到健康教育的大量实践活动。

这个时期的健康教育主旨是培养体格强健的国民。因此，工作的重点是培养农民关乎身体健康和精神健康的良好习惯。当地的民众学校、茶馆和壮丁培训所是实验区开展健康教育的主要场所①。同时，卫生所还举办救护常识讲习班，为民众讲授救护常识、救急法、普通疾病治疗、卫生常识等知识。除此以外，还专门聘请护士到民众家庭中进行访问、成立母亲会定期聚会和讨论、在各处张贴卫生图画进行宣传等（朱考金和王思明，2007）。在整个过程中，演讲、展览、宣传单、讨论等西方公共卫生思想家 Winslow 所强调的重要的健康教育工具广泛见诸参加乡村建设运动的实验区。另外，除了针对个体的公共卫生干预行动，实验区的健康教育还结合了另一些针对大众的卫生干预措施，如环境卫生。很多实验区定期举行清洁卫生运动，定期发动农民进行大扫除，或者制定改善环境的计划，如改良厕所计划、制定厕所规则等。

还值得一提的是，受晏阳初四大教育相互关联思想的影响，健康教育的实践还与四大教育的其他三个方面（即文艺教育、生计教育、公民教育）相互促进，即公共卫生和健康教育促进农民健康并因而增加生产，农业生产的发展支持教育的推行，农民识字读书才能掌握新知识和新技术，健康教育同时也能推动合作社的发展。因此，在这个"四大教育"的连锁关系中，公共卫生和健康教育不仅具有重要的内在价值，也具有不可忽视的对其他教育的工具性价值。例如，无锡北夏实验区在健康教育中就结合了公民常识和军事学（朱考金和王思明，2007）。这种将健康与社会系统其他方面相互关联的思想实际上已经具备了健康的社会生态视角的一些重要特征，尽管其注意力可能更多地集中在健康教育的工具性价值上。

不过，与西方健康教育存在的不足相似，中国 20 世纪二三十年代通过乡村建设运动开展的健康教育仍然主要将民众作为被动的信息接受者来看待。民众作为患者或者潜在患者而接收卫生信息提供者的知识灌输，从而增强体魄，增加"健康力"。这显然缺乏将民众作为具有自主性主体而在卫生发展中发挥积极作用的视角。尽管，在晏阳初的理论中，乡村建设的最根本的原则是通过实验区的建设，使"农民自动地起来自谋农村的建设"，也就是说，乡村建设的根本目的是提高农民的自主能力和自主性。但是，在促使这个目的实现的手段上，如健康教育方面，他的主张仍然停留在将民众看作健康教育的被动接受者层面，而没有上升到强调个体自主性的健康促进模式上。

尽管存在上述的不足，但早在 20 世纪二三十年代就依托乡村建设运动开始实

---

① 以无锡北夏民众实验区为例，就 1935 年一年，该实验区卫生所就举办了宣传卫生常识的演讲 14 次，平均每次都有 70 人以上的听众（张丽生，1937）。

践的公共卫生与健康教育行动无疑在当时的中国是一种具有开拓性的尝试。一些实验区的工作得到当时国内的广泛关注，甚至在国际社会也产生了影响[①]。很多国际卫生专家来到定县参观[②]，并对定县的卫生事业给予高度的评价。他们认为，定县作为公共卫生的实习基地具有重要的意义。定县卫生发展设计者、此后被誉为"中国公共卫生事业开拓者"的陈志潜还应当时国际组织官员的邀请赴美讲学，向国际社会介绍定县经验[③]。 不过，30 年代后期发生的抗日战争及之后的国内战争阻碍了乡村建设运动的发展，并因此使刚刚萌芽的公共卫生干预实践陷于停滞。

2.2　中华人民共和国成立初期的全国卫生工作方针和实践

20 世纪中期，西方对健康的关注由于世界大战的影响而从公共健康视角重新转移到医学和医疗服务上，并强调以医疗技术、治疗为主及个人医疗导向。与此同时，中华人民共和国于 1949 年成立。当时的中国社会经济状况堪称千疮百孔，卫生健康问题尤为突出。民众疾病肆虐、医疗水平低下是不可回避的严峻事实[④]。面对该现实，中国没有跟随当时西方的医疗主导模式，而是独立地发展了自己的公共卫生体系。经过之后连续 30 年的发展，这个体系对促进中国人口健康发展取得的成效得到了世界的公认。下面将对这个体系的关键部分给予介绍。这里首先介绍中华人民共和国成立初期制定的全国卫生工作方针。

2.2.1　全国卫生工作方针

1950 年，中华人民共和国召开第一届全国卫生会议。在这次会议上明确了全国卫生工作的三项原则，即 "面向工农兵，预防为主，团结中西医"。这三项原

---

① 例如，当时的国民政府要求全国各地的农村卫生实验区向定县学习。之后全国有 12 个省推广了定县模式（刘慧，2012）。

② 包括当时的欧美卫生专家，如南斯拉夫卫生部长丹巴、美国麻省理工学院卫生教育专家特纳教授、维也纳大学医学院坦德勒教授、美国罗氏基金会公共卫生专家冈恩和著名记者斯诺夫妇。

③ 当时两位国联的官员斯坦巴和拉西曼到定县实地考察后认为，这套制度不但适合于中国，也适合于欧洲和南美洲。他们因此邀请定县公共卫生实验的设计者、中国公共卫生事业开拓者陈志潜赴美讲学，向外国人介绍定县的经验。

④ 中华人民共和国成立初期，卫生领域的严重形势包括传染病、寄生虫疾病和营养不良疾病肆虐；全国人口平均寿命不到 35 岁；婴儿死亡率高达 250‰；医疗卫生从业人员严重不足，无法解决大量的健康问题；医疗服务提供主体无法应对与处理流行疾病和疫情；全国性的预防计划和手段缺乏，等等（Sidel and Sidel，1973，1983；Jamison et al.，1984）。

则指出了我国"卫生工作者所应取的立场、卫生工作所应有的重点和卫生部门所应团结的力量"（《人民日报》社论，1953）。但是，这些原则没有具体说明全面推行卫生工作所应采取的方法。1952年，我国城乡开始广泛开展的依靠群众参与的"爱国卫生运动"之后，在一年的时间里，全国各地卫生状况有了明显改善。爱国卫生运动的经验使国家领导人和卫生政策制定者认识到，卫生工作与群众运动相结合是推行卫生工作的有效方法。因此，在第二届全国卫生会议上，根据周恩来总理的指示，决定在三项卫生工作的原则之外，增加"卫生工作与群众运动相结合"的原则，从而成为卫生工作的四项原则：①面向工农兵；②预防为主；③团结中西医；④卫生工作与群众运动相结合。

1952年之后的三十多年里，中国的卫生发展按照这四项原则，做出了发展适宜技术、强调预防和初级保健、集中精力实施公共卫生计划等决策。在四项原则中，"面向工农兵"指工人、农民和士兵在中华人民共和国成立前属于社会经济弱势地位的群体，但在中华人民共和国成立后成为社会主义建设的最广大的人民大众。国家要求将卫生科学技术设定为对这些人民大众服务。工人、农民和士兵成为最重要的卫生服务对象。"预防为主"是针对单纯治疗观点提出的。国家认为，从预防着手，减少疾病，增强人民体质，是提高人民健康水平的根本办法。这其实就是公共卫生发展思路。中华人民共和国在成立后的三十多年中把大量的人力和物力投入到了预防领域，即公共卫生部门，而不是医疗部门。这与当时西方的医疗主导思路形成对比。"团结中西医"旨在克服城市少量西医占主导、农村西医缺乏而中医普遍的问题，壮大卫生建设队伍。"卫生工作与群众运动相结合"强调的则是发动广大群众参与卫生工作。国家认为，这是贯彻前面三个卫生工作原则的有效方法，是改进卫生状况"所应取的一条捷径"。

2.2.2　卫生工作与群众运动相结合

在第二届全国卫生会议上，"卫生工作与群众运动相结合"被增加为卫生工作的原则之一，这是因为国家认为其是推行卫生工作的最有效的方法（《人民日报》社论，1953）：

> "卫生工作与群众运动相结合才是推行卫生工作的最有效的方法，才是贯彻'面向工农兵'、'预防为主'、'团结中西医'等原则的唯一正确路线。"

为什么国家认为"卫生工作与群众运动相结合才是推行卫生工作的最有效的方法"。回答这一问题还需要从提出以群众运动开展卫生工作的起源来看，即1952年开始实施的爱国卫生运动。为了对美国在朝鲜战场使用细菌武器做出防御和应对，毛泽东发出号召，"动员起来，讲究卫生，减少疾病，提高健康，粉碎敌人的细菌战争"（王晴，2012）。于是，全国广泛开始开展爱国卫生运动。这是将卫生发展与政治目的相联系的一场全国范围的运动。其内形式要是预防疾病、环境卫生、消灭传播疾病的昆虫等（如清扫街道和灭杀钉螺）。但是，如何能够成功地在全国开展这一运动呢？对通过发动大众、依靠大众才取得了革命胜利的国家领导来说，这场运动没有大众的全力参与是不可想象的。只有大众被普遍赋予正确的认识、适当的动机和权力，才可以解决各种复杂的问题。因此，"群众路线"被全面运用到爱国卫生运动中去也不奇怪。而且，这种思路在爱国卫生运动的实践中很快被证明很有效（《人民日报》社论，1953）：

　　"爱国卫生运动从开始到现在，为时还不过一年，全国各地卫生状况已经大大地改善，疾病显著地减少，许多城市和乡村的面貌已经焕然一新，有些城市出现了夏天无蝇的奇迹。这就是我们发动广大群众推行卫生工作的结果。很明显，如果我们不发动广大群众，如此程度的改进绝不是短短一年时间所能实现的。这就是说，开展群众性卫生运动不仅是粉碎敌人细菌战的可靠的保证，而且是改进我国卫生状况所应取的一条捷径。"

　　爱国卫生运动初期实践取得的成效推动国家将"卫生工作与群众运动相结合"方法增加为卫生工作的第四大原则。

　　卫生工作方针中的"群众运动"究竟是什么含义？分析爱国卫生运动中的群众路线可以总结出中国当时广泛实践的"群众运动"的四个主要内涵。首先，群众的自我依靠能力。这意味着，国家意识到，为了实现为工农兵服务，仅仅把工农兵作为工作对象是不够的，还必须通过工农兵自己来进行卫生工作。因为，大众的力量和智慧是无穷的。其次，大众的自觉意识。改进环境卫生和个人卫生，革除旧的不合卫生原则的生活习惯，必须在大众自觉的基础上才能实现。再次，大众的监督能力。卫生工作部门和卫生工作者必须经常接受大众的监督，接受群众的考核，才能更好地贯彻卫生工作方针。最后，全社会各部门的广泛参与及配合。卫生工作需要全社会和各部门的参与和配合而不仅仅是卫生机关的介入。

　　这些体现了大众参与的"群众运动"原则被广泛运用到我国社会主义建设中，并在创造中国公共卫生体系和实现健康改善的成就方面发挥了重要作用。不过，应当看到，这种大众参与的群众运动主要是一种自上而下的动员模式，而不是通过自下而上的路径实现的。

2.3　20 世纪六七十年代的农村初级卫生保健体系

　　20 世纪六七十年代，为了扭转中华人民共和国成立初期农村地区缺医少药、居民健康知识和卫生习惯欠缺、地方病和传染病肆虐、人民健康水平落后等一系列严峻现象[1]，中国逐步发展出一个独特的农村初级卫生保健体系。这个体系在资源有限的情况下以所能调动的较少资源尽可能多地为农村人口提供他们能够支付的合适的医疗保健服务，从而实现农村人口的健康水平提高。这套被称为具有"中国特色"的农村卫生体系因其突出的低成本、广覆盖、体现卫生服务公平性和可及性特征而在当时得到了国际社会的广泛赞誉（朱玲，2000）[2]。

这个体系一般被总结为三大主要支柱，也称"三大法宝"：①三级卫生保健网；②合作医疗；③"赤脚医生"。

三级卫生保健网指在县、乡、村三级普遍建立医疗卫生机构；合作医疗制度是农民在自愿互助基础上由集体和个人共同出资支付基本医疗保健服务提供人员的费用和其他药品器材开支的医疗保险体制；赤脚医生指农村中出现的半农半医的卫生服务人员。这"三大法宝"的历史作用无疑是巨大的。但是，它们在形成之初其实并没有一个成形的制度规划。它们实际上是应中华人民共和国成立后的具体国情和国家建设需要在各种力量推动下逐步演变形成的。下面将分别对这"三大法宝"的形成、特点和作用进行概括性介绍。

2.3.1 三级卫生保健网

为了改善中华人民共和国成立初期卫生发展的严峻现实，国家开始着力于投资预防性服务，着重预防那些严重危害人口健康的流行性疾病和严重威胁母婴生命的疾病（朱玲，2000）。然而，这些工作的开展都需要依托一个完整的卫生服务队伍来实施。但是，在中华人民共和国成立初期，全国的医疗卫生队伍建设尚不健全。其中一个突出的问题便是农村医疗卫生机构和人力资源的严重匮乏。因此，中华人民共和国成立后在卫生领域开展的一项重要工作就是整顿卫生工作队伍，建立基层卫生组织。

1951 年，在第一届全国卫生会议上提出了在县设卫生院、区设卫生所、乡设卫生委员、村设卫生员的要求。根据这一要求，县医院、卫生防疫站、妇幼保健所等县级卫生机构很快得以建立起来[3]。 在基层乡村，疾病治疗的主要方式是城市医务人员上山下乡，开展巡回医疗，以及组织和培训农村中的私人医生（杨团，

---

① 根据世界银行报告，当时中国的人口健康指标水平属于世界上最低水平的国别组（World Bank，1997）。
② 世界卫生组织和世界银行在 20 世纪 80 年代的一份考察报告中说："初级卫生工作的提出主要来自中国的启发。中国在占 80%人口的农村地区，发展了一个成功的基层卫生保健系统，向人民提供低费用和适宜的医疗保健技术服务，满足大多数人的基本卫生需求，这种模式很适合发展中国家的需要。"
③ 到 1952 年底，全国县级卫生机构已从 1949 年的 1400 余所增加至 2123 所，遍及全国 90%以上的地区（王绍光，2014）。

2007）。不过，国家也鼓励个体中西医组建联合诊所，为农民提供医疗服务（王绍光，2014）。相应地，一些地方逐步出现了区卫生所、农业社的保健站、生产大队的联合诊所等基层卫生服务组织。

1955 年席卷中国农村的合作化高潮对提供医疗服务的农村基层卫生组织的发展提供了重大的促进。在其后短短的两三年时间里，全国 5 万多个乡镇都设立了联合诊所或区卫生所，多数农业合作社也都设立了卫生室（站），配备了不脱产的卫生员、接生员。这些发展都为农村三级卫生保健网的建立奠定了基础。在 20 世纪 50 年代末，农村卫生服务提供体系得到进一步发展。这表现为：县医院得到加强；人民公社将国家举办的区卫生所和农业社的保健站整合为公社卫生院；生产大队把联合诊所和村保健站变成大队卫生室，生产小队配"三员"（保健员、接生员和保育员）（王绍光，2014）。

到 1965 年，一个涵盖县、乡、村的农村三级卫生保健网络基本形成。农村绝大多数地区的县、公社和生产大队都已建立起医疗卫生机构。其中，公社卫生院成为连接县与村级卫生服务机构的枢纽。它一般兼有提供基本医疗服务、初级卫生保健技术指导及乡村卫生行政管理的多重功能。村级卫生室则更直接地将卫生保健服务延伸到了农民最近的生活范围。在筹资方面，这个农村三级卫生保健网络的建立是依托当时的集体经济。公社卫生院的运行在很大程度上依赖于社队财务的支持，大队卫生室则几乎完全靠集体经济维持，卫生室的房屋和器械由大队投资。

农村三级卫生保健网络这一基层卫生组织模式在中国农村的普及使其成为贯彻"预防为主"的卫生工作方针的重要保障。从国家来讲，它非常有效地促进了农村计划免疫、健康教育、妇幼保健和爱国卫生运动的落实，以及对很多传染病和地方病的有效控制；从农民个体来讲，它在较短时间内使农民能就近得到基本的初级卫生保健服务，使农民患者能得到基本的医疗保障。这一切都改善了中国农村缺医少药的现象，并因此提高了人口平均健康水平[①]。为此，中国曾被国际上许多发展经济学家视为在低收入水平下通过公共支持实现社会发展的典范（Dreeze and Sen，1989）。

不过，农村三级卫生保健网络的建立并不是一帆风顺的。或者说，它的存在是具有重大挑战性的，这包括它所需要的卫生人力资源、资金的来源和可支付性等实际问题。而 20 世纪 60 年代中期取得重大发展的农村合作医疗及赤脚医生制度在很大程度上帮助解决了这些问题。

---

① 在 1950～1975 年,中国的初生婴儿死亡率从 195‰ 下降至 41‰,人均预期寿命从 40 岁提高至 65 岁(UNDP,1997)。这反映了中国农村卫生事业的成就。

2.3.2 合作医疗

农村合作医疗是中国农村为农民提供预防性服务、基础医疗和疾病治疗服务的一种资金筹措和支付系统。它实现了农民看病吃药不花钱的理想，并因此被毛泽东称为"医疗卫生战线上的一场大革命"（张冉燃，2009）。

"合作医疗制度是随着农业互助合作化运动的兴起而逐步发展起来的"（《当代中国》丛书编辑部，1986）。在合作医疗建立前，农民看病必须自付医疗费用。随着农业合作化的兴起，生产、资金、农具、技术上的互助合作启发农民把互助合作进一步扩大到医疗融资领域（王绍光，2014）。因此，在 20 世纪 50 年代中期的农业合作化进程中，一些合作社在医疗卫生领域开始探索一种互助性质的合作筹措资金及支付体系（Feng et al.，1995）。典型的形式是社员群众和集体筹集一定的资金，社员看病的药费由生产大队统一支付或给予一定比例的报销[1]。

最初由农民自发组织和建立的合作医疗模式从一产生就受到了基层人民的欢迎，因为它适合中国农村情况，能够解决农民看不起病的问题，并能有效地执行疾病预防计划，保证患者在早期得到诊断和治疗，同时也能巩固人民公社的基层卫生组织。由于这些优点，国家对农村合作医疗的发展是鼓励的。

但是，20 世纪 60 年代中期的一个主要的卫生问题是农村卫生人力的不足。当时仅有 20%～40% 的医生工作在占总人口 85% 的农村地区（Hu，1976）。为此，毛泽东于 1965 年 6 月 26 日指出了卫生部的城市导向问题，并提出了以农村为主体的工作方针，即"把医疗卫生工作的重点放到农村去"。这就是著名的"6·26"指示。这一指示促进了国家对农村医疗卫生工作的关注，并因此为农村合作医疗制度的稳定发展创造了良好的环境。

在这种背景下诞生了中国合作医疗的第一个典型。1966 年 8 月 10 日，湖北长阳"乐园公社杜家村大队卫生室"挂牌成立。原本在公社卫生所工作的覃祥官主动辞去"铁饭碗"工作，在这个大队卫生室当起了记工分、吃农村口粮的农村半医半农的卫生员，即后来所称的"赤脚医生"。看到一些农民有病没钱医，覃祥官向大队提议，建立合作医疗。办法是：农民每人每年交一元钱合作医疗费，大队再从集体公益金中人均提留五角钱作为合作医疗基金。农民看病每次只交五分钱的挂号费，看病吃药不要钱。在杜家村大队的带动下，乐园公社从 1966 年

---

[1] 例如，广东省东莞县杨屋乡在 1957 年高级社时期就建了保健室，设立了保健员，为村民治疗一些轻伤病症，并开始培养自己的"赤脚医生"。1958 年人民公社化后，又在公社统一实行包干医疗，社员看病不花钱，由公社从集体经济中开支。经过实践，认识到在集体经济尚薄弱的情况下把村民的医疗费用全部包下来还有困难，就决定组织合作医疗来代替包干医疗。办法是：由村民每人每月交 0.15 元作股金，看病挂号费自付，门诊药费从合作医疗费中开支七成，住院的药费全部由合作医疗负担（夏杏珍，2003）。

12 月开始全部实行合作医疗制度。公社卫生所 12 名医务人员,除 2 人暂时拿固定工资外,其余 10 人都和大队主要干部一样记工分,再按不同情况,每月补助 3～5 元。全公社 99% 的人参加了合作医疗(夏杏珍,2003)。

毛泽东很快将这种农民看病吃药不花钱的合作医疗制度称为"医疗卫生战线上的一场大革命"(张冉燃,2009)。《人民日报》从 1968 年 12 月 8 日到 1969 年 12 月 4 日,连续组织了 23 期关于农村医疗卫生制度的讨论。主题是赞扬合作医疗制度的优越性,交流巩固和发展合作医疗的经验,提出进一步搞好合作医疗的建议。在讨论的推动下,1969 年全国出现了建立农村合作医疗的热潮,到 1977 年底,全国有 85% 的生产大队实行了合作医疗。实行合作医疗制度的农村人民公社还形成了一套领导管理体制。以湖北省长阳县乐园公社为例,公社成立合作医疗管理委员会,生产大队成立合作医疗管理小组,它们在公社革委会和生产大队领导小组的统一领导下,专门负责合作医疗工作,定期向村民公布工作情况,并听取村民意见(夏杏珍,2003)。

20 世纪 70 年代末,农村合作医疗走向了制度化。1979 年 12 月 15 日,卫生部、农业部、财政部、国家医药总局、中华全国供销合作总社联合发布了《农村合作医疗章程(试行草案)》。这是政府部门第一次发布关于农村合作医疗的正式法规性文件。章程对合作医疗制度作了全面、细致的政策性规定。该章程包括总则,任务,合作医疗举办形式和管理机构,基金和管理制度,"赤脚医生"和卫生员、接生员,中草药,以及加强领导等多项内容。在章程中,合作医疗被定义为"人民公社社员依靠集体力量,在自愿互助的基础上建立起来的一种社会主义性质的医疗制度,是社员群众的集体福利事业"。

适合中国国情、植根于农村集体经济体制的合作医疗制度在 20 世纪六七十年代有效地帮助解决了中国农村医疗资金匮乏问题,并通过全面提供面向农村的卫生教育、家庭生育计划、预防注射、传染病监测及报告和其他预防性服务,从而促进了农村卫生不公平现象的改善。因此,它受到了国际社会的赞誉。80 年代初,世界卫生组织和世界银行在一份考察报告中积极评价了中国的农村合作医疗,"中国农村实行的合作医疗制度,是发展中国家群体解决卫生保障的唯一范例"(朱玲,2000)。世界银行发布的《1993 年世界发展报告:投资于健康》称中国当年在医疗保障方面取得的成就在低收入国家是"独一无二"的。中国当时的低成本、广覆盖的模式也在 1978 年的阿拉木图会议上受到推崇,成为世界卫生组织在全球范围内推广初级卫生服务运动的样板。

然而,20 世纪 80 年代初中国农村经济体制发生了巨大的变化。家庭联产承包责任制的实行、人民公社的解体、农村新的经济体制和行政体制的逐步形成,所有这些变化使只有依附集体化制度环境才能直接从集体经济中提留公益金的合作医疗也迅速结束。到 80 年代末，农村合作医疗的参与率跌至 4.8%（Feng et al.，1995），合作医疗制度最终解体。

2.3.3 赤脚医生

20 世纪 50 年代，公共卫生工作者和医疗卫生设施都主要集中在城市（见上文介绍）。虽然，早在 1955 年，毛泽东就要求国家卫生部门不能只关注城市医疗而不管农村的医疗需求（Lampton，1977），但直到 60 年代中期，仍然只有 20%～40%的医生工作在占总人口 85%的农村地区（Hu，1976）。一些地方虽然建立了合作医疗，但是，那个时期的合作医疗，一般只是公社一级有医务人员，他们平时很少到生产队，农民群众看病仍然很不方便。更何况，合作医疗在农村的发展规模仍然有相当大的局限。

针对农村的医疗问题，1964 年 4 月，卫生部医学教育司向各省、自治区、直辖市卫生厅局和 41 所高等医学院校发出《关于继续加强农村不脱离生产的卫生员、接生员训练工作的意见（征求意见稿）》（简称《意见》）。该文件提出，"从 1968 年起，在 3～5 年内，争取做到每个生产大队都有接生员，每个生产队都有卫生员""他们是亦农亦医性质，以从事农业生产为主，同时兼作群众性卫生工作"（张开宁等，2002）。这个《意见》对基层卫生队伍的建设和发展起到了促进作用。各地各级卫生部门于是开始注意培养当地的基层卫生医务人员。其方法是从大队、生产队挑选"政治好、思想好、热爱劳动、热心为群众服务的好苗子"，经过公社合作医疗管理委员会批准，进行培养。培养的方式是农闲时集中学习，农忙时回生产队边干边学（夏杏珍，2003）。

毛泽东于 1965 年 1 月做出组织城市高级医务人员下农村和为农村培养医生的指示，并于同年 6 月 26 日做出"把医疗卫生工作的重点放到农村去"的"6·26"指示。于是，在各种力量的推动下，农村中不拿工资、不脱产的"赤脚医生"应运而生。这些"赤脚医生"有患者就行医，无患者则参加农业劳动，农忙时还在田间地头开展巡诊。他们的报酬采取由生产大队记工分的方式解决，参与集体收益分配和口粮分配（一般相当于一个中等劳动力的收入）（夏杏珍，2003）。

从名称上讲，"赤脚医生"原是上海郊区贫下中农对半农半医卫生员的亲热称呼。1968 年夏天，上海《文汇报》刊载了一篇《从"赤脚医生"的成长看医学教育革命的方向》文章。这篇文章第一次把农村半医半农的卫生员正式称为"赤脚医生"。毛泽东在当天的《人民日报》上做了批示。同年第三期《红旗》杂志（9 月 10 日）和 9 月 14 日出版的《人民日报》都全文转载了《文汇报》的上述文章。由于"赤脚医生"的名称形象地说出了这一群体的特点，很快被大家接受。

从此，"赤脚医生"成为半农半医的乡村医生的特定称谓，"赤脚医生"的队伍也迅速发展。"赤脚医生"在20世纪70年代发展到鼎盛时期。最多时全国"赤脚医生"达150多万人，生产队的卫生员、接生员达390多万人。农村不脱产从事医疗卫生工作的人员达500多万，超过卫生系统原有卫生技术人员的总数（220万）一倍多（张开宁等，2002）。

"赤脚医生"与"合作医疗"是相辅相成的。"赤脚医生"的出现离不开合作医疗制度的形成，"合作医疗"为"赤脚医生"提供了医疗实践的空间，为他们成长为合格的医生创造了条件。而"赤脚医生"的兴起也为合作医疗制度的进一步发展创造了条件，因为"赤脚医生"是合作医疗制度的主要实施者，是农村防病治病、保障农民健康的基本医疗队伍（夏杏珍，2003）。"合作医疗主要是通过赤脚医生来完成的"（张开宁等，2002）。"赤脚医生"的出现和存在可以说是历史条件下的必需的选择，否则合作医疗就不可能实现足够的卫生人力。在合作医疗制度下，"赤脚医生"肩负着当地农民的卫生防疫保健工作。在传染病肆虐的情况下，"赤脚医生"为农村居民免费注射麻疹疫苗、小儿麻痹疫苗和卡介苗，担负着全村公共卫生的防疫工作；他们是贯彻农村"预防为主"的卫生工作方针的执行者；他们也是当时农村爱国卫生运动和群众献草药等体现村民参与作用的活动的中坚力量。

另外，"赤脚医生"的存在也说明它在当时历史情况下所具有的优势。当时社会对赤脚医生的功能的评价集中在四个方面。第一，"养得起"。"赤脚医生"的身份首先是农民。他们是农民中培养起来的卫生员。因此，他们放下药箱就能下地耕种，背起药箱又能马上出诊。他们靠生产队的工分生活，所以他们是生产队能够养得起的基层卫生服务提供者。第二，"用得动"。因为赤脚医生本身生活在村民中间，能够做到不分时间、地点和天气随叫随到，因此是村民和村集体"用得动"的服务者。第三，"留得住"。"赤脚医生"的户口、家眷和社会关系都在农村，因此，必然不像巡回医疗队那样来去匆匆。他们是"留得住"的本土医疗服务者。第四，"一根银针、一把草药"。"赤脚医生"以中医和草药为主要治疗手段，因而更适合农村的实际。全国农村"中草药群众运动"就是依靠"赤脚医生"在合作医疗制度的支持下大力推动中草药在农村卫生服务中的使用。"一根银针、一把草药"，甚至民间土法土方，几乎没有什么成本（张冉燃，2009）[①]。这也进一步巩固了集体经济制度下的农村合作医疗制度。基于上述特征，"赤脚医生"成为当时社会广受农民和农村欢迎的标志性成就之一。这也可以从那个时

[①] 就如赤脚医生覃祥官的行医特点，"三土"和"四自"包含一切。"三土"即土医、土药和土方，"四自"即自种、自采、自制和自用（张冉燃，2009）。

代编发的《赤脚医生手册》的发行量之大看出[①]。

上述特征集中体现了一个重要信息，即"赤脚医生"是农村社区的内生成员。这一特征与西方文献中的"自然助人者"（natural helpers）模式有异曲同工之妙。"自然助人者"模式除了强调社区以外的医疗专家的作用，还尤其重视发挥当地社区内部的相关人员的作用，通过少量培训使他们成为促进本社区健康发展并能联系上级医疗机构的基层力量，即"自然助人者"。实际上，发源于社区内部、植根在社区内部、为本社区服务的"赤脚医生"完全可以被视为农村社区的"自然助人者"。这一特征造成了"赤脚医生"与其服务对象——村民之间紧密的亲情和人情网络，并因此使治疗的过程具有"拟家庭化"的特征。

20 世纪 70 年代，"赤脚医生"进入鼎盛时期，并因此在国际社会引起广泛关注。美国学者对此专门拍摄了纪录片[②]。中国的"赤脚医生"代表也亮相国际大会[③]。联合国妇女儿童基金会在 1980～1981 年的年报中称，中国的"赤脚医生"制度在落后的农村地区提供了初级护理，为不发达国家提高医疗卫生水平提供了样板。它也被世界卫生组织和世界银行誉为"以最少的投入获得了最大的健康收益"的"中国模式"。

但是，与合作医疗的命运相似，随着 20 世纪 80 年代家庭联产承包责任制的实施，"工分计酬"方式的瓦解和农村集体经济的解体，"赤脚医生"制度也遭受了沉重的打击。对大部分村民来说有着浓浓乡土感情的"赤脚医生"从 80 年代开始逐渐淡出人们的视野。1985 年初，卫生部做出停止使用"赤脚医生"这一称呼的决定。原来的"赤脚医生"通过考核被纳入新建立的乡村医生体系。至此，"赤脚医生"的历史走向终结。

2.3.4 自下而上的公众参与

中国农村卫生在 20 世纪六七十年代的上述发展还体现了一定程度和一定空间上的自下而上的公众参与。这种自下而上的公众参与主要反映在关于卫生发展的相关行动不再完全是通过国家自上而下的动员与安排来开展，而是农民自己的选择和尝试，并逐步受到上层决策层的认可、支持和推广。

---

① 作为赤脚医生的"全科医疗医药"宝典的《赤脚医生手册》的发行量仅次于《毛泽东选集》（李砚洪，2008）。
② 1972 年，美国斯坦福大学几位学者在中国拍摄的一部 52 分钟纪录片《中国农村的"赤脚医生"》，把中国的"赤脚医生"推向了世界，在国际上引起了强烈反响，并推动了全球的"中国'赤脚医生'热"。在这部纪录片的宣传海报上，肩挎药箱、头戴斗笠、面孔黝黑、赤脚走在田埂上的形象成了"第三世界医疗界"的偶像（李砚洪，2008）。
③ 1974 年的日内瓦世界卫生会议上，中国"赤脚医生"代表王桂珍作了 15 分钟发言。1976 年 9 月"世界卫生组织西太平洋区委员会第 27 届会议""世界卫生组织太平洋基层卫生保健工作会议"上，中国"赤脚医生"典范黄钰祥和覃祥官参加了会议。覃祥官用半天时间做了题为《中国农村基层卫生工作》的报告。

20 世纪 50 年代国家制定卫生工作方针时，"群众运动"模式已经得到国家的认可并成为卫生工作的方针之一，并且，在其后的重大公共卫生行动中，如爱国卫生运动中，大众广泛参与的群众运动模式成为工作开展的一个主流模式。但是，这样的大众参与模式主要是通过国家的设计、安排，并通过大量的政治动员来实现的。它其实还是一种典型的自上而下的模式。它在当时历史情况下对迅速扭转全国性的疾病威胁具有不可忽视的作用。但是，它并不是反映大众的自发意图，并通过自发行动组织和实施的。

与此相对照，20 世纪六七十年代在卫生制度设计方面所取得的重大成就却反映了一定的村民自我依靠、自我发动与实践的自下而上的特征。这突出体现在合作医疗制度的尝试与建立及"赤脚医生"制度的试验上。它们的发展都体现了村民实践在先，国家推广在后的特征。他们可以被看作当时情况下从解决实际问题需要出发而基层首先开始自发实践的制度创新。他们在形式上与追求自主性的增权模式有相似性。但是，在实践与发展中，他们同时都服务于当时的政治路线。因此，这些实践尚不能等同于完全意义上的增权。

2.4 改革开放后的农村医疗卫生状况

2.4.1 农村卫生体制的转变

到 1978 年实行改革开放之前，农村三级卫生保健网、合作医疗和"赤脚医生"这"三大法宝"成功地为中国农村解决了"缺医少药"的问题，从而在保障农民获得基本卫生服务、提高健康水平和促进经济社会发展方面发挥了重要的作用。但是，随着 1978 年后改革开放政策的实施，这"三大法宝"很快都走向瓦解和基本瓦解的状态。

1978 年开始的改革开放使农村的社会结构发生了重大的改变。其中最主要的变化包括：①人民公社体制解体，乡镇政府和村委会取而代之。②村委会不再是集经济、政治和社会功能于一体的基层组织，而是自治性质的农村行政组织。也就是说，基层不再是政权组织而是自治组织；乡长与村长之间不再是领导与被领导的关系。③随着家庭联产承包责任制的实施，家庭重新成为农业生产的基本经营单位，村庄集体经济日益薄弱，乡村集体公共积累下降（杨团，2007；王延中和单大圣，2008）。

上述变化说明，改革开放后，计划体制下农村合作医疗制度的经济基础——集体经济及组织基础——人民公社体制均不复存在。因此，合作医疗迅速出现滑坡现象。到 20 世纪 80 年代后期，全国大多数农村地区的合作医疗制度遭到解体或停办。

在人民公社的"工分制"与合作医疗的集体基金支持下运行的"赤脚医生"制度在人民公社与合作医疗的瓦解后也很快退出历史舞台。实行家庭联产承包责任之后，"工分制"被取消，很多"赤脚医生"放下药箱，重新拿起了锄头。一些则转行到乡镇企业工作，或者从事经商等其他能够产生更高收入的工作。1985 年 1 月 25 日，《人民日报》发表了《不再使用"赤脚医生"名称，巩固发展乡村医生队伍》一文。"赤脚医生"被纳入乡村医生体系。很多乡村医生重视获利多且利于提高名声的医疗服务而忽视获利较少的预防服务。这使他们偏离了原先体制下"赤脚医生"以"去专业化"和"草根阶层"的特色与优势推动农村公共卫生和预防保健的基本方向。

计划体制下以预防为主的三级医疗卫生网也随之陷于坍塌（杨团，2007）。县、乡、村卫生机构各自为政，其间的体系联系不再存在，尤其是乡以下的广大农村基层社区。随着经济体制改革后，绝大部分的村委会没有能力给予村卫生室一定的补贴，也无力要求从"赤脚医生"演变来的村医为农户进行初级卫生保健服务。村医制度逐渐演变为私人执业医生制度和市场服务的道路[1]。在县乡两级的卫生机构，尽管所有权性质并未改变[2]，但运营方式基本都转变为类似企业承包制的医院承包经营制度和技术经济责任制度形式。政府对县乡卫生机构只给予定额工资或者定额比例工资的拨款，而医院可以自选运营方式以补偿成本不足的问题。绝大多数公立医疗卫生机构都试图通过各种"创收"活动来维持自身的运转（丁宁宁，2005）。这种做法将卫生机构逐步推向了以药养医的方向[3]，而原先强调的预防保健和公共卫生不再是医院工作的重心（World Bank，1992）[4]。 另外，随着竞争意识和"致富光荣"取代原来的合作氛围，曾经被大量使用来帮助农村三级卫生保健网络发挥作用的"群众运动"方法也不再成为强调的重点，实践范围也不断缩小。

2.4.2　市场化为主导的医疗体制改革

在农村经济体制改革的同时，中国的医疗卫生领域也从 20 世纪 80 年代初开

---

① 根据《中国农村统计年鉴 2002》，2001 年，在全国 698 966 个村级医疗点中，集体办的占 41.2%，乡医院设点办的占 6.4%，乡村医生联办或者个体开业的高达 49.8%，其他形式办医为 2.6%。
② 大多数县卫生机构为全民所有制，乡镇卫生院中的 1/3 为全民所有制，2/3 为集体所有制（杨团，2007）。
③ 根据中国农村贫困地区卫生保健筹资与组织课题组 1998 年的调查，在村级机构的筹资渠道中，政府资金占 3.54%，集体经济资金占 14.44%，业务收入占 82.02%。乡镇医院的业务收入以卖药为主，药品收入占总收入的比例平均为 65.7%（张德元，2004）。
④ 例如，国家为流行病防疫工作所提供的经费从 1978 年占 GDP 的 0.11%下降至 1993 年的 0.04%（World Bank，1997）。

始经历一场影响深远的体制改革。但是，这场历时三十多年的医疗体制改革在很长时间里并没有帮助改善因农村经济体制改革带来的农村医疗卫生问题，而是使农村卫生发展陷入了更深的困境。因为，在农村经济体制改革中失去了合作医疗、"赤脚医生"和健全的农村三级卫生保健网络的情况下，医疗领域大力推行的市场化改革又使政府失去了在农村重建适合新形势的医疗卫生体制的影响机制[①]。

1978 年，卫生部在南昌召开会议，开始改革"预热"，即明确对医院进行经济改革的必要性。1980 年，国务院和卫生部统一了对个体开业行医问题的认识，"允许个体开业行医合法存在"。至此，公立医院的垄断地位被打破。1984 年 10 月召开的十二届三中全会将改革的重点从农村转向城市。相应正式启动的全面医改也从农村卫生转向城市医疗。而该时期改革的基本思路 "放权让利，扩大医院自主权、放开搞活，提高医院的效率和效益"使卫生领域一系列严峻的现实问题日益凸显，其中最明显的包括农村三级卫生保健网络的迅速崩溃；政府卫生投入比例的显著下降；医疗卫生部门对经济利益过度追求所导致的行风下滑（刘民权和王曲，2008）。

然而，这些问题当时并没有立即引起国家和社会的高度重视。1992 年，中国确立了建立社会主义市场经济体制的改革目标。各行各业都以 "建设靠国家，吃饭靠自己"的精神加速向市场化迈进。医疗改革随即进入深化期。卫生领域向市场化方向的改革也出现升温。政府在医疗领域的角色更多地向市场让渡[②]。 突出的表现在于民营医院、公立医院特色专科和特殊护理在开拓筹资领域的呼声中大量出现；医药流通领域的同类新药也层出不穷。然而，这些现象带来了老百姓就医的各种问题。因此，中央开始强调卫生改革需要协调好经济利益和社会效益两方面的关系[③]，同时也明确了政府对发展卫生事业所负有的重要责任。但是，各级政府动员社会各方面筹集卫生发展事业资金（包括个人投入）的势头并未下降。1998 年开始的城镇职工医疗保险制度改革就体现了这种精神[④]。 随后出现的公立医院产权改革进一步强化了这种扩大供给、放开管制、引入竞争的改革思路[⑤]。

但是，市场化思路主导下的医改带来的社会问题却是严峻的。这包括医疗费

[①] 关于 20 世纪 80 年代开始的全国医疗卫生改革的详细进程参见刘民权和王曲（2008）的文献。
[②] 例如，卫生部作出规定，"有条件的单位办成经济实体或实行企业化管理，做到自主经营、自负盈亏；对不需要经费补贴的单位可以用人放开、自定编制；允许试行'一院两制'或'一院多制'的经营模式和分配方式；允许试办股份制医疗卫生机构"。
[③] 例如，国家在 1997 年明确提出了卫生改革与发展的基本原则是：坚持为人民服务的宗旨，正确处理社会效益和经济收益的关系，把社会效益放在首位。防止片面追求经济收益而忽视社会效益的倾向。
[④] 1998 年，国务院决定在全国范围进行城镇职工医疗保险制度改革，根据财政、企业和个人三方的承受能力，建立保障职工基本医疗需要得到满足的社会医疗保险制度。这项新政策进一步体现了卫生改革"适应社会主义市场经济体制"要求的特点。
[⑤] 公立医院产权改革的思路成为自 20 世纪 80 年代医改以来最引人关注的改革内容之一。在这一改革中影响最大、也最受争议的则是江苏宿迁的医院产权改革。五年中，宿迁市除了两家公立医院外，其他 133 家公立医院全部被拍卖，"医疗事业基本实现政府资本完全退出"（曹海东，2005）。

用的飞涨引发的老百姓"看病难、看病贵"的问题，以及因此导致的因病致贫、因病返贫现象的大量出现（中华人民共和国卫生部，2007）。而为这一现象困扰的重点人群正是广大农民。另外，更多关于医疗卫生体系面临的重大制度问题也越来越无法回避，其中突出的表现包括卫生筹资和分配的公平性差、医疗资源配置效率低等问题[①]。医疗卫生服务在城乡、所有制、就业状态等方面的严重不公平现象也变得越来越突出（王绍光，2003）[②]。 2005 年 7 月底国务院发展研究中心发布的题为《对中国医疗卫生体制改革的评价与建议》报告得出的主体结论：总体上讲，改革是不成功的（国务院发展研究中心课题组，2005）。这份报告认为，医改困局形成的根源在于二十多年医改的"商业化、市场化走向违背了医疗卫生事业发展的基本规律"，而这主要是政府对医疗卫生事业的特殊性缺乏清醒认识及对医疗卫生事业的财政拨款不足所致。因此，"核心问题在于强化政府责任"（国务院发展研究中心课题组，2005）。

2.4.3　医疗体制改革带来的健康促进的挑战

虽然改革开放前中国在卫生领域取得了举世瞩目的成就，并在发展中国家的卫生发展中具有明显的优势。但在，这种优势在改革开放后的三十余年里逐步消失，农村基础卫生保健的发展甚至出现了倒退（杨团，2007）。

根据中国全国人口普查资料，1980 年、1990 年、2000 年中国的初生婴儿死亡率分别为 42‰、32.9‰、32.2‰[③]。 在 1980～1998 年，中国初生婴儿死亡率下降了约 11‰。而此时，世界平均下降值为 23‰。其中，低收入国家的初生婴儿死亡率下降了 29‰，中等收入国家下降了 23‰，高收入国家下降了 9‰（杨团，2007）。而且，有研究者认为，这些数据反映了中国的进步还是城市改革之前的阶段取得的。在 20 世纪 90 年代城市改革全面铺开、中国经济飞速发展的时期，这一指标基本处于停滞状态，这其实说明农村的婴儿死亡率在此期间是上升的（杨团，2007）。

21 世纪初农村卫生事业有所进步。2004 年，初生婴儿死亡率由 2000 年的 32.2‰下降到 21.5‰，5 岁以下儿童死亡率由 2000 年的 39.7‰下降到 21.5‰，孕产妇死亡率由 2000 年的 53/10 万下降到 48.3/10 万。农村住院分娩率提高到 77.1%（中华人民共和国卫生部，2005）。但是，如果与周边的亚洲国家相比，中国的进步是

① 实际上，早在 2000 年世界卫生组织对成员国卫生筹资与分配公平性的评估排序中，中国已经在 191 个成员中位居 188 位。在卫生总体绩效评估排序中，也仅列 144 位。
② 这些问题的出现导致了继 1985 年医改启动初期引发的社会大争论之后的又一次关于改革路线的争论，并波及卫生系统内部及全社会。"医疗应该由政府主导还是由市场化主导"成为两大争论的焦点。
③ 初生婴儿死亡率是度量一个国家健康水平的国际通行的重要指标。

相当有限的。在 1998 年，日本、新加坡、马来西亚和韩国的初生婴儿死亡率已经分别为 4‰、5‰、8‰ 和 9‰（王绍光，2003）。

法定传染病的发病率在近二十年还有上升的趋势。目前，中国的肺结核患者数量居世界第二，占全球结核病患者总数的 1/4；病毒性肝炎的发病率高于结核病，并一直居高不下；乙型肝炎病毒携带者的数量居世界首位；20 世纪 80 年代后期至今，曾经绝迹的血吸虫病重新出现；农村精神病发病率上升、自杀率增加、食品卫生和环境卫生恶化，等等（杨团，2007）。这些问题都反映出农村初级卫生保健的工作面临巨大挑战。

另外，农村初级卫生保健的基本工作指标也显示不如人意的结果。据卫生部两次全国卫生服务调查结果：农村儿童计划免疫建卡率从 1993 年的 87%下降到 2003 年的 56%。与此同时，农村前两位的慢性病（循环系统和消化系统疾病）的患病率在 10 年间增加了近两倍。有研究者认为，这与健康教育的缺乏不无关系。（杨团和刘远立，2006）。

围绕"适应社会主义市场经济体制"要求进行的卫生改革造成政府卫生支出在城乡之间的差距不断扩大，这进一步导致了城乡居民在医疗卫生服务利用及最终的健康结果上的明显差距（张德元，2004；刘民权和王曲，2008）。根据卫生部统计数据，2001 年，农村孕产妇死亡率是城市的 1.9 倍，农村儿童死亡率是城市的 2 倍以上，城乡人口期望寿命相差近 6 岁（中华人民共和国卫生部，2002）。农村因病致贫、因病反贫的人数与日俱增，成为阻碍农村发展的一个重要社会问题[①]。

2.4.4　新的走向与局限

20 世纪 90 年代，农村卫生发展中出现的问题开始使国家关注和支持合作医疗的发展。1991 年，国务院批转卫生部等部门《关于改革和加强农村医疗卫生工作的请示》，提出"稳步推行合作医疗保健制度，为实现'人人享有卫生保健'提供社会保障"。1993 年，《中共中央关于建立社会主义市场经济体制若干问题的决定》提出，要"发展和完善农村合作医疗制度"。此后，在一些经济比较发达的地区和国际卫生机构定点扶持的县市，农村合作医疗有所恢复。1996 年 7 月，卫生部在河南省开封县（2014 年更名为祥符区）和林州市召开了全国农村合作医疗经验交流会，决定在全国恢复和重建合作医疗试点。1997 年 1 月，中共中央、国务院在《中共中央、国务院关于卫生改革与发展的决定》中提出，"要积极稳妥地发展和完善农村合作医疗制度"。1997 年 3 月，卫生部等部门向国务院提交了《关

---

① 根据复旦大学上海医学院所做的抽样调查，经济发达的农村地区贫困户中有 49.3%是因病致贫或因病返贫的（张德元，2004）。

于发展和完善农村合作医疗若干意见》。同年 5 月，国务院批转了这个意见，对合作医疗的恢复发挥了一定的作用。不过，尽管各级政府做出了一定的努力，合作医疗覆盖范围在 90 年代比 80 年代有所扩大，但在以市场化思潮为导向的改革进程中，这种局部性的恢复与重建行动的成效并不显著。

21 世纪初，中国农村卫生发展遇到的严重挑战进一步引起国家的重视。2001 年 5 月 24 日，国务院办公厅转发由卫生部等部门联合提出的《关于农村卫生改革与发展的指导意见》。这个文件从恢复和重建农村合作医疗出发，要求地方各级人民政府加强对合作医疗的组织和领导，以解决农村卫生发展滞后、农民群众得不到健康保障及由此引起的一系列问题。2002 年 10 月，国务院召开全国农村工作会议，会后以中共中央、国务院名义发布了《关于进一步加强农村卫生工作的决定》。这是中华人民共和国成立后第一个关于农村卫生问题的中央文件。该文件确定了农村卫生工作的目标、重点和主要措施。2003 年，国家发布《关于建立新型农村合作医疗制度的意见》，从 2003 年开始进行试点，然后逐步推广，目前基本覆盖农村范围。

虽然新型农村合作医疗（简称"新农合"）的建立使国家和大众对农村卫生的发展恢复了一定信心，但是，新农合仍存在局限。这包括建立稳定、长效的筹资机制，管理能力的建设，与相关制度的衔接（李长明等，2009），以及对地方需求的考虑与满足程度等（Klotzbücher et al.，2010，2012）。但是，更本质的是，以"大病"统筹为主的新农合忽视了曾经拥有的农民预防保健和小病治疗等社区初级卫生保健的关键内容。国家和地区也曾通过其他行动来推动农村的健康促进，如1994 年卫生部等部门发起的"全国九亿农民健康教育"行动[1]，一些地方政府（如江苏省）直接建立补贴农村公共卫生服务专项资金，一些农村乡村区域建立社区卫生服务网络等[2]。

然而，这些努力尚没有形成长效、稳定的健康促进机制。并且，更重要的是，它们并没有从根本上明确地界定农村健康促进中的各个相关主体的角色、作用、相互关系及联动机制等。中国的决策者和学者已经开始认识到健康的社会生态视角对健康促进的重要性。但是，并没有提出比较全面和系统的目标与举措。另外，关于实施健康促进的具体路径也没有明确的引导机制。导致这个结果的一个主要原因是对这个领域的相关研究存在很大的欠缺，包括对国家、组织在新形势下的

---

[1] 1994 年 7 月，卫生部、中央爱国卫生运动委员会、农业部和国家广播电影电视总局联合发起了"全国九亿农民健康教育行动"。2002 年 5 月，该行动被纳入新的 10 年《中国农村初级卫生保健发展纲要（2001—2010 年）》，并更名为"全国亿万农民健康促进行动"。2006 年，卫生部、中国共产党中央委员会宣传部等多部委又下发了《全国亿万农民健康促进行动规划（2006—2010 年）》。

[2] 自 20 世纪末 21 世纪初开始，城市的社区卫生服务理念和内容被引入农村，发达地区率先在乡镇卫生院内设立社区卫生服务中心，同时下设若干社区卫生站，推行初级医疗、预防、保健、康复、健康教育、计划生育指导等服务，并开展体检，建立农民健康档案。

角色、社区的力量、个人的作用及各种力量之间的互动关系等，尤其是以实证的方法对相关方面予以深入的说明、解释和论证。因此，本研究将在这个方面做出一定突破，即从经验的角度对中国农村健康促进中的关键力量和力量之间的关系与作用给予分析，并对未来健康促进的实现路径予以探索性探究。

2.5 健康促进的一次增权实践

在 20 世纪末和 21 世纪初，当中国农村人口健康发展面临各种严峻挑战之时，位于中国西南部云南省的 JC 县凭借一个外方资助的健康项目（中加项目）在妇幼卫生领域成功地经历了一次有计划、有组织、历时较长的健康促进行动，并取得了较显著的成效。更重要的是，这次健康促进行动的一个重要特点就是以具有一定"增权"特征的模式来推动村民参与，从而实现健康行为改变的目的。

回顾与反思中国及其他国家的健康促进历程，"增权"毫无疑问可以成为探索中国未来健康促进方向和模式的思路之一。但是，在刚过去的三十多年里，以"增权"视角开展健康促进的实践在中国并不显著。在这种背景下，如果能够对 JC 县这个曾经实践过该模式并取得过一定成效的中加项目个案县进行详细剖析，将可能给未来这个领域的探索提供一些思路和依据。因此，本研究的后面部分将集中对 JC 县个案进行一次全面的阐述和分析。

为了为后文的分析做好铺垫，便于读者对整体事件的理解，本章的这一节将对 JC 县概况、中加项目的概况及 JC 县依托中加项目所经历的增权式健康促进实践的主要过程进行总体性的介绍。但是，出于篇幅的考虑和行文的流畅性，本节不对 JC 县的社会背景展开详细的介绍。关于 20 世纪后期该县的社会、经济和卫生发展状况的综合性概述将在附录 2 中提供。

2.5.1 关于个案县

本研究经验分析部分的个案县是 JC 县。在地理位置上，JC 县地跨北纬 26°12′~26°42′，东经 99°33′~100°33′，位于中国云南省西北部，隶属大理白族自治州。在地域上，JC 县东连鹤庆县，南接洱源县，西靠兰坪白族普米族自治县，北邻丽江市。在发展历史上，JC 县是云南省内开发较早、历史悠久、文化灿烂、素有"文献名邦"之称的历史名城。

JC 县是一个多民族聚居县，境内有白、汉、彝、傈僳、回、纳西六个世居民族。20 世纪 90 年代中期，JC 县总人口约为 16 万，其中，少数民族——白族人口占 90% 以上，是全国白族人口比例最高的一个县①。1996 年，JC 县全县共有 1 镇 8 乡。乡镇下共设 93 个行政村，381 个自然村。

JC 县是一个经济发展滞后的农业县，也是卫生发展水平较低的县。20 世纪后期，JC 县的卫生资源缺乏、基础设备不足、健康观念滞后、健康水平发展停滞不前②。

2.5.2 "中国-加拿大云南少数民族妇幼保健合作项目"

加拿大政府在 1997～2003 年对中国实施了一项针对妇幼健康促进的援助项目③。该项目全称为"中国-加拿大云南少数民族妇幼保健合作项目"（简称中加项目）。加方项目主管部门是加拿大国际发展署（Canadian International Development Agency，CIDA），中方项目主管部门是由国家外经贸部指定的云南省人民政府。在项目实施期间，加拿大和中国政府双方在妇幼卫生领域内合作完成项目的既定任务并实现目标。

中加项目当时在云南省 7 个地（州）的 10 个项目县实施，覆盖人口约为 244 万人。该项目总投资为 7200 万元，其中，CIDA 投入约 3600 万元，云南省按照 1：1 配套，由省、地、县各级政府共投入资金约 3600 万元④。

实施中加项目的目的是帮助解决当地农村妇女儿童急需解决的健康问题。主要方法是帮助项目县改善妇幼保健服务条件，以及更为重要的，改进妇幼保健工作质量。在项目活动方面，项目不仅为地方提供基本设备，而且广泛开展针对妇幼保健工作人员的培训，尤其是村级卫生工作者的培训，以及针对村民的健康教育和监测评估。这一系列活动的目的一是提高工作人员的技术水平，二是促使县、乡妇幼保健机构工作人员、乡村医生及乡村接生员与农村妇女和广大村民建立并保持密切的联系，从而使服务与人群的需求相一致。也就是说，项目不仅是一次对服务提供系统和提供者的全面的能力提高，也是一次从服务利用者需求出发对服务提供进行的调整和改善（云南省卫生厅档案资料 1；LY 访谈材料，2009 年 8 月 18 日；ZYP 访谈材料，2009 年 8 月 31 日）。

---

① 因个案所涉及的实践发生时期是 20 世纪末和 21 世纪初，因此，这里所介绍的相关内容主要围绕这个时期展开。

② 如前所述，考虑到篇幅缘故，也为了集中说明，关于 JC 县的具体社会经济情况、卫生制度和健康状况的背景情况将在附录 2 中进行更详细的介绍。

③ 原计划到 2002 年结束。

④ 在 10 个项目县中选择了 JC 县作为研究个案是由很多原因共同促使的。这包括该县的实践在当时的项目开展中取得了比较明显的成功；当地项目领导者在本研究和调查展开之时仍然工作在原岗位上，并愿意接受访问；该县保留了良好的项目实施记录（LY 访谈材料，2009 年 8 月 18 日；ZYP 访谈材料，2009 年 8 月 31 日）。后文还将对此给予进一步的说明。

为了实现上述目的,中加项目的实施采用了特色鲜明的社区参与模式,并且,它是强调赋予服务提供者及服务对象更大的自主性的社区参与模式。更具体地说,根据项目设计的要求,项目的开展旨在使项目的各相关主体都有机会参加到项目实施中;参与的内容包括从决策到实施的多个环节;项目实施还突出强调与服务利用者最接近的基层工作者的参与及社区的力量,以及更重要的,村民的自我依靠和自我发展意识(LY 访谈材料,2009 年 8 月 18 日;ZYP 访谈材料,2009 年 8 月 31 日)。

在管理与实施上,中加项目首先在云南省一级建立了领导小组和项目办公室。该领导小组主要由云南省卫生厅当时负责农村妇幼卫生工作的基妇处领导、云南省妇幼保健院领导及云南省内最主要的医学研究机构——昆明医学院从事公共卫生和妇幼保健研究的专家组成。省项目办公室设在省卫生厅的基妇处。云南省项目办公室成立后着手组织省级专家和部分项目县妇幼卫生工作干部在加方项目官员的指导与带领下逐步完成县乡各级妇幼卫生工作者培训材料的编写。在项目实施中,加拿大的项目管理方 CIDA 在昆明派驻了一位项目官员,并通过这名官员帮助指导和推动当地的项目设计和实施[①]。与此同时,省项目办公室组织各项目县选派妇幼卫生工作代表到省会城市昆明接受脱产培训。该培训被称为“骨干师资培训”,接受培训的县级工作人员被称为“骨干师资”。之所以叫“骨干师资”,是因为这批受训人员此后将被作为启动并领导各项目县当地实践的骨干成员。但是,由于各种原因的限制,这批受训的“骨干师资”其后在各县的工作开展并不顺利(原因见后文的阐述),省项目办公室随后又发起了一轮“后备骨干师资培训”。这些受到培训的“后备骨干师资”之后被派回各自所属的项目县,并扎根当地,领导各县项目实践,包括发动非常重要的“县级师资培训”、村医培训和参与式社区实践(正如 JC 县实践)。当各县的参与式社区实践开展到一定程度时,省项目办公室又发动各县开展强调村民参与的“参与式监测评估方法”的学习和实践。该过程包括了前期理论探索、中期丽江试点和后期项目县推广三个阶段。通过逐步展开的方式,中加项目在 10 个项目县得到了全面的实践,并较好地以“参与式”特征在县级尝试了一种健康促进的“增权”模式,且在结果上比较成功地实现了各县前期设立的最终目标(LY 访谈材料,2009 年 8 月 18 日;ZYP 访谈材料,2009 年 8 月 31 日)。

2.5.3 个案县中加项目实践过程概述

JC 县是中加项目实施中一个较具代表性的“受益县”(LY 访谈材料,2009

---

① 对该项目官员的具体角色见第 4 章组织增权章节的相关说明。

年 8 月 18 日）。在项目开展之前，即 20 世纪末，JC 县的妇幼卫生发展面临严峻挑战。该县的妇幼健康水平非常滞后，这与当地的服务提供能力和管理模式弊端存在很大的关系（关于这方面参见附录 2 的集中介绍与分析）。但是，要扭转局势，JC 县不仅缺乏资金，也缺乏方法。在这种情况下，能够带来资金和新方法的中加项目对 JC 县的妇幼卫生发展的确可以说是一次"雪中送炭"[①]。

1997，当 JC 县妇幼保健院得到关于"中国-加拿大云南少数民族妇幼保健合作项目"拟在云南实施的信息后，该院领导即向当地 JC 县政府表示了项目申请的意愿。通过初步的方案设计，县妇幼保健院的请求获得了县政府的同意和支持。经过县妇幼保健院和县政府共同努力，1997 年春天，JC 县被确定为中加项目的十个项目县之一。按照计划，在 5 年项目执行期间，CIDA 将为 JC 县妇幼卫生发展投入约 66 万元，省、州两级政府还要为 JC 县提供项目配套经费约 28 万元，外部援助的总资金将达到约 94 万元，每年平均投入近 19 万元（JC 县妇幼保健院档案资料 26）[②]。JC 县于 1997~2003 年全面展开了中加项目的实施。县妇幼保健院是当时 JC 县领导中加项目实施的负责机构。

根据中加项目的设计要求，获得资金援助的 JC 县妇幼卫生系统将经历一次全新的健康促进实践。这意味着，JC 县的县乡两级妇幼卫生管理和服务机构（即县妇幼保健院和乡卫生院）将在项目实施中获得技术培训和健康促进方法的指导，尤其是对新的领导模式和社区参与理念的学习[③]。 并且，首先获得新思想和新方法的团队核心成员需要在组织内部通过以身作则的自我行动影响工作团队中的同事和下属，逐步获得工作团队的认同，并对下一级（如乡级）工作团队产生积极影响[④]。非常重要的是，县级妇幼卫生管理机构需要摒弃传统工作模式中对下级机构的指令模式（附录 2），而采用分工合作、共同参与的形式。在这个过程中，乡级工作人员将被赋予更大的工作自主性和积极性，并逐步实践参与式工作理念。

县乡两级工作模式的改变旨在推动乡级工作团队与县妇幼保健院在工作中建立良好的合作与配合关系，并使乡卫生工作者在乡级层面对政府资源的动员能力获得增长。而县妇幼保健院也将凭借与乡级机构的合作，更有效地向县级卫生管理部门反映基层意见、提出有针对性的政策修正意见，并在县级层面进行更广泛的资源动员。

在此基础上，县乡工作团队将在村一级（即社区）开展大范围的技术培训、

---

① 这部分的概括主要依据 LY 访谈资料（2009 年 8 月 18 日）、JC 县妇幼保健院访谈资料（2009 年 9 月），以及 JC 县妇幼保健院提供的关于项目实施的历史档案资料。

② 94 万元资助是当时水平上地方政府对妇幼卫生将近 7 年的财政总投入（JC 县妇幼保健院访谈资料，2009 年 9 月）。

③ 项目实施中，社区参与理念强调在健康促进事务中调动和发挥社区的自我力量与作用。

④ 乡镇工作团队即乡镇卫生院及其妇幼卫生专干群体。

社区参与方法传授、村医职责设定，以及帮助村医在社区建立合作伙伴网络。这些行动旨在改变村医原先在村级社区的健康促进事务中影响力甚弱的状况（附录2），帮助村医获得更大的活动自主性、掌握社区参与方法、建立社区支持网络，从而有能力在村级开展有针对性的健康促进活动。另外，项目也期待被激发和培养起来的村医能积极地向乡级卫生部门反馈基层信息，从而使乡级卫生机构能够更有针对性地制定或调整乡级行动方案。同样，乡级机构将进一步将基层信息反馈给县级机构，从而帮助县级机构完善工作方案、增强行动的针对性和影响力。

村医继而需要在各自社区积极地开展强调村民参与的各种社区行动，以及为改变现状而采取的自觉的社区集体行动。这些行动都旨在增强村民对村医的信任，从而使村民拥有更强的意愿、更多的机会和更大的能力来表达自身和社区在健康领域的需求，同时也能够更好地评估社区服务效果，并自动组织起来开展有针对性的社区集体行动以促进健康。这个过程同时也将促进村医对自己在村级服务中可能存在的服务偏差进行纠正，并允许村医进一步将基层意见和建议向上级卫生部门反馈。

通过村医的帮助，村民将在一个新的村级参与的平台上提高自身的表达能力、资源动员和管理能力，并能进入一个有效的社区支持网络。这个结果旨在进一步有效影响村民在妇幼卫生领域的信仰、规范、自我效能和实际行动的改变，并促使村民在妇幼卫生领域自觉地改变不利于自身（或家庭）健康发展的传统行为，接受村医及上级卫生部门的指导和建议，自觉采取项目所要求的健康促进行动，并最终提高妇幼健康水平。

根据上述目标和路径的设定，可以看到，JC 县的中加项目开展其实是要走一条以扩大大公众参与来促进健康的道路。这与前文理论回顾部分讨论的公众参与和增权与健康促进的关系问题不谋而合。当中国面临新时期健康促进严峻挑战时，从公众参与和增权角度对这个个案进行剖析，将对未来的健康促进路径设定提供借鉴。因此，后文将对该个案的完整过程进行详细的阐述、分析和总结。

2.6 总　　结

本章首先回顾了 20 世纪中国卫生事业的发展历程，并审视公众参与及增权在这一发展历程中的存在形式。中国的公共卫生和健康教育行动起源于二三十年代的乡村建设运动。在中华人民共和国于 1949 年成立后，中国独立地发展了自己的公共卫生体系。在此后三十多年的发展中，该体系在促进中国人口健康发展方面取得了显著的成绩。并且，体现大众参与精神的群众运动原则被广泛运用到公共卫生体系建设和人口健康改善中，尽管它主要体现为自上而下的动员特征。六七十年代，中国逐步发展了一个独特的农村初级卫生保健体系。得益于农村三级卫生保健网络、合作医疗和"赤脚医生"这"三大法宝"的支持，这个"中国特色"的卫生体系在资源有限的情况下尽可能多地为农村人口提供能够支付的合适的医疗保健服务，从而实现了农村人口健康水平的显著提高。并且，该时期的农村卫生还体现出一定程度的大众自我依靠、自我发动与实践的自下而上特征。这在形式上与增权思路具有一定的相似性，尽管其在本质上并没有脱离服务于一定政治路线的目的。随着 1978 年改革开放政策的实施，"三大法宝"很快都走向瓦解和基本瓦解状态。以市场化为主导的医疗体制改革成为卫生发展的主旋律。但是，这场历时三十多年的医疗体制改革并没有很快改善中国农村的医疗卫生状况。90年代，农村卫生发展的问题开始受到国家的关注。但是，局部性的恢复与重建行动的成效并不显著。21 世纪初，中国农村卫生发展的严峻挑战引起了国家与社会的更大关注。对建立更长效和稳定的健康促进机制的探索也成了一个焦点。然而，对这个领域的研究却并不充分，包括国家和组织的角色、社区的力量，以及个体的作用等。位于中国西南部云南省的 JC 县在 20 世纪 90 年代末到 21 世纪初凭借中加妇幼健康项目在健康促进领域完成了一次具有增权特征的实践。这对新时期中国农村健康促进模式的探索提供了一种思路。因此，本研究将在后面部分对这一个案展开详细的阐述，从中探讨健康促进的增权模式在中国农村实施的可能性、可行性、具体路径及作用。

第 3 章 | 分析框架及研究方法

本章将在文献回顾和 20 世纪中国卫生事业发展概述的基础上，为剖析一个曾经用增权方式推动健康促进的 JC 县个案建立一个分析框架。它的目的是为了详细而深入地阐述与分析该个案中增权路径在健康促进领域的作用，以及以增权路径开展健康促进的可能的模式。本章的结构如下，第一部分是对健康促进的增权视角建立一个总体分析框架。根据文献回顾，该框架结合了组织增权、社区增权、个体增权的互动关系及其对健康行为改变的作用视角。第二部分是对个人健康行为和行为改变的分析模型。该模型将给出影响一个人的妇幼卫生决策和行为的关键因素。这些因素将是个体增权、组织增权和社区增权都要聚焦的关键因素。第三部分是对组织增权和社区增权的分析框架。第四部分是对研究方法的详细说明。最后是本章总结。

3.1 总体分析框架

本研究旨在分析增权对中国农村健康促进的作用及实现健康促进的增权模式的可行路径。JC 县个案中妇幼健康促进项目的关键特征是增权模式的运用。这不仅包括对项目的预期受益者（作为服务利用者的村民）的增权，也包括对农村人口所在的社区和作为妇幼健康服务提供者的卫生机构的增权。事实上，尽管人们可以认为社区增权和组织增权过程本身就是一个重要目的，但社区增权和组织增权同时还是促进服务利用者增权的关键媒介。这一章建立的分析框架将用以讨论所有这三个层面的增权，以及其中的互动关系。并且，本研究不仅要陈述这些过程，也要解释那些对有效实现增权过程起作用的关键因素。

不论 JC 县个案中社区增权和组织增权的过程本身是否是重要的目的，三个层面上的增权的最终目的是要为 JC 县农村人口更好地提供妇幼健康服务及促进人们更广泛地使用这些服务。如第 1 章所述，假如增权的目的是对服务利用者产生显著的影响（如他们在健康领域的决策和行为），那么，这一渠道必须最终依托服务利用者的心理增权来实现。

然而，尽管在个人层面关于增权对妇幼健康决策和行为的影响方面，心理增权是一个关键，但是，这并不意味着，在增权过程的实际开展中，心理增权必须是第一个过程。在很多情况下，组织行为和社区行为往往是心理增权的重要准备。

正如第 2 章的概述，在 JC 县，整个增权过程实际上是从一个关键的妇幼卫生服务提供者的组织行动开始的，即该县的妇幼保健站的增权实践。这一过程随后延伸到社区增权，并最终发展到个体居民的心理增权。

因此，对健康的决定因素的分析需要从整个社会系统相互影响的角度出发，并且，系统中的角色往往具有重叠性。这些特征导致对个体心理增权的分析必将从一个更广阔的社会系统的视角切入。这也使健康促进的增权分析将首先从对社会系统中的组织增权及社区增权的分析开始，即健康促进领域的心理增权在大多数情况下并不能完全自发开始并实现，而需要在一个社会系统中，通过组织增权及社区增权逐层展开并最终实现。这是后面章节展开经验分析的总体框架。

图 3.1 对这个总体框架给予了概括。本章后面部分将分别从心理增权、组织增权和社区增权三个方面建立更具体的分析框架。

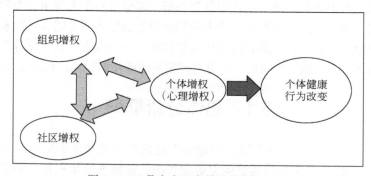

图 3.1　JC 县个案研究的总体分析框架

3.2　心 理 增 权

为了对研究构建一个统一的分析框架，这个部分将在第 1 章文献回顾的基础上，对个人健康行为和行为改变建立一个分析模型。该模型将给出影响一个人的妇幼卫生决策和行为的关键因素。这些因素将是个体增权、组织增权和社区增权都要聚焦的关键因素。其中，研究将重点强调信仰、规范和计划对个体行为改变的作用，以及相应地，心理增权通过自我效能、批判性认识和实际行动对这些方面的影响。

对一个典型的健康促进项目，或者，一个健康促进项目的某些关键步骤，必须考虑其目标群体的健康决策和行为。对 JC 县的妇幼健康促进项目也是如此。其不仅试图改善对提高全县妇幼卫生服务水平所必需的卫生基础设施状况及服务提供者的技术水平，而且，该项目旨在影响目标人群的妇幼卫生相关决策和行为。而后者实际上正是项目的关键之处。

　　需要注意，上文提到个人的健康决策和健康行为两个概念。区分这两个概念看上去似乎意义不大。其实不然。自从在这个领域引入 Bandura 的"自我效能"概念以来，对常常被解释为"意图"的"决策"与"行为"之间的区分就一直是大部分关于健康行为和行为改变理论及模型的焦点。

　　这一区分引出了相关文献中的"意图-行为差距"（intention-behavior gap）。对这个方面的讨论见文献回顾和附录 1。但在这里需要进行一定的说明。认识到存在这样一种差距并不是要过度否定任何人的意图。在日常生活中，人们的意图事实上经常无法转变为成功的行动。这可能是因为某些不能预见的外部状况，但也经常是因为人们的自我——人们对其技术和能力的过于自信所导致；即使拥有必要的技术和能力，也可能因为人们缺乏坚持的耐力和意志力，或者，事实上缺乏成功认识到自我意图的自我信仰（belief）。人们的自我信仰、控制感和对自我能够成功地开展并坚持某种行动的信心大致就是 Bandura 提出的"自我效能"概念。Bandura 的一个主要贡献就是强调这些因素是引起健康行为中的"意图-行为差距"的主要因素。

　　然而，接受这一差距也意味着人们需要从两个阶段上分析一个人的健康行为：①意图形成或进行决策的阶段[①]；②将意图转变为实际行为的阶段。这两个过程可以被认为是组成了一个完整的"行动过程"。这正是德国研究者 Schwarzer 及其合作者在其健康行动过程理论（health action process approach，HAPA）中所提出的（Schwarzer et al.，2009）。他们将这两个过程分别称为"预意图动机阶段"（pre-intention motivational stage）和"后意图意志阶段"（post-intention volitional stage）。后文构建的分析框架也将延续这一来自 HAPA 的基本框架[②]。

　　图 3.2 概括了一个"个人健康行为模型"，或者说一个健康行动过程模型。它被分为动机和意志两个阶段。在这个模型中，心理增权表现为影响一个人的信仰、规范和计划等方面的自我效能、批判性认识和实际行动。下文是对该图的详细解说。

3.2.1　动机阶段

1. 信仰维度框

　　如早先的健康行为模型所强调的那样，在对任何一种行动过程的成本效益进

---

　　① 事实上，关于决策或者选择的概念在经济学领域有较广泛的运用。在经济学中，选择被看作某个主体在一定的限制下使其优先目标最大化的结果。一旦做出一种选择或决定，它就被假定是将实现的。在任何情况中，决策究竟是否得以实现或者未能实现并不是经济学考虑的问题。健康行为理论中类似于经济学中的"选择"和"决策"的术语就是"意图"，因为意图也被看作通过不同的动机因素的相互作用而形成。
　　② 尽管这一分阶段理论也曾受到慎思和批判。

行分析时，对利益的追求为意图提供了动机的基础，而这将可能导致行动。在图3.2 的最左边一列是信仰维度框（the belief box）。这个框列出了三组因素：①感知自我效能；②结果预期；③其他阻碍性或促进性因素。这三组因素的含义依次代表了：对某人能够成功实施行动的难易性的估计；假如采取行动，或者不采取行动，将有什么结果；以及与一个人的能力无关的其他方面。当一个人对究竟是否要实施某种具体的行动过程还是继续目前的行为进行选择时，这三组因素是个人层面进行全面的成本效益分析的必要因素，尽管利益追求并不是决定一个人的选择的唯一因素。图3.2 也清楚地反映了个人规范和社会规范也可能发挥作用，然而，利益追求无疑是重要的，并且，在很多情况下可以是决定一个人意图的唯一因素。

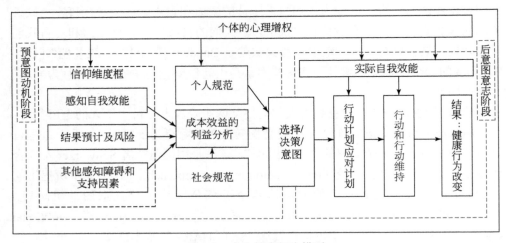

图 3.2　个人健康行为模型

事实上，当人们并不知道实际的成本和效益时，人们通常会对成本和效益进行计算，并因此形成了关于这些相关变量的个人认识——基于他们自己的认知（perception）假定这些变量可能的价值区间及其相关的可能性——无论是否有可以证实它们的可靠的信息。在最初的健康信仰模型中（见附录 1），这些变量包括：①假如行为没有发生任何变化时的"感知易感性"（perceived susceptibility）、"感知严重性"（perceived severity）；②假如行为发生了一些变化时的"感知行为益处"（perceived benefits）、"感知行为障碍"（perceived barriers）。综合起来，这四组变量要覆盖的情况是：①发生了变化和没有发生变化的完整的可能性结果组合；②发生变化和没有发生变化的可能的阻碍性与支持性因素的完整的组合（没有发生变化通常被假定为维持原状）；③相关的可能性[①]。 图 3.2 对此作了一些微小的调整，

――――――――――
① 相关的可能性在某些模型中被称为"风险认知"（risk perceptions）。

即将这些因素分为两大类："结果预期和风险"和"与个人能力非相关的感知障碍和促进因素"。其中，认知指信仰或者对风险和其他不确定性的估计[①]。

然而，在上述最初的健康信仰模型中缺少了一个人对进行某种行为的能力（ability/capability）的自我感觉（即自我效能）。事实上，对一种行为的成功表现（或者实现一种改变）有支持或阻碍作用的因素可以被分为两个基本类别：那些与一个人自身能力没有关系的因素及那些有关的因素。很明显，一个人对能力的自我感觉（或者说，一个人对自己实施某项给定的行为的能力的信心[②]）是影响一个人形成是否实施这项行为的意图或决定的一个重要因素。图 3.2 与大量强调自我效能作用的文献相一致，将"感知自我效能"（perceived self efficacy）变量视作另一个影响人的意图或决定的关键因素。

然而，在形成意图的阶段，一个人的自我感知的自我效能水平可能并不是其在需要将意图变为行动的后意图意志阶段的实际自我效能水平。因此，这就需要对感知的自我效能和实际自我效能进行一个重要的区分。而只有前者（即感知的自我效能）将作为一种信仰进入信仰维度框。信仰维度框中的三组因素应该对计算可能的行为的成本效益提供一个较全面的基础。

2. 社会规范和个人规范

认为仅仅是上述的利益计算就能完全决定一个人的选择是不正确的。尽管经济学在很大程度上回避了这个问题，但是，在道德哲学和其他学术领域中，个人规范和社会规范被认为是决定一个人行为的重要因素。规范是有关人的行为的禁令。它们是基于伦理原则的对和错，而不是基于个人兴趣和愿望满足的利益原则。"个人规范"指那些为一个人接受或者内化的禁令（即成为一个人自身道德构成的一部分），而"社会规范"指那些并不必然已被内化，但却广布于一个人周边环境或更广泛的社会环境（如一个人所处的社区）的禁令。这两者通常会重合，但并不完全重合[③]。 需要说明，尽管个人规范可能直接影响一个人的选择（尽管并不必然是完全影响），社会规范并不可能存在相同程度的影响，因为它们并没有为一个人接受或内化。然而，假如违反社会规范将意味着重大的制裁（如物质制裁），而相反，遵守社会规范将带来奖励（如物质奖励），那么，社会规范将对一个人的选择产生重要的影响。在图 3.2 中，作为一种分析性的区分，所有已经被一个人接受并内化的规范被称为"个人规范"，而只有那些还没有被个人接受和内化但存

---

① 在经济学中，"风险"通常被认为是客观给予的（有足够的先验信息来对相关的可能性做出计算），而"不确定性"一般是主观性的，没有任何严格的客观基础。关于信仰的作用及信仰的性质可参见 Ajzen（1991）的文献。

② 同样，还可以表达为信仰或者认知。

③ 参见 Ajzen（1991）关于个人规范和社会规范的阐述。

在于周边社会环境中的规范被称为"社会规范"。因此，如图 3.2 所示，与能够对一个人的选择产生直接影响的"个人规范"不同，"社会规范"主要通过利益路径和对可能带来的效益及成本的计算而对个人的选择产生间接影响[①]。

3.2.2 意志阶段

一旦形成意图，或者做出决定，很多健康行为研究的理论家和实践者就开始关注意图如何变为行动的问题。在很多情况中，人们认为，一种意图可以是相当宽泛的，对实现行动的过程可以没有具体的计划（行动计划）。事实上，当一项意图形成时，人们不可能已经对整个执行过程做了充分的细节性考虑。然而，每一个细节可能都起作用，而忽视一个细节则可能导致执行阶段的意外或者挫折。

对缺乏良好的计划而导致挫败的例子，人们可能会将其解释为源于人们的忽视。因此，假如更多地考虑和关注一些细节，挫败就可能避免。然而，不可预计的情况也可能发生并因此导致对一项意图的正常执行的中断，或者甚至迫使放弃行动，或者改变其原定的行动过程。因此，预计各种不可预计的因素的预防措施是必要的。但是，要通过具体措施预计所有可能发生的情况是不可能的。置身事件的人通常需要应对和处理。当然，这样的处理并不需要完整的应对措施。针对这样的处理的计划安排（或者说一些预备）将比毫无计划要好很多。发生在执行过程中的中断、挫折和失误，无论是因为人的忽视还是不可预计的情况，都可能是局部性的。也就是说，它们仅仅发生在执行中的某个具体阶段，或者与某个具体的方面有关。然而，由于自我效能的重要影响，他们也可能产生严重的全局性影响，因为他们可能因此而削弱一个人对成功实现其意图的总体的控制感和信心。

在健康行为研究的文献中，对如何可能真正成功地实现某种意图，人们往往强调实施具体计划的必要性。相关的概念包括"实施计划"（implementation plan）、"行动计划"（action plan），或者"应对计划"（coping plan）等。德国心理学家 Schwarzer（1999）对这种计划的性质和作用有着极为明确的表述：

> "当对某种健康行为的偏好已经形成，意图将必须转变成关于如何实施所需行动的具体指示。例如，假如一个人想要减少体重，则必须要计划好如何来减少体重，如买什么食物、什么时候吃东西、多久吃东西、吃多少量、什么时候及到哪里去锻炼，或许甚至包括是否要戒烟。因此，一个总体的意图可以被具体化为一组子意图和行动计划，它们包含着近期目标和行动的先后顺序。"

---

① 本研究不排除社会规范影响个人选择的其他可能的途径，但是，本模型仅仅关注通过利益路径和对可能带来的效益及成本的计算而产生的间接影响。

Schwarzer（1999）也强调了自我效能对形成行动或意志阶段的具体计划的重要作用：

> "意志阶段很难受结果预期的影响，但受自我效能的更强的影响，因为行动计划的数量和质量依赖于一个人的感知能力和经验。自我效能信仰影响具体行动计划在认知上的构建，如通过可能指导目标实现的可视化方案。这些决策后但是行动前的认知是必要的。否则，人们就会以试验的方式冲动行事，并且将不知道如何配置资源。"

然而，尽管 Schwarzer 强调了自我效能在形成决策后行动计划中的作用，但人们似乎也可以认为存在一种反方向的影响，即拥有一个具体的行动计划或应对计划也可能有助于增加一个人的自我效能水平，因为，拥有这样的计划可能增强他们认为能够成功实施意图的自我效能或信心水平。也许，这些反方向的影响能形成某种相互增强的关系，并因而能实现更好的计划和更高程度的自我效能。或者，反面的例子就是导致更差的计划和更低程度的自我效能。图 3.2 仅仅反映了这两种关系中的一种，即自我效能对行动和应对计划的影响。

3.2.3　心理增权

正如第 2 章所述，心理增权能迅速和直接地对影响人们健康行为的大量因素发生作用。图 3.2 通过最上面的方框及其箭头反映了这种关系。

根据 Zimmerman（2000），一个获得心理增权的人将表现出：①个人的控制感；②对其所处环境的批判性认识；③实施控制的行为。其中，最后一个部分指采取健康行动，即心理增权的行为结果。但是在这发生之前，只有前两个方面起作用。图 3.2 表现了这一点。

如图 3.2 所示，可以认为，心理增权对信仰维度框的影响主要是通过批判性认识途径来实现的。心理增权也可以通过感知自我效能来影响信仰维度框，因为一个人的自我效能感可以因心理增权而受到影响，而这可能导致对某人能力和控制的更高的评价，从而导致更佳的结果。相对比，心理增权在意志阶段的影响主要是通过自我效能实现的，因为，自我效能在形成行动计划、执行计划及在出现故态复萌后帮助恢复的过程中都有关键性作用。另外，心理增权也可能促进形成更好的行动计划及提高人们的批判性认识。

考虑到自我效能在通过心理增权塑造一个人的健康行为中的重要性，有必要在这里说明 Bandura（1977）所列的自我效能的四种可能的来源：①个人的成就或个人的掌控力；②替代经验；③口头劝导；④心理和情绪状态[①]。 对心理增权的具体衡量可以是对这四种来源中的任何一种，或者是其中的任意组合。因此，要增强一个人的掌控和成就感，可以通过一个逐步展开的方法进行，即将大量的过程分解为一系列易于管理的子过程，每一个子过程试图实现其中的一个目标。另外，公众参与和增权行动可能包括口头劝导、替代经验和对精神与情绪状态的影响。所有这些都可能对个人的自我效能水平产生影响。

3.3　组织增权和社区增权

　　这个部分将分别构建对组织增权和社区增权的分析模型。由于 JC 县的整个增权过程始于县妇幼保健院的组织行为，即组织增权，这个部分将首先为分析 JC 县所发生的组织增权建立一个模型。该模型侧重分析影响组织增权的初始背景因素、组织增权的构成及组织增权的结果。此后建立的是社区增权模型，用以分析村医的媒介作用、"社区合作伙伴"的角色，以及社区参与平台的作用。所有这些方面都是服务利用者个体心理增权实践的重要前提和推动力。

　　当讨论心理增权时，人们可以将个人置于任何一种非具体的社会背景中。但是，当人们从对心理增权的讨论转移到组织增权及社区增权的讨论时，社会背景因素就变得格外重要。然而，这并不意味着任何背景细节都是相关的和重要的。因此，需要首先区分出那些可能对组织增权和社区增权过程及结果存在关键性影响的社会与组织特征。

3.3.1　一个嵌套的社会系统

　　第 1 章回顾了可能的组织增权、社区增权和个体心理增权的最具一般性的情况。在这些例子中，同一层面和跨层面的增权过程可以通过某个主体针对另一个主体来实施，包括针对任何一个原本可能与"使增权者"并不相关的外部"被增权者"。这样的情况在理论上或许是可能的，但一般来说并不常见。常见的情况则是，存在于增权关系中的某些或所有主体（无论是"使增权者"还是"被增权者"）在任何增权行动开始之前就已经处于某些共同的社会结构中。所要研究的 JC 县个案正代表这样一种情况。

　　本研究总体上借用了 Bronfenbrenner（1979）关于"社会系统"的概念。在 JC 县的妇幼健康促进项目中，"社会系统"指为了一定的社会调查目的而建立的

---

① 对相关的具体解释和说明，见文献回顾部分和附录 1 关于心理增权的相关介绍。

一组相互关联的社会子系统。一个社会系统可以是严格的分层关系。即某个人（或者其他分析单位，如某个家庭）只能属于某一个层面的社会系统，而任何一个层面在系统中要么处于其他层面之上，要么附属于其他层面，没有任何角色重叠的现象。然而，角色重叠的现象的确是存在的，并且事实上是大量存在的。角色重叠现象指某个人或者某个分析单位在一个分层系统中同时属于一个以上的层面。典型的例子如：一个人在不同背景中具有不同的角色时，其就属于不同的层面。当总体系统是由一系列紧密关联且往往具有互补性的局部结构组成时，情况更是如此。

在中国农村的妇幼保健例子中，总体的系统将包括：①服务提供的组织；②服务利用者社区（如村和镇）；③相关的政府机构。相应地，在个人或家庭层面（假如家庭也是一个分析单位），某个人或者其家庭可能同时是服务的利用者、服务提供组织（如村诊所或乡镇卫生院）的工作者，以及为政府工作的县、乡、村干部。这在本研究中即 "嵌套的社会结构"。更具体地讲，此处所定义的"嵌套的社会结构"指一个社会系统在系统层面的关键子构成（或者说组建构成）具有广泛的环环相扣的特征，并且在个人层面具有双重或者多重身份重叠的特征；系统的关键组建构成为个人或者家庭提供了多重身份归属的机会，而这种多重身份归属又反过来增强了系统层面不同组建构成的环环相扣特征。

毫无疑问，这一特征仍然是比较宽泛的。因为，大量的社会情境都可能适用于这一"嵌套的社会结构"的描述。然而，它的确反映了 JC 县及更广泛的中国农村社会现实的一个关键特征。而这个特征对妇幼健康促进项目的实施过程和结果都存在影响。然而，在对这一个案详细分析之前，还需要对个案的其他一些相关的重要情况进行说明，即关键角色。

在任何一个公共卫生和健康促进干预行动或项目中，通常会涉及一群主体，包括个人或者家庭、社区、服务提供者、政府，以及外部机构（如 JC 县个案）。

（1）政府

由于健康在任何一个国家通常都是一个受到高度管理的领域，绝大部分健康相关的干预项目都需要得到相关政府的允许。在很多健康促进项目中，政府还可能是一个关键的角色，如在提供资源、安排工作人员和给予机构性支持等方面。因此，政府是一个重要的且往往是不可缺少的角色。

一般来讲，政府部门是一种分层结构。在中国，情况尤其如此。在中国农村，处理卫生事务的最重要的一级政府是县级政府，但是，乡镇政府有时也能发挥重要作用。村本身并不是一级正式的政府。但是村领导在很多情况下可以被看作政府在村一级的非正式代表。

由于中国农村三级卫生保健网络的存在，地方政府（尤其是县政府）可以对地方健康促进和健康发展产生重要的影响。诚然，中央和其他高一级层面的政府也能通过地方卫生部门传递他们的政策和指导，只要这些政策和指导并不与地方政府的意见发生重大冲突[1]。

在 JC 县，县、乡政府通过其下属职能机构的确对妇幼健康促进项目提供了支持，包括上述提到的方面，即一定的人力支持和物质资源，以及更重要的，县、乡政府对项目在妇幼健康促进方面实践新的理念和方法所给予的支持。省级政府的卫生行政管理部门（云南省卫生厅）是中加项目开展的中方领导机构。JC 县的项目实践受到由省卫生厅组建的省级卫生专家领导组和项目办的管理与指导。但是，由于省级机构并不是 JC 县实践的主要构成和核心部分，因而，在注重县级行为分析的本研究中将不作为一个分析焦点[2]。

（2）外部成员

一个外部成员可以是任何一个提供资金、技术支持或重要的新思想、新概念和新实践的人或者机构（如国外资助者），但他们本身也许并不直接置身于项目实践。这样的成员可能对变化的发生存在重要的影响，正如 Laverack 和 Labonte（2000）所强调的。

JC 县的妇幼健康促进项目中的确存在一个重要的外部角色，即提供资金及提供妇幼健康促进的新方法和新思想的外部资助者——加拿大国际发展署（CIDA）。并且，这个外部资助者还为项目实施配备了一个与当地工作者和不同政府官员紧密合作的关键的项目官员，通过该项目官员为项目开展提供技术指导和确保有效的合作。在很大程度上，通过有效的介入式管理模式（hands-on），外部资助者在项目实施中可以发挥促使变化的"催化剂"作用。

（3）个人和村级社区

但是，最重要的角色，也是本研究将主要聚焦的角色却是个人、村级社区和基层服务提供者。正如上文所述，个人的健康决策和行为是干预项目的焦点。因此，个人本身需要是变化的主体。在任何一个社会中，用迫使的方式使人们发生行为改变或者长期行为改变将是不可思议的事情。因此，个人及其健康知识与信息、担心与期待、自身的兴趣动机和规范，以及心理因素，如个人归因[3]和自我效能将是分析的焦点。对这个方面的理论，本章第二节已经进行了充分说明。

---

① 关于中国地方政府和中央政府在卫生领域的关系问题的实证研究可参见 Klotzbücher 等（2010，2012）的文献，Weigelin-Schwiedrzik（2007）还论述了卫生领域中央与村一级的关系。
② 整个"中加项目"各个项目点的全盘部署和项目推进都依赖省卫生厅的指导。然而，对一个具体的个案县的项目开展过程，则更多地依赖地方政府的支持与推动。因此，尽管本研究不重点展开对省级政府在这次健康促进中的作用的深入探讨，而仅仅聚焦在县、乡政府的角色上，但这并不意味着省级卫生领导机构在项目实施中不存在作用。事实上，它也是整体"中加项目"能够较成功地全面实施的原因。
③ "归因"（attribution）指当一个人将其健康不良归因于自我控制以外的因素。

同时，个人必然生活或工作在社区中，而这既可以是促使变化的一个关键媒介或促使因素，也可以是变化的一个阻碍因素。一个社区通常是由居住或工作在一定地理范围内的人们组成。不过，它也可以有其他组成形式。在后文的 JC 县个案分析中，一个社区指在给定地理范围内生活和工作的一群人。但是，这并不仅仅局限在地理意义上的界定。大部分基于地理意义的社区也是带有特定且共享的历史和身份认同的文化实体，并且拥有共同的道德观念和价值，甚至是世界观。这一事实在认识社区对健康促进和增权的作用时尤其重要。

社区也可以是一个具有弹性的概念，即它可以是多层面的，且每一个上级层面包含着下级层面。因此，在中国农村，一个典型的村在某个方面可以是一个社区；包含若干村的一个乡镇可以是一个社区，或者说一个比村更大的社区；包含若干乡镇的县也可以是一个社区，当然是一个比乡镇更大的社区。然而，很少有研究者将一个高于县的完整的人群视作一个社区。因此，在中国农村，社区的概念最宽也将止于县。然而，一般来说，共同的身份特征、道德规范和价值在最低层面的社区中往往最强烈。随着社区层面的上移或者说社区范围的扩大，其约束的力量就不断减弱。在 JC 县，如同中国农村的大部分地区，最底层、交流最密切的社区是村级，即典型的自然聚集区。

（4）相互关联的社区和医疗服务提供者

在中国农村，村级社区不仅为个人提供社会和文化生态，它们内部还包含着卫生服务提供者。中国农村的卫生服务提供者主要是为当地社区服务的，并且因为种种原因也总是处于当地社区中。并且，其服务人员也常常本身来自当地社区。这种情况一般见于乡村医生或者乡村诊所。不过，对大部分服务于数个村级社区的乡镇医院来说，情况亦可能如此。总体上，在很多地区，相对较少的乡镇医院的工作人员来自其所服务的相邻村级社区以外的地方。县级服务提供者一般集中在县政府所在的区域。大部分县级卫生工作人员也都居住在县城而非某个村，因此，他们在为前来求诊的村民提供服务以外，与村民的交流就相对较少。不过，即使如此，很多县级卫生工作人员本身也来自农村，因此，他们与其家乡所在的村级社区仍然可能保持着某种稳定的联系。

因此，利用比较弹性的社区的概念，可以说，中国农村的每一层地方社区内部都包含着其自身的"当地"卫生服务提供者，如一个（针对村民社区的）村诊所、一个（针对乡级社区的）乡镇卫生院，或者一个（针对县级社区的）县妇幼保健院。如果我们将乡镇作为某个人所在的社区，当这个人从乡镇卫生院获得了一种服务，那么，可以说这个人从其当地服务提供者那里获得了服务；如果我们仅仅将村作为一个人所在的当地社区，那么，这个人实际上是从外部服务提供者那里获得了服务。社区及服务提供者的这种复杂的连锁系统关系对 JC 县妇幼健康促进项目的实施有重要的影响。事实上，这个系统被很好地利用来激励地方社区并为项目动员地方资源。

尽管社区从严格意义上讲是一个相当有弹性的概念，但本研究将社区主要界定为村级社区。这个村级社区所包含的村诊所或村医就是当地的医疗卫生服务提供者，包括对妇幼卫生服务的提供。后面将要进一步强调，村医在 JC 县实施的以社区增权促进妇幼健康的项目中发挥了关键作用。

3.3.2　在一个嵌套的社会系统中的增权过程

与一个嵌套较弱的社会系统相比，一个嵌套较强的社会系统将可能为有效的组织增权和社区增权提供更大的机会。图 3.3 对一个嵌套社会系统（Ⅰ）和一个非嵌套社会系统（Ⅱ）进行了比较。两种社会系统都包含着三个子系统，即医疗卫生服务使用者社区、医疗卫生服务提供者，以及政府。在嵌套社会系统Ⅰ中，存在三个重要的交集或者说重合区域 A、B、C，但在社会系统Ⅱ中则不存在这些重合区域。在讨论这些重合区域的作用之前，首先对图 3.3 进行几点说明。

第一，也是之前已经说明的，这里的"村级社区"指服务利用者的"社区"。对这一界定的理由也已经在前面的论述中给予说明。总体上，在增权实践来到 JC 县的农村社区时，村就是最重要的干预第一线。这是大部分社区增权活动实施的层面；是各个村庄第一次接触到新的妇幼卫生实践的层面；也是关于自我控制和个人在影响妇幼健康结果中的作用等新思想和新观念在村民之间得到讨论和传播的层面；还是为那些同意进行改变的村民组织传递实际帮助和支持的层面。项目之所以将村级社区作为社区增权的第一线，是因为村民在这个范围内的交流最密切，并且，那些影响个人妇幼健康行为选择的因素最可能得到有效的影响。

第二，作为一个村级社区，"社区"在这个研究中是一个相当扁平的结构（即阶层不明），仅仅包含个体成员。唯一的一个中介结构也许是家庭（family）或家户（household）。然而，由于家庭内部的关系并不是本研究的焦点，在研究中对"个人"和其"家庭/家户"概念的使用是等同进行而不作重要区别的。只有当家庭内部主要成员之间对妇幼卫生保健的观念和选择存在重大差异时，家庭内部关系才将作为分析的一个方面。

第三，与村级社区相比，妇幼卫生服务提供者和政府则具有高度分层的结构特征。这一点具有重要意义。具体来说，这意味着有必要区分一个人自己的个人

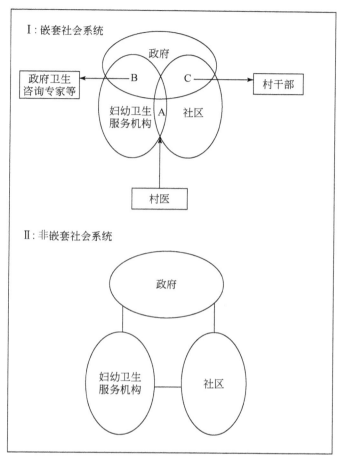

图 3.3　嵌套的社会系统与非嵌套社会系统的比较

角色和其所在的组织角色。一个人自己的个人角色可以被界定为假如不存在来自组织的阻碍或限制，一个人将如何做出反应。也就是说，假如其在追求个人利益和价值时是完全自由的。然而，作为组织的一员，人们一般会期待一个人首先也是最重要地要履行其组织角色，即，以可能的最佳方式为促进其组织的利益和价值而反应和行动。组织通常为个人界定了目标和价值，或者（有时会出现），个人可能采取行动来形成或改变组织的目标和价值，从而使组织的目标和价值更好地与其个人的利益和价值相一致。因此，一个置身在分层的组织结构中的个人角色往往要比处于一个扁平结构中（如村级社区）的个人角色来得复杂。因此，不能单纯地从一个人的个人利益和价值层面来理解其可能扮演的多重角色，而需要将其置于组织背景中加以分析。事实上，在分析组织增权时，假如组织既是一个"使增权者"，又是一个"被增权者"，那么，这一点就格外重要。

第四，也是非常重要的一点，如前所述，中国农村的政府和服务提供机构在一系列事务中都具有较大的权力和权威。这可以包括对具体的健康项目给予实施的许可、动员资源，以及动员专家力量等。而这一点是村级社区力量无论如何无法匹及的。如果没有来自政府的政治支持，通常就不可能实施重大的健康促进项目；如果没有来自政府和既存妇幼卫生服务提供者的资源、技术和组织支持，情况也将如此。这尤其适用在那些需要使用（相对于当时的政治和社会环境来说）比较激进的方式或新方法来开展项目的情况下。事实上，这些因素对项目的增权实施过程是至关重要的。

与图 3.3 相关的上述要点对如何解释图中重合区域 A、B、C 有重要的意义。

首先，尽管妇幼卫生服务机构的各个子系统包含自村医到县级服务提供者的所有相关人员或机构，由于村级社区被界定为服务利用者社区，村医的多重角色就立即变得相当重要。在这里，村医是重合区域 A 的自然成员。而来自服务提供者机构的其他工作人员自然不可能是，尽管他们（尤其是乡镇卫生院工作人员）也可能在他们的家乡村庄具有村民的身份。这是因为，村医不仅仅大部分来自他们自己的村庄，而且他们的服务在地理上也局限在该村庄，并且，他们的收入和职业地位也建立在为他们的村民提供服务。这些村民是村医的最大的客户基础。相对比，即使一个当地乡镇卫生院的工作人员也在他们的家乡村庄具有村民的身份，但是，由于其受到乡镇卫生院的雇佣，这个工作人员的收入和职业地位依赖于这份在乡镇卫生院的工作。换句话说，这个工作人员的职业生活和经济生活的界定是与村医不同的[①]。

其次，重合区域 B 自然包含着村干部。尽管他们不是政府组织的正式部分，但是，他们在村庄内部却往往代表着政府。他们代表政府为他们的村民做出决策。因此，他们往往在限定之内享有来上级政府的信任和政治支持。另外，他们也是其村庄的完全的成员。他们的利益和价值取向与其村庄和村民的总体福利紧密关联。因此，他们与政府成员的重合性对要成功实施项目所需的政治性及组织性支持、经济资源和技术支持的获取尤为重要。

最后，对重合区域 C，情况大致相似。服务提供机构往往作为县卫生管理的权威成员或者某些技术或专业委员会的专家而在政府中拥有某种代表席位或者发言权。以增权为导向的妇幼卫生项目要得以实施，首先需要赢得这些人的同意和支持。通过他们与县政府成员的重合关系，可能有助于确保获得县政府的政治、经济和组织支持。

[①] 换一个角度来看，村医是重合区域 A 的自然成员，这说明只有他们才称得上真正具有与其村的村民存在"生态身份"（eco-identity）的特征。对这一点，当地其他服务提供者通常不可能拥有。

事实上，在 JC 县个案中，上层的政治支持早在 JC 县被确定为项目县之前就已经形成。然而，这并不意味着这种政治支持已经转变为当地的县级层面的政治和组织支持。正如一个县政府可以对确保一个项目的成功实施给予足够强的支持，它也可以有足够的权力和权威使项目实施走向失败。但是，这并不意味着，县级层面的政治支持是决定一切的因素。可以说，它是项目成功实施的一个必要条件，但不是充分条件。

很明显，除了有效地利用重合区域 C 以外，妇幼卫生服务机构（JC 县中加项目的当地实施先锋）也能够通过重合区域 B 来获得村级领袖（如村领导）的政治、组织甚至资源支持。事实上，政府支持存在于所有这三个层面，即县级、乡级和村级。

重合区域 A、B、C 的存在可能通过为不同主体提供更多的相互联系、生态身份及政治与实践支持的来源来促进增权实践，而这些在一个嵌套不强的社会系统中都要更弱或者不存在。因此，JC 县社会中存在的嵌套的社会环境特征将对该县成功实施妇幼卫生的增权项目有重要的促进作用。第 4～第 6 章的阐述和分析将对此提供丰富的说明。

然而，图 3.3 中明显缺失的是外部资助者的作用，在 JC 县个案中，就是加拿大国际发展署（CIDA）。CIDA 不仅为项目实施提供了一半的资金援助，也提供了以增权方式促进妇幼健康的理念和方法。这些理念和方法首先在 JC 县妇幼保健院的受训人员中扎下根来；其次通过这部分受训人员开启当地系统增权过程的第一步，即 JC 县妇幼健康服务提供者的各级子系统中的组织增权。在后文的个案分析中将展示这个过程及外部资助者对这个过程的促进作用。

3.3.3 组织增权

如第 2 章所述，在 JC 县，整个增权过程实际上是从一个关键的妇幼卫生服务提供者（即该县的妇幼保健院）的组织增权开始的。在这一过程的带动下相继开始了乡镇卫生院的组织增权、村级社区增权及村民个体的心理增权。因此，组织增权是本研究的第一个核心内容。需要说明，组织增权在本研究中指区别于个体和社区（包括社区内部民间组织）的某个或某些特定机构的增权实践。因此，理论上，它可以是某些政府机构的增权实践，也可以是某些妇幼卫生服务机构的增权实践。但在对 JC 县个案的实际分析中，组织增权特指妇幼卫生服务机构的增权实践，而不包括政府机构的增权。另外，考虑到村医作为社区卫生人员对社区增权的特殊意义，村级妇幼卫生服务机构（村诊所及其村医）在本研究中将不属于"组织增权"的分析范围，而是"社区增权"的分析重点。因此，在针对 JC 县的分析中，组织增权具体指 JC 县的县乡两级妇幼卫生服务机构的增权实践。对组织增权的分析将围绕组织增权的核心构成和重要结果展开。不过，在从理论上阐述这些之前，需要首先说明一个问题，即影响组织增权发生的社会背景因素。

1. 影响组织增权发生的社会背景因素

根据上述嵌套的社会系统视角，在分析组织增权时，对组织所处的社会背景因素的考虑是极为重要的，因为，一个嵌套的社会系统中的特定社会背景因素不仅能影响组织增权的过程，也往往是组织增权能否得以开始的重要决定性因素。当然，对背景因素的分析并不是要穷尽各种因素，而是要剥离出那些对结果可能有关键性影响的因素。根据 JC 县实际的嵌套的社会系统，政府的角色和妇幼卫生服务机构的内部组织领导的初始特征将是这部分研究的焦点。另外，图 3.3 中缺失的但在 JC 县个案中实际存在的外部资助者的作用也将是考察内容。

（1）政府的角色

"增权不是用来排斥群体的实践，而必须是在其他主体积极支持（最重要的是国家的支持）下为（实践者）自己开展的实践"（Green，2013）。换句话说，政府权威性角色使其在增权实践中具有不可忽视的影响。对这一点，已经在前面关于一个嵌套的社会系统中的增权过程说明中提到。在实际中，政府对一次增权实践的态度可能是积极的，也可能是消极的。积极的态度通常意味着政府对特定增权实践的肯定、许可，乃至提供相应的帮助；消极的态度则意味着政府对某一次增权实践的支持不足甚至不予支持。这可以包括从根本上不允许增权实践的发生和进行，也可以包括口头上允许增权实践的进行，但行动上并不提供实质性帮助，或者仅提供少量的帮助。政府的这两种角色看似对增权实践的影响比较明确，即积极的态度可能导致一种良好的增权实践，而消极的态度可能导致一种不理想甚至不成功的增权实践。但是，实际上，我们并不能从单纯的积极的态度或是消极的态度来判断政府最终对增权实践的影响结果究竟是正面的还是负面的。因为，一种积极的态度有时也可能意味着政府的过度介入，并因此可能导致增权实践的目标群体在参与范围和参与程度上受到更大的限制；而对比，政府在更大程度的放手行为可能使目标群体在增权实践中获得更大的行动空间。当然，这两者并不是决然区分的。对政府角色的分析需要视个案的实际情况而定。JC 县个案中政府的态度和行为将为分析政府对增权实践的微妙影响提供一个佐证。

（2）增权组织内部的领导特征

组织的行为除了与组织本身的性质（如组织所属的行业、资金来源、在系统中的影响等）有重要的关联以外，还往往与组织内部领导的特征有重要的关系。在 JC 县个案中，县乡妇幼保健服务提供机构关于增权实践的具体行为不仅反映了这些机构作为基层卫生服务提供方的特征，以及他们在县乡卫生管理系统和县乡社会政治体系中的地位，也非常明显地反映了这些卫生服务提供机构内部领导的个人影响。强调组织内部领导的作用并不是要过于夸大组织中少数精英的影响，而是要将群体行为置于一种有组织的个体行为网络中加以具体分析，并突出领导特征和领导行为在一个分层的微观环境中的影响力。领导的行为和个人影响对组织的行为的影响可以是至关重要的。事实上，JC县个案的现实反映，作为组织增权的第一步——县妇幼保健院的整个增权实践虽然是包含了县妇幼保健院所有（或至少是大部分）员工的实践行为总和，但是，它的启动及最初的实践和最终的成就毫无异议都离不开核心领导的带动。

（3）外部力量的作用

虽然政府的作用和增权组织内部领导特征对开启一次增权实践具有不可忽视的影响，但是，更普遍的情况可能是，在一次增权实践开始之前，相关的政府和即将实施增权实践的组织本身并没有关于增权的意识、知识和方法。这也许是中国农村绝大部分健康促进行动开启时的状况。可以说，要通过地方政府和现存卫生机构来完全自发地开启并带领一次关于健康促进的增权实践虽然并不是完全不可能的，但必然是相当艰难的（或至少在一段时期内如此）。这不仅可能因为各种客观原因的限制，如缺乏必要的相关知识和方法，也可能因为意识不足或动机不够等。在这种情况下，要在健康促进领域开始一次名副其实的增权实践，来自外部的推动力就成了不可忽视甚至不可或缺的因素。因为，这些力量往往可能为当地实施者带来他们原本缺乏但对项目增权实践至关重要的新的理念、知识和方法。

当然，外部推动力可以是多样性的。它可以是某一个项目或者某次行动的外部资助者，也可以是某个外部专家组，或者是外部合作伙伴。不过，项目资助者往往因为掌握着资金而可能对项目的实施具有实质的影响力。JC县个案中对项目提供一半资金援助的外部资助者CIDA不仅在项目实施之前就为JC县的实践设定了增权实践的基本要求，而且，在项目实施的整个过程中，通过多种方式（如通过派驻外方专家）将增权实践所必需的理念、知识和方法传递给当地妇幼卫生领域的核心领导，并帮助和督导核心领导进一步带领实施全面的组织增权及继而开展的社区增权与个人增权的实践[1]。

---

① 这里需要说明，本研究分析外部力量在这一个案中的推动作用，并不意味着在缺乏外部力量帮助推动增权理念的情况下，中国基层通过自身力量或者通过上层政府的推动就一定无法实现健康促进的增权实践。这里首先强调的是，如果外部力量本身就有对增权理念的理解与引导，而此时基层尚没有形成一种成型的增权要求时，外部力量也能够发挥重要的推动作用。事实上，尽管健康促进领域完全自发的自下而上的参与往往因为个体缺乏健康观念而受阻，但是，由政府直接发动并开展的具有一定程度的公众参与特点的健康促进也并不是完全没有。关于这个方面可参见田向阳（2013）的介绍。

2. 组织增权的构成

一次典型的组织增权实践究竟可能包括哪些核心构成？本研究集中关注三个方面，即合作状况、变革性领导及知识传播。

（1）合作状况

在 Zimmerman（2000）关于组织增权过程的分析框架中包含着三个维度，即参与决策的机会、责任分担和共同领导。尽管这三个维度涉及了决策、责任和领导三个方面，但实质上，它们都说明了一个共同的要求，就是对"合作"的要求，即组织内部领导与成员的合作关系及组织与组织之间的合作关系的形成和巩固。事实上，合作对赋予原本缺乏参与机会的那部分个体或者群体以明确的参与机会及发言权存在影响，这是研究中关于增权的一个重要的关注点。

（2）变革性领导

但是，在一个原本分层的组织内部（如 JC 县的妇幼卫生服务提供系统），组织合作的方式通常不可能立即自发形成。在更大的情况下，一种良好而稳固的合作模式是建立在成功的领导基础上的。这就对"领导"模式提出了要求。这里所要求的"领导模式"不可能是一种高度指令性或命令性特征，因为，那是与"合作"要求的本质相违背的。那么，什么是与"合作"要求相一致的领导模式呢？Bass（1998）提出的"变革性领导"为组织在系统内建立良好的合作关系提供了桥梁[①]，因为，Bass（1998）为"变革性领导"所界定的四个领导特征维度（即理想化影响、鼓舞性激励、智力激发和个性化关怀）实际上都强调增强组织成员的控制感和提高组织成员与组织之间或者组织与组织之间的价值一致性。这些方面是建立组织内部和组织之间合作模式的重要基础。

（3）新知识和新理念的传播

另外，一种新的模式（如增权模式）要得以确立，对与新模式相关的知识和方法的有效传播必然是不可缺少的。"知识就是力量"的观点最早可以追溯到弗朗西斯·培根爵士（Sir Francis Bacon）及托马斯·霍布斯（Thomas Hobbes）的名言。这意味着知识和信息是进行良好决策的关键因素。受到良好教育的人有更多的机会获得服务、进行有效的谈判、参与公民行动，并且使官员更加问责。如果缺乏相关的、及时的及能够理解的信息或知识，人们可能无法采取有效行动（World Bank，2004）。虽然这主要是在说明正规教育的影响，但同样适用于对各种领域内的相关知识的传播和接受。从这个角度看，知识也就是增权。在 JC 县的例子中，对知识的传播主要表现为对增权理念及实施增权的必要方法的知识传播。这是项

---

① 通过形成组织承诺、组织信任和相应的组织领导力等途径实现。相关研究可参见 Givens（2011）的介绍。

目实施中的关键内容之一①。

3.组织增权的结果

上文关于一个嵌套的社会系统中的增权过程的第三点阐述已经对妇幼卫生服务提供系统内部高度分层的结构特征及其意义给予了说明。该阐述表明，在分析组织增权时，很重要的是要区分组织内部成员自身的角色和作为一个整体的组织的角色，因为，两者并不是完全一致，或者说并不总是一致的，从而不能单纯地从个人角度来解释组织整体的状况，或者单纯地从组织整体的状况来推断个人的状况。一种更为理想的方式是将对组织内部个人层面的分析与对组织作为一个整体的分析区分开来。因此，本研究将从组织成员个人角度和组织作为一个整体的角度两个方面来分析组织增权的结果。前者在某种情况下将进一步成为后者的一种解释。

（1）组织内部成员的个体增权结果

组织内部成员的增权其实是另一个过程的个体心理增权。其结果在于提高内部成员在组织内部对与己有关事务的自我控制力、影响力及对周边状况的批判性认识。不过，它与作为服务利用者个体的心理增权过程是存在区别的，因为，作为组织内部成员的个体必然受到所在组织或者某项组织任务的限制。因此，他或她的增权过程将与其所在组织的目标或者具体任务目标保持一致。与此相比较，作为不受（正式）组织限定的个体服务利用者的心理增权主要强调其个人内在性目标的实现，而非任何外在性目标的实现。这一点区分将使对组织内部成员增权结果的分析从图3.2中的预意图动机-后意图意志两阶段心理增权分析转移到一个更集中强调组织要求的分析框架中。

Spreitzer（1995）提供了一个组织中心理增权分析的框架。在这个框架中，员工的心理增权被界定为与个人的工作控制感及对自我工作角色的积极定位相联系的内在任务动机。这一内在任务动机包括四个维度，即意义（meaning）、自我决定（self-determination）、能力（competence）及影响（impact）。"意义"是对某人的工作角色的要求与某人的自我认识、价值和标准之间的一致性；"自我决定"是某人关于开始或管理自我行动的选择感；"能力"是某人对成功开展工作的自我能力的认识；"影响"是某人关于其能在工作群体中影响决策、管理或操作活动及结果的认识。Spreitzer（1995）认为，当这四个维度的认识水平较高时，成员自身的内在任务动机程度就可能更高。这也意味着更为积极的组织成员增权结果，

① 当然，这里强调的知识传播集中在关于工作和管理模式的知识与技能的传播。由于本研究的焦点是健康促进及其结果，其不可避免地聚焦针对服务利用者的妇幼保健知识的传播。不过，关于这个方面的相关内容将在个人行为改变的分析章节展开，而不在这个关注组织行为的部分讨论。

或者用 Zimmerman 的话说就是更大的控制感和对环境更强的批判认识。

与 Zimmerman（2000）关于个体增权的理论界定比较，在这四个维度之外，还缺失了一个方面，即实际的行动结果。因为，仅仅从认识层面剖析组织成员个体增权的结果并不足够。一次完整的心理增权并不仅仅局限在认识和态度层面，还应该在行动方面有实质性的表现。这在前面的文献回顾部分已经给予了较详细的说明。在组织行为研究领域，Seibert 等（2011）将组织成员的心理增权分析从态度性影响扩展到了行为性影响，从而使对组织成员的心理增权结果分析更为全面。本研究吸收了对实际行动的考察维度，从而将对成员个体增权结果的考察从 Spreitzer（1995）的四个维度扩展到五个维度，即基于认识层面的意义、自我决定、能力和影响四维度，以及基于控制性行动层面的行为维度。通过这五个维度考察一种增权实践对组织内部员工心理和行为的实际影响结果。

（2）组织整体的增权结果

组织成员的个体行为最终将汇集为组织的整体行为，尽管组织的整体行为并不是个体行为的简单加总，且较个体行为的简单加总要复杂得多。那么，组织层面的增权结果究竟意味着什么？或者说，在组织层面的增权结果究竟要考察哪些方面？

首先，在一个竞争的系统中能否获得资源及获得资源的程度是考察组织增权结果的一个重要方面。在 Zimmerman（2000）研究中，这是其从理论上定义的三大组织增权结果的首要方面。对这一点并不难理解。因为，在一个具有竞争的环境中，获取资源的能力往往决定着实际拥有资源的水平，而资源拥有水平是控制力和影响力的重要说明。当中国的卫生领域在 20 世纪 80 年代中后期开始逐步从一个缺乏竞争的国家供给状况转变为一个具有竞争，甚至竞争激烈的领域，资源获得能力成为组织在行业内甚至跨行业间增强影响力的一个重要影响因素。

其次，在一个嵌套的社会系统中，一个组织与其他相关组织的联系程度也说明着该组织在某个社会系统中的影响力。一个有影响的组织往往是一个能通过有效的方法将系统内的相关组织联系起来的组织。因为，广泛而有效的联系更可能使这些组织在更大的地理范围内或者更广的人群中产生影响。在中国农村，针对最基层人群健康行为改变的健康促进领域实际上很明确地反映了最基层组织在系统中的重要性，而能否使影响到达这些最基层组织在很大程度上依赖于上层组织与基层组织之间的联系。一种更紧密的联系有可能为上层组织在基层产生更强的影响力和号召力。而一个获得增权的组织从整体上可能表现为更强的组织间联系性（在使增权的例子中，尤其表现为与基层组织之间的联系）。

再次，在公共服务领域，政策影响力毋庸置疑是一个组织控制力和影响力的显著说明。这不仅表现为组织的政策目标或者建议能否为上级组织或者同行组织采纳，还表现为它们能否为下级组织接受和执行。对存在多个决策主体的情况，虽然某个组织将不可能具有全部的决策权，但是，能否成为政策决策过程的一个关键者也将是政策影响力的一个重要说明。而增权实践实际上总不能脱离在政策影响力方面的各种努力和进步。这也是 Zimmerman（2000）所定义的三个组织增权结果中的第三个。

最后，也是回到上文提到的组织成员角色与组织角色不完全一致的关键特征上，组织成员与组织整体之间在价值观上的一致性程度将可能促进组织影响力的增强。Krishnan（2005）将这种价值观的一致程度称为"价值一致性"。他认为，组织成员与组织之间的价值一致性程度是员工对工作承诺性程度的重要影响因素[1]。同样的，这一点也可以进一步扩展到上级组织与下级组织之间的价值一致性。可以设想，当上下级组织之间的价值一致性更高时，下级组织更容易接受并执行上级组织的任务，并因此使上级组织的影响更容易扩展到下级组织。这种影响能力本身是增权实践的一个目的。与此同时，下级组织的影响也更可能进一步扩展到更低一级的行为体（如村医）或者社区[2]。

3.3.4 社区增权

当组织增权在一定程度上实现了上述的结果，这本身就是以增权促进个体健康的一个内在目的。但是，文献回顾部分已经说明，组织增权的意义并不仅仅局限在自身价值上。在一个旨在影响个人行为改变的健康促进模型中，组织增权的意义更在于其对社区增权的推动与促进上。

对一般意义上的社区增权概念已经在前面的文献回顾章节给予较全面的说明。在本研究中，社区增权具有特定的意义。本章前面部分关于一个嵌套的社会系统及该系统中的增权过程论述对社区概念的弹性性质和相互关联性质给予了较详细的阐述，并明确提出本研究中对社区的定义是村级社区。相应地，社区增权在本研究中指村级社区在健康促进中的增权实践总和，即影响村级社区在健康促进中的控制能力和集体行动能力的实践总和。这个部分将从理论上说明社区增权的核心构成及社区增权的重要影响。

1. 社区增权的构成

分析社区增权的核心构成必然不能脱离对嵌套的社会系统中的社区的两个重

---

① 相似的结论也见 Givens（2011）的文献。
② 关于这个方面详见第 5 章社区增权和第 6 章个体增权的阐述和讨论。

合区域的分析，即对图 3.3 中反映的村医与村干部群体的分析。另外，社区增权的分析还应该审视社区大众在社区健康事务中的集体参与行为。

（1）村医：社区内部的自然助人者

根据文献回顾部分从增强一个主体的控制力或影响力的角度对增权做出的定义，健康促进领域的社区增权实际强调社区在健康促进干预中的控制力和影响力的增强。但是，社区如何可能在这个领域从集体层面获得更大的控制力和影响力？对这个问题的回答使我们不得不再一次回到"领导"的问题上。前文已经阐述，在组织增权中，当组织在原初状态下并不具有增权理念和方法时，组织内部的领导特征可能对组织能否开始一次增权实践具有重要的影响。同样，在社区增权中，当社区在原初状态下并不具有增权理念、意识和方法时，社区内部关键人物（或者领袖）的作用往往具有实质性影响。当然，这里的关键人物是社区内部的关键人物，而非任何来自社区外部的有影响的主体。因为，来自社区内部的关键人物可以被看作与社区其他成员具有高度的同质性，如相似的归属感、相似的文化习俗、相似的社会规范等。而这种同质性正是他们共同生活的社区环境和文化所赋予的。这种同质性使这些关键人物能够更便利地接触社区成员、对社区文化和规范有更多的理解，以及对社区成员的实际状况有更深的认识。

不过，要在社区内部带领相关的健康促进实践往往要求关键人物拥有一定的（或者基础的）卫生专业知识与技能。这就使原本散居在各个村级社区的乡村医生成为一个突出重要的角色。因为，在他们身上集合了社区内生成员和基本医疗保健知识拥有者两种特征。第一种特征给予他们对社区状况相对更准确的认识、更便利的接触，而第二种特征则给予他们在社区健康促进实践中具有一定的专业性影响。

但是，村医能够在健康促进实践的社区增权中发挥什么样的作用？在这个方面，"自然助人者模型"（natural helper model，NHM）可以为分析社区增权中的村医角色提供重要的借鉴。"自然助人者模型"的核心是"自然助人者"的角色。"自然助人者"是人们可以在本社区社会网络中寻求获得支持或帮助的关键人物（Bergstrom，1982）。在健康促进领域，"自然助人者"可以是一般民众（lay people）中产生的健康咨询者、教育者、健康促进项目工作者等。在 JC 县个案中，他们就是村医。"自然助人者模型"对推动和强化健康促进具有非常积极的作用（Bergstrom，1982；Bishop et al.，2002；Debate and Plescia，2005）。因为，该模型注重利用社区基本设施和社区社会网络，通过拥有共同道德规范的熟悉人来促进个人健康行为改变及健康状况（Bishop et al.，2002），并因此有助于通过基于社区的方法来减少或者消除引起疾病或事故的不健康行为。

典型的"自然助人者模型"包括四个关键构成（Eng and Parker，2002），即干预性投入、社会行动领域、短期效益和结果。干预性投入强调三个方面：①"自然助人者"获得培训从而能够在社区内更好地提供建议和支持；②与服务提供者及社区领导的联系并讨论社区健康问题；③受到支持从而开展针对当地健康需求的短期和长期自我行动。第一个方面通过"同伴社会支持"这一社会行动领域产生两种短期收益，即获得健康的知识和选择，以及利用合适的服务。第二个方面通过组织政策和实践而产生更强的自主性认识与对社区需求的反应性。第三个方面通过社区归属和政治性支持提高讨论社会整体性的能力及认识社区问题并做出行动的能力。这些收益从长期来讲将有效促进健康行为、提高服务协调能力及社区能力。

将"自然助人者模型"与社区增权中的村医角色相结合，作为"自然助人者"的村医在获得合适的培训（尤其是增权理念和方法的培训）后，将可能为社区成员提供更合适的健康咨询、行动支持和与其他健康促进网络的联系（如与上一级卫生服务机构的联系）；能够更有效地增强与上级服务提供者及社区其他关键领导（如图 3.3 中重合部分 B，即村干部）的联系，并共同讨论本社区健康问题；能够在获得支持的情况下（包括上级服务提供者的支持及村干部的支持）带领和实施应对本社区健康问题的干预行动。这个过程实质上蕴含着村医个体的心理增权过程，即村医个体在相关认识、能力和行动方面的提高。但其实质性影响将远超过村医个体的心理增权结果。事实上，在这个过程中，村医的行为改变将进一步通过同伴性社会支持、组织网络和社区归属等路径影响社区成员的健康知识与选择、服务利用、对社区需求的认识和反应能力。这些方面最终将影响整个社区的健康实践、社区健康促进能力及社区与社区以外组织的合作和协调能力与结果。这是一种有效的基于社区、利用社区和服务社区的视角，也体现了社区增权的特征。

（2）村干部：社区合作伙伴

"自然助人者模型"的意义并不仅仅局限在像村医这样的社区关键人物的作用上。事实上，该模型关于干预性投入的第二个方面强调了"自然助人者"与服务提供者和社区领导之间的联系。这将一次健康促进领域的社区增权实践从村医的角色拓展到了社区领导的作用上。根据上文所做的界定，社区领导在这个研究中特指村级社区的干部，即村干部。在一些情况下，我们也可以将村里有影响的长者或者民间事务领袖包括进去。在 JC 县个案中，项目实施者给予这些人一个特定的称谓，即村医在村级的项目实践合作伙伴（简称"合作伙伴"）。

为什么在健康促进的增权模型中，"合作伙伴"是一个重要的角色？Labonte 和 Laverack（2001）关于"人际网络连接"的分析说明了一个社区与其他社区或主体之间的联系，包括（外部社区的）合作伙伴、联盟和志愿者联合等。这种社区之间的联系同样可以借用到社区内部的联系上来。即使拥有相关的知识和技能，作为"自然助人者"的村医在社区内部带领健康促进的增权实践必然不能是孤立进行的，因为，村医个体所占有的资源是有限的。以有限的资源发动社区性的倡议和行动是困难的。他们必须要凭借社会网络来获取更多的资源。而村领导是村医在村级社区的最重要的社会网络。因此，有必要与这些社会网络建立一种稳定的合作关系，或者将这些网络纳入村医在村级开展活动的"合作伙伴"行列。这种社会网络（或"合作伙伴"）可能为村医的行动提供经常性的支持，并有利于开展合作决策（Goodman et al.，1998）；有利于形成社区内部的权力共享；有利于增加对何时、为何及如何建立跨群体合作的清晰认识（Labonte，1999）[①]。所有这些都可以归结到社区资源获取能力的提高，或者，用 Zimmerman（2000）的话说，就是资源的可及性的增强。而这本身都代表着社区增权的内在要求之一。

那么，如何能够有效地建立"合作伙伴"？在针对村医而言的健康促进个案中，村医的主动性是一个重要的要求。当"合作伙伴"自身缺乏合作的意识时，村医的主动行动将发挥重要的作用。但是，这并不说明村医是在一种孤立的状态下寻求建立"合作伙伴"关系的。事实上，由于村医与社区及服务提供者两者之间的双重重叠身份表明其同时能够获得服务提供者的帮助（在 JC 县例子中就是县、乡服务提供者）。因此，在组建村医的村级"合作伙伴"过程中，村医获得其他服务提供者的帮助是至关重要的。

"合作伙伴"如何发挥作用？这可以有若干通道，并且在实践中往往根据实际情况而定。在一个典型的社区健康促进背景中，"合作伙伴"关键性的作用是集体资源的提供。这可以表现为对不同实践的各种具体人力、物力支持，甚至是情感支持（如集体号召和动员等）。另外，组建社区支持网络及给予社区资源的共享也可以是重要的表现形式。尽管形式不同，但"合作伙伴"的本质作用都在于使村医在社区中的行动倡导和实践获得支持与形成合作力量。并且，在这个过程中，"合作伙伴"对本社区健康问题的认识和反应性也得到了增强。

（3）社区大众参与行动

在形成了社区增权实践的内部关键领导及社区合作伙伴之后，要回到一个更本质的问题，即社区增权的核心内容究竟是什么？对这个问题，需要首先回应文献回顾部分对增权本质的认识。很明确，在本研究中，增权本身意味着对某一种相关事务的控制力和影响力的增强。因此，健康促进领域的社区增权的核心即在于社区对社区内部健康促进事务的控制力与影响力的增强。相应地，社区增权的过程强调社区依靠自身力量促进自身对内部健康事务的控制和影响的一系列行动组合。这样一个过程强调社区成员参与相关事务，因为成员的共同参与反映了自

---

① 当然，社区群体之间的网络往往具有互惠性。

我力量的依靠及自我控制力与影响力的实践。因此,社区大众的参与实践可以被看作社区增权的核心内容,而形成社区参与平台是实现长期的社区参与实践的重要步骤。

一个理想的社区参与平台可以包含哪些要素?Laverack 和 Labonte 的研究结果说明,社区大众在社区健康事务中的参与可以表现为:对相关问题的表达以发现最相关的实际问题、对相关问题的集体讨论以分析问题的原因;对解决问题实行的集体行动,从而有效解决问题(Laverack and Labonte,2000;Labonte and Laverack,2001)。在这个过程中,社区大众在个体意义上的自我控制得到实现,并且,社区内部的社会保护网络也得到建设。这在结果上就是 Zimmerman 的"有能力的社区"(competent community),即,一个"致力于改善社区,对威胁生活质量的方面做出反应,并为居民的参与提供机会"的社区(Zimmerman,2000)。换句话说,在社区大众的参与过程中,社区能力得到有效增强,即社区增权得到有效的实践。另外,前文的文献回顾部分已经说明,公众的参与甚至还可以包括对各种社区行动的监督评估活动。来自社区成员的监督评估在一些情况下较外部专家的监督评估更有效,因为内部评估者较外部专家更了解内部需求。因此,一种有助于促进社区增权的社区参与过程(或者说一个理想的社区参与平台)可以包括:①为了发现社区问题的公众表达;②针对社区问题的集体讨论和集体决策;③为改善社区状况采取的集体行动;④为评估社区行动有效性的社区参与性监督评估行动。这些方面都将成为 JC 县个案分析的重要内容。

2. 社区增权的重要影响

与组织增权一样,社区增权本身可以是增权实践的目的之一,因为其本身具有重要的内在价值。但是,社区增权的意义远超出其单纯的自身价值,因为社区增权的过程与结果可以成为社区内部成员个体心理增权的最直接的推动力和影响因素。这个理想的情况可以有多种组合,如没有重要干扰性或者阻碍力量的出现等。

那么,一次社区增权可能从哪些方面为社区内部成员的个体心理增权实践创造有利条件?第一,根据上文对社区增权关键构成的阐述可以发现,一次成功的社区增权实践实际上为开启社区成员的心理增权培养了社区内部的领袖。在健康促进领域,村医可以成为 "社区领袖"。他们将成为带领和引导社区成员实践心理增权的关键人。第二,随着村医在社区建立自己的"社区合作伙伴",将社区组织内的领导纳入健康促进的引导者行列,村医所掌握的资源将不仅仅局限在自我资源上,而实际获得了更多的集体资源,因为,村医的"社区合作伙伴"能够为社区健康促进提供更多的集体资源。第三,随着社区参与平台的形成,社区成员的参与行动就可能出现,包括公众对社区问题的发现、集体讨论与决策、集体行动与社区公众参与监督评估。这些表现为公众参与的行为实质上是由每个社区成员的个体行为共同组成。因此，在这个公众参与的过程中，个体心理增权的过程也得到了实质性的开展，即个体社区成员实际上正是在一个有组织、有领导的社区参与过程中逐步实现自我效能的提高、批判性认识的增强，以及实施实际行动。这个过程将进一步通过改变个体的信仰 、规范和计划等方面形成健康行为改变的最终结果。这最终的过程又将我们重新带回到本章的最初部分，即个人健康行为改变模型及心理增权对其的影响路径。

3.4 研究方法

针对上述分析框架，本研究的经验分析部分的主要方法是个案研究和定性分析。关于 JC 县个案的社会背景情况的介绍参见第 2 章 2.5 节及附录 2 的相关内容。这个部分集中说明 JC 县调查的方法及对资料进行分析的方法。

3.4.1 定性分析

根据分析框架，本研究旨在探讨中国健康促进领域使用增权模式的实现途径和效果问题。这意味着，研究将集中分析什么是可能的增权模式？如何实现增权模式？增权模式为什么能促进个体健康行为改变？为了回答这些问题，本研究采用了定性研究（qualitative research）的方法展开调查和分析。定性研究的特点在于：①其目的是为了理解社会生活的某些方面；②其方法通常是产生语言而非数字作为分析的依据（Brikci and Green，2007）。因此，定性研究被大量使用在理解人们的经历和态度、存在的问题、社区因素等问题的研究中。它尤其被用来解答"是什么""怎么样"和"为什么"的问题，而不是"多少"或者"多大程度"的问题。后者是定量研究所要回答的问题。在健康研究领域，定性研究的方法往往被用来分析人们对健康需求、医疗服务、健康促进等方面的经历、不同行为主体（如专家或服务利用者）的不同感受，或者不同经历、态度和生活方式如何影响健康需求和健康行为等主体（Rotchford et al.，2002）。而这刚好与本研究目的相一致。

使用定性研究方法需要考虑一些具体问题。这些将在本节的后面部分分别给予说明。这里首先说明对三个总体性问题的考虑。

第一，伦理道德问题。在定性研究中，伦理道德问题是一个重要的问题。这包含着对自主性、个人善行、无伤害和正义原则的要求（Beauchamp and Childress，1983）。在围绕研究主题展开的调查和分析中，笔者力求尊重所访问的个体的权利，避免一切使访问的个人或者个人所代表的机构感到不适或担心的问题，并力求访谈问题及对话与健康促进的主旨相一致。由于对健康及与之相关的服务利用经历等方面的提问往往有可能引起人们某种不美好的回忆（Zimmerman and Watts，2003），尤其在主题范围（妇幼健康），笔者对提问的方式、提问的环境等方面都加以仔细考虑，以降低一切可能对受访者造成不良影响的可能性，如尽量使谈话在单独的环境里进行。在群体座谈中笔者尽量降低问题的敏感性，或者尽量用平缓的语气提问，等等。

第二，调查对象的许可问题。在整个调查过程，笔者都向被调查者明确说明来访意图和研究目的，并采用自愿的方式进行交流和信息获取。对机构访问，笔者首先通过书面沟通方式获得同意后再进行拜访和访谈。对服务利用对象的个体访问，通常经过当地人的介绍（包括基层服务利用者或者已经受访的基层社区个体）。为了避免受访者的不适，笔者通常通过口头表达，征得同意后再进行访谈。

第三，保密性问题。通常来说，要度量某种境况对某一人群或者个体所具有的威胁是不容易的，甚至是不可能的。因此，保护受访者的身份往往是实证研究的重要方面（Rocha，2004）。在调查中，笔者非常重视对受访者身份的保密，包括访谈资料保存的保密性等。并且，在进行分析时，笔者对所调查县的受访者的名字都进行了必要的隐匿处理。书中出现的地名和人名都采用代码方式处理①。

3.4.2 县内调查范围的确定

本研究对个案县的调查并不覆盖该县的全部地理范围，即全部乡镇和村。针对一次具体的健康促进实践的研究，依靠个人力量开展覆盖 1 个县 9 个乡镇和 93 个行政村的调查既不现实也完全没有必要，因为本研究是要分析关键特征和典型问题，而不是显示普遍或一般现象。因此，必须在所选定的个案县内对研究单位做进一步的确定，也就是说，确定一定的乡镇和行政村样本。

研究对乡镇和行政村的确定是分层进行的，即首先选择乡镇，其次在所选择的乡镇中进一步选择行政村。在乡镇的选择方面，本研究最初在全县 9 个乡镇中选择了 3 个乡镇作为深入研究的对象（后扩充到 4 个乡镇）。选择标准主要是对以下参数的综合考虑：①经济发展水平；②卫生发展水平；③地理特征；④民族特征。因为这些方面是反映某一地理范围内社会、经济和卫生发展状况的基本方面。在经济和卫生发展水平上，研究所选择的乡镇尽量体现高、中、低三个发展水平。在地理特征上，根据 JC 县的特征，它们分别体现为以平原为主、半山区为主和山区为主的不同类型；在民族特色上，它们都包含少数民族聚集地方和汉族聚集地

---

① 书中地名、人名的代码缩写见附录 7。

方，但大部分体现 JC 县民族分布的一般特征，即以白族为主。在进行具体选择时，主要利用当地的统计数据，并参照该县妇幼保健院的专家意见，同时还考虑了交通的便利性与是否能找到当年工作人员等实际问题[①]。

确定乡镇样本后，研究再一次根据选择乡镇的综合标准，并结合基层单位（乡镇卫生院）的意见及村级工作者的可及性要求，在每个乡镇内部分别选择了 2 个行政村样本。共 6 个村进入先期调查范围。后期又出于对县政府所在区域的特殊性的考虑，扩充了县政府所在乡镇的 2 个行政村。因此，最终研究的村级样本共有 8 个。总结起来，笔者在 2009 年 8～9 月和 12 月两次进入 JC 县调查的区域除了县城（县政府所在地）以外还有该县 3 个乡镇所辖的 8 个行政村。

1. 访谈对象的确定

由于调查目的是获取一个单位中关于某种健康促进的增权实践的条件、过程和影响的信息，信息来源将主要依靠了解增权实践过程或者曾有过亲身经历的人。这意味着，访谈是展开调查的重要方法之一。因此，确定访谈对象是一项重要任务。

在社会关系的组合中，不同利益群体所处的社会位置并不相同。这使他们对待同一个事件或问题的观察和理解存在差异。这种差异进一步可能导致不同的行为结果。因此，有必要对处于社会关系的不同位置中的不同利益群体进行分别研究。根据分析框架，研究使用了分层立意选样（stratified purposeful sampling）方法[②]。 选择具体访谈对象的条件是较深度地了解并经历当年的项目实践过程，即参与中加项目实施的工作者群体和工作对象。因此，研究对象群体包括了三个重要的群体：①国家卫生管理与提供体系内的工作人员；②基层社区服务提供者；③基层社区服务利用对象。

上述三个群体是一个卫生体系所包括的重要主体。对第一个群体，即国家卫生管理与提供体系内的工作人员，它在个案中根据不同的级别被进一步区分为省、县、乡三级对象。省级工作者指省卫生厅的相关工作者、省妇幼保健院的工作者，以及省级层面的卫生研究专家。他们都是与当年 JC 县的项目开展密切相关的个体。县级工作者具体指个案县妇幼保健院的工作者；乡级工作者指样本乡镇的卫生院工作者。对第二个群体，即基层社区服务提供者，它在研究中特指样本村的村医。最后一个基层社区服务利用对象群体就是居住在自然村的普通村民大众。需要说明的是，在对被调查人的选择中，除了村民组以外，其他组均没有考虑受

---

① 这种实际问题的影响不能忽视，例如，笔者不得不放弃原本想去该县社会经济发展水平最低的一个乡进行调查的想法，因为从县城驱车至该乡要翻山越岭一整天，这对负责接待的工作人员造成了不便，并且当年的妇幼专干已经离开此乡到县中医院工作。
② 关于选样方法的类型可参见 Ellsberg 和 Heise（2005）的研究。

访者的年龄和性别问题。其主要着眼点在于是否参加当年的项目工作、目前是否仍然在相关领域工作，以及目前能否找到。因为这些方面是决定调查者能否获取相关信息的重要因素。最终的个别访谈对象概况见表 3.1（对基层社区服务利用对象的访谈采用群体访谈进行。群体访谈情况见后文介绍）。

表 3.1　个别访谈对象概况

个别访谈对象			受访人数（人）		
分类		说明	人数	女	男
国家卫生管理与提供体系内的工作人员	省级	省级政府卫生管理机构官员、省级妇幼卫生管理机构官员和技术人员，以及卫生研究专家	6	5	1
	县级	县妇幼卫生管理部门工作人员	4	2	2
	乡级	乡镇卫生院管理人员和服务人员	4	3	1
基层社区服务提供者	村级	村医	11	5	6

2. 访谈方式

定性研究最常使用的访谈方法包括个别访谈和团体访谈（或座谈会）。本调查研究运用了这两种方法。

（1）个别访谈

个别访谈（individual interview）是笔者在调查中广泛使用的调查方法，也是笔者根据调查设计对目标个体逐一展开访问的方法。作为定性研究的一种重要方法，访谈法的使用是出于对人们如何看待生活、行为或事件的理解的意图，因此，主要被用于理解人们的经历（Seidman，1998）。[1]在笔者试图发现健康促进的特定增权实践的可能性和效果的研究中，对相关者的经历和对增权的"主观认识"的理解都将是关键性内容。因此，对解释这些方面具有特殊功效的个别访谈法毋庸置疑成为研究获取相关信息的重要方法。

定性研究中使用的访谈可以有多种方式，主要包括结构式、半结构式和开放式。笔者所采用的访谈方式主要是半结构式访谈，同时也辅助以一些开放式访谈。半结构式访谈指访谈之前列出所要了解的问题，但问题并不规定准确的语言表达形式、不一定有确定的问题顺序，回答也不是固定的。被访谈者的回答比较自由，研究者也可以在访谈中追问一些问题。对开放性访谈，则事先并不一定有具体的要了解的内容，研究者希望被访谈者尽可能多地、不受任何限制地谈某个范围的问题（Gubrium and Holstein，2002）。与结构固定的结构式访谈相比，半结构式访

---

① 关于对访谈法的较全面的讨论，参见 Gubrium 和 Holstein（2002）的研究。

谈对问题有一定的针对性，但被访谈者的回答可以比较灵活；开放性访谈则能使研究对象比较自由地、不受拘束地谈自己的想法和感受。由于笔者的访谈目的是要最大限度地从受访者那里获得其个人参与的经历和主观看法，很多信息都不是笔者事先所能掌握的，需要受访者自我提供。鉴于此，选择给予受访者更大的谈论空间和自由度的半结构式和开放式访谈方式将有助于笔者一方面分析框架内讨论问题，另一方面也能获得不为笔者预设的更多信息。

另外，笔者还通过书面形式收集了县乡两级项目实施者在相关方面的经历及对增权实践的看法（问卷见附录 3）。笔者将这种方式等同于个别访谈，因为笔者的提问与面对面访谈基本相似。笔者用这种方式进行调查有两个目的，一是希望给予受访者更系统和深刻的总结与反思机会[①]，从而提供更丰富的信息；二是通过书面信息来核实口头传递信息和历史记录的真实度。笔者共收集了 8 位县乡工作者的书面反馈，其中有 2 人接受过面对面访谈。

另外，在实地调查结束后，笔者还开展了两项重要的非面对面间接访谈。其一是于 2010 年 7 月完成的对 JC 县项目实施中的 1 位关键领导的深度电话访谈（即从其个人的详细经历了解项目的进展及项目领导人对增权的认识与观点）；其二是于 2010 年 9 月通过 Skype 通信软件实现了对当年项目实施中加拿大派驻中国的培训专家的访谈。这两项深度访谈为研究的深入开展提供了丰富且重要的信息。

（2）团体访谈

除了个别访谈以外，笔者确定了进行团体访谈的方法（在调查中被称为座谈会）。组织座谈会只针对县乡项目工作者和村民两个群体。团体访谈（group interview）指在一群人中展开的讨论。当一群人有某种共同经历时，使用团体访谈是非常适合的。并且，团体访谈还能通过群体中人们的交谈和互动方式提供关于群体或社区内部的社会结构、社会关系及观念和知识如何在社会背景中形成等重要的背景信息（Brikci and Green，2007）。另外，团体访谈还有便利性方面的优势（如在较短时间收集较多信息）。

对这两个群体的座谈会都被安排在 2009 年 12 月笔者第二次深入 JC 县进行实地调查的时候。因为，这个时候，笔者已经通过同年 9 月的第一次调查获得了对 JC 县的较多认识。这对笔者准备座谈会提纲和掌控座谈会过程都有较大的帮助。对县乡项目工作者座谈会，有 6 名工作人员参加[②]，地点设置在县妇幼保健院会议室。对村民座谈，笔者原本打算在所选的 8 个行政村都开展村民座谈。但是，由于访问时间和村医工作等因素限制，笔者最终得以在 8 个样本村中的 4 个村开展村民座谈。理论上，每次座谈会的最佳人数在 6～10 人（Brikci and Green，2007）。

[①] 实际上，书面调查的结果中，往往既有受访者的积极看法，也有根据实际情况的自我评论。
[②] 部分乡级工作者未能参加座谈会，原因主要包括工作原因、乡镇路途太远、已经离开卫生工作岗位等。

这个要求在县乡人员的访谈中比较容易实现，但是，在村民座谈中并不容易控制。因为村民代表的人数往往受访问时间、劳作周期、日程安排、座谈场所、社区沟通模式等多方面的影响。因此，在笔者的 4 次村民座谈会中，各次的参与人数存在差别。实际参加人数共 50 余人[①]。

选择村民座谈会对象的主要标准是在中加项目开展时就居住在村里的村民。另外，考虑到妇幼保健服务的主要干预对象是女性和孩子，在选择对象时偏向寻找有孩子的中年妈妈或者婆婆。召集的具体方法为：①村医帮助聚集就诊结束后的合适患者（如上述要求）；②村医电话联系正好在家且有空的合适村民；③村民传播召集来的其他合适村民。座谈会基本上都在村医的诊所大院进行，或者在村医家的院子中进行。座谈会采取半结构式访谈方法，即笔者准备了与研究有关的访谈提纲，以敞开式问题引导村民代表对中加项目实施中自己或该村村民的经历、认识、看法和评价进行讨论（座谈会提纲见附录 4），并给予村民自由讨论和交流的时间。这种座谈会的方式使笔者在集中的时间内近距离接触到村民，了解他们的经历和看法，也对村民之间的关系、社区认同等方面获得集中的认识[②]。

3.4.3　文献研究

除了采用访谈法以外，笔者的研究还使用了文献研究（documentary research）法。文献研究法通常是对包含所研究现象的文献信息的分析（Bailey，1994）。它是被用来进行分类、调查、解释和找出其他调查方法局限的一种方法。其范围包括对公共文献（如研究报告、政策文件、新闻等）和私人文献（如日志等）的分析（Prior，2003；Scott，2006）。文献研究法存在优势，包括不唐突的，文献的使用不会使参与者感到为难，人们可以检验和再检验其可靠性（Robson；2002），具有一定的成本效益优势（Mogalakwe，2006）。但是，文献研究的主要问题是历史文献的撰写可能与作者的目的不同，因此，单纯的文献研究可能很难得出全部结论。另外，文献研究依赖于研究者，可能带有较强主观性（Robson；2002）。基于文献研究的优势和不足，社会科学研究通常将文献研究与其他研究方法一同

---

① 村医通常首先召集约 10 名村民参加座谈会，但是，由于座谈会多数在敞开的场所进行（如村医的诊所大院），座谈会中常有不少村民闻讯自由加入，也有少数人因各种原因提前离开。因此，很难统计最后的实际数据，而只能提供最初的大致数据作为参考。在 4 个村中，有 2 个村的最终人数较多，超过 15 人，有 2 个村的最终人数略少，在 10 人左右。在较多村民参加的两次村民座谈会上，大量村民自由畅谈，没有约束，现场很热烈。在另外两次参加人数较少的村民座谈会中，参与者的发言有显拘束，但是人人都发表了意见。

② 由于 JC 县白族是受汉族文化影响较大的民族，所调查的县、乡、村工作人员都能使用汉语进行交流。因此，研究者在获取县乡信息时没有语言障碍。在进行村级调查时，大部分年轻人都能使用汉语，因此，也没有语言沟通障碍。有一些年纪大的婆婆只讲白族语，但是，村医通常都能提供现场翻译。有县、乡工作人员陪同时，县乡工作人员也能帮助翻译。因此，村民访谈也不存在语言障碍。这很好地帮助了研究者作为非白族的社区外来者在进入社区内部时能够比较好地观察、倾听当地人，并与他们进行沟通，从而收集有用的信息。

使用，以增加分析的效度（reliability）和信度（validity）。这在方法论上被称为"三角互证法"（method triangulation），即使用两种或两种以上的研究方法来分析同一个现象（Grix，2001）。通过这种方法，研究者可以更大限度地克服仅使用一种方法带来的个人偏见和信息不足问题（Mouton，2001）。因此，笔者在调查中也结合了文献研究法。

在 2009 年 8～9 月和 12 月的两次实地调查中，笔者的文献收集目标是与中加项目总体实施和 JC 县个案实施情况有关的各种官方和个人资料。其中，官方资料主要包括与活动相关的各种年度计划、总结报告、进度统计报告或数据、政策文件、工作备忘、会议纪要、领导发言、活动图片、阶段性成果等；个人资料包括工作人员个人保留的工作计划、笔记、总结和日志等。

需要说明的是，笔者通过文献研究法收集到的历史资料所反映的时间跨度是当年 JC 县中加项目实施从开始到结束的那段时间。这显然与笔者在 2009 年 9 月～2010 年 9 月用访谈法收集的访谈资料获取的时间跨度不同。文献资料反映了历史的过程，而访谈资料是访谈时点上当事人对过去的项目实践的回顾和评价。后者因为融入了当事人在项目实施后的经历，因此，可能提供不同于项目实施中的观点和看法。但这从另一个方面丰富了对某个实施过程的历史性影响的考察。

对文献资料的分析通常有两种常见的方法，即内容分析（content analysis）法和叙事理论（narrative theory）。笔者对文献资料的利用主要建立在叙事理论基础上，即它们主要被当作故事或者叙事来进行分析。在具体展开时，根据研究框架的主要问题，笔者首先对调查材料的主题及内容进行了归类和整理，并在此基础上区分了与研究问题高度相关、一般相关和弱相关的三类资料[①]。对第一类，笔者将它们作为与访谈资料同样重要的信息或证据在分析中加以引用和说明，并将个别重要的文献资料作为案例进行专门分析。在具体的材料选择中，笔者必须对材料的可信度加以考虑。笔者的方法主要参考了 Barry（1997）提到的几个关键因素，即材料的重要性、话语和视角、次序和图解、读者视角[②]。对第二类和第三类，笔者将它们作为背景资料帮助了解和熟悉项目实施背景和运行过程，以便确定和修正访谈对象、提纲和方法，另外也作为对研究中背景分析的各种补充。另外，三类材料都能对访谈信息和观察信息提供对比与核实，从而一方面提高访谈和观察结果的信度和效度，另一方面也增加所选择的文献资料的可靠性。

---

① 对文献与研究的相关性的选择，笔者的分类标准主要建立在从理论和经验层面对研究主题的理解，具体来说就是与分析框架所包含内容的联系度。

② 对相关方面的解释参见 Barry（1997）的文献，在此不作展开介绍。

3.4.4 观察法

除了上述的方法以外，笔者在研究中还使用了观察法。观察法指研究者根据一定的研究目的、研究提纲或观察表，用自己的感官和辅助工具去直接观察被研究对象，从而获得资料的一种方法（Robson，2002）。它通常分为参与观察和直接观察两类。前者要求研究者有较长时间参与所观察的文化或背景（通常用在民族学和人类学研究中）；后者则不需要直接参与所观察的环境，在时间上也没有参与观察所要求的那么长，研究者主要是观察而不是参与，或者说消极地参与而不是积极地参与[①]。 受调查时间的限制，笔者无法在调查中开展广泛的参与性观察。因此，笔者所使用的观察法主要指直接观察，即在进入调查区域或场所后（如所拜访的机构或者社区），以旁观者的身份对自然环境和社会环境（如人际关系等）进行有针对性的观察和记录[②]。

笔者开展直接观察的目的有三个。其一是深入理解所要研究的个案，尤其是个案的自然、社会和文化特征，建立对个案的感性认识。例如，笔者对 JC 县白族文化之浓厚的感受就有很多是直接来自在调查中对当地人实际生活的亲眼所见和亲耳所闻[③]。 其二，补充通过访谈法和文献研究法所不能获得的直观信息，尤其是在人与人的实际交流和社区内部组织特征等方面的信息。这尤其体现在笔者进入村级社区进行访谈的时候。因为，对村级社区的自然环境、村民的生活环境、村民的内部交流、村民与村医的交流等方面的观察可以帮助笔者获得更多直观而有价值的信息。其三，对访谈和文献资料所反映的情况进行比较与核实。这同样是出于前文提到的提高调查研究的信度和效度的考虑。

另外，虽然笔者未能开展长时间的参与观察，但是，深入基层社区的调查使笔者得以开展一些具有参与特征的观察活动。其中最有代表性的是 2009 年 9 月和 12 月对某村的两次访问中，笔者有幸得以参加该村开展的两次社区活动。一次是恰逢该村的村公所组织的庆典活动，另一次是几位村医和村民组织起来重演项目实施中曾经举行过的一次"角色扮演"活动[④]。 在这两次活动中，笔者都受邀与

---

① 对观察法的相关介绍，参见 Gold（1958）和 Spradley（1980）等的文献。

② 很显然，由于笔者的调查是在项目结束 10 多年后进行的，笔者的观察行为并不能直接用于反映项目开展中的情况，但是，仍然可以通过观察到的人们对当时情况的反映模式，以及观察到的村级自然状况，来印证受访者反映的某些情况，以及当地文献中给出的实例。这是观察法在本研究中的主要作用。

③ 例如，笔者在某次调查途中在一户农民家里吃午饭，这家人的一位老年妇女在饭后从其简陋的家中一个箱中翻出一件五颜六色、做工精巧的白族妇女长裙和头饰，穿戴整齐后为笔者熟练展示当地著名的民族舞蹈"霸王鞭"，这使笔者极大地加深了对当地人丰富的文化追求和社区生活的理解。

④ 这次活动被记录在县妇幼保健院的相关档案和图片资料中，访问中县妇幼保健院领导做了专门介绍。因此，在笔者的要求下，县妇幼保健院请当年的村医组织起来进行了再演。

现场的村医、村民和社区领袖进行自由交流，并进行摄影和录像等活动，因而与活动中的当地人有了密切和亲近的接触。这些活动不仅有利于笔者观察社区活动的开展情况、理解人们在社区活动中的行为和模式，而且能提高村医和村民对笔者的调查工作的信任，从而促进笔者与这些人群的深入交流。这个方面的观察还体现在笔者在正式访问的间歇中参与民间生活中的部分个人活动。这个方面见后文关于笔者对当地社会文化的了解方式的介绍。

3.4.5 资料分析

笔者在实地调查所获资料的基础上进行的分析主要依靠主题分析（thematic analysis）方法和叙事分析（analysis of narrative）方法来实现。

主题分析方法通常指研究者在通读所要分析的材料基础上对资料进行注解、确认主题、建立编码系统、对全部资料进行编码并分析的方法[①]。 主题分析方法有很多优点，如灵活性、适合较大资料量；便于使分类与资料匹配等。但是，主题分析方法同样存在弊病，包括可能丧失大量细微的信息资料；主题和编码的发现与验证相互纠缠；对个人的叙述很难体现连贯性；解释力不足，等等（Saldaña，2009；Guest et al.，2012）。这些弊病对笔者的分析的影响是重大的。因为，笔者的分析将重点解释"如何"和"为什么"的问题，因此需要使用大量丰富的细节性信息，尤其是关于个体和群体的行为、社区文化等方面的信息。而缺乏叙述连贯性或细小信息的编码分析很可能导致分析结果不全面或者偏向。鉴于此，笔者对主题分析方法的借鉴主要是注重其对资料选择和分析的主题归类原则，而不是编码分析方式。具体说，笔者按照前文建立的分析框架，对调查资料进行区分主题的归类，并针对不同的分析要素，提取调查资料反映的相关主题内容，进行描述、综合和解释。

但是，经过主题分类后的分析可能会割裂同一个情境下存在的多个主题之间的关联。为了解决这个问题，笔者在分析中还使用了叙事分析方法。叙事分析方法是在不同的故事中寻找共同的要素并加以总结分析的方法[②]。 关于该方法，Franzosi（1998）曾给出了详细的说明和例子。之所以选择这种方法来进行分析，主要是因为叙事的分析方法能够使研究者充分利用故事情节来理解人们行为后面的"为什么"问题，并充分考虑背景的影响，以及人们赋予各种现象或行动的意义（Klein and Myers，1999；Lyons and LaBoskey，2002）。更重要的是，通过对

---

① 关于对主题分析方法的具体介绍可参见 Miles 和 Huberman（1994）和 Guest 等（2012）等的文献。
② 这里的叙事分析方法不同于"叙事性分析"（narrative analysis）。后者是运用叙事性思维来进行分析。关于两者的区别，详见 Polkinghorne（1995）的文献。

某个故事的完整分析,研究者可以从对单个主题的分析扩展到对故事所包含的不同主题之间的关系的分析。叙事分析方法的这种优势有助于笔者得出更全面的结论。因此,笔者在主题分析中增加了对这种方法的运用。并且,笔者对该方法的使用范围不仅包括对访谈资料的分析,也包括对文献资料的分析。凡是这两种资料中具有故事特征的个人经历或者群体经历都可能进入分析范围。其选择标准主要是与笔者所分析的主题的贴近度、故事本身的完整性和可信度,以及受访者观点和他们所提供的信息。

3.4.6　对健康促进结果的度量

本研究旨在揭示健康促进的增权实践可以通过怎样的方式加以展开,以及这种增权实践模式对健康促进结果的作用。对前者,笔者通过大量的过程描述能够给予全面的揭示。对后者,就存在一个对健康促进结果的度量问题。根据分析框架,笔者基于增权实践影响健康结果的分析最终要聚焦在对项目干预对象个体的健康行为改变上。这一点说明,笔者的研究关于健康促进结果的度量主要体现在对个体的健康行为的度量。这不仅要说明项目干预前的传统健康行为,更要说明项目干预后的健康行为改变。

由于本个案研究具体是关于妇幼保健领域的健康促进,对个体的健康行为分析主要集中在对妇幼保健服务利用的行为上。在妇幼卫生研究领域,健康行为最主要的体现是对一些关键性保健服务的利用。在个案中,它具体体现在住院分娩服务的利用行为、孕产妇保健服务利用行为,以及婴儿和儿童保健服务利用行为中。因此,对这些关键行为的分析成为笔者对健康促进项目实施前和实施后结果与效果分析的关键。

另外,由于健康行为对健康水平的影响,笔者对项目干预结果的分析还将进一步衍生到对所干预对象群体的健康水平的一般度量。针对妇幼健康主题,这可以具体表现为一些妇幼健康水平的重要指标的结果,如孕产妇死亡率、婴儿死亡率、儿童死亡率,以及各种相关疾病的发病率等。当然,这些数据并不能完全而直接地说明一种增权实践对最终的健康结果指标产生的精确影响程度[①]。 它们是从总体上反映一种健康促进模式可能在一定程度上从一个方面对健康行为及健康水平产生的积极效应。

---

① 对这样一个研究目的,则需要通过一项计量分析来实现,而这并不是本研究的目的。

3.4.7 对研究质量的考虑

科学研究都将接受研究质量的考验。在实证研究的传统中，对定量研究的质量判断通常建立在研究的信度、效度、普遍性和细致度四个方面（Stenbacka，2001）。这意味着，研究者需要向人们展示：研究发现或结果是否是可重复的；研究所要测量的对象是否真正得到测量；研究结论是否可以推广和复制；以及研究是否系统而细致（Stenbacka，2001）。在定性研究中，人们仍然需要考虑这些问题，尤其是信度和效度问题。就像 Patton（2001）所指出的，效度和信度是任何一个定性研究者在研究设计、分析结果和判断研究质量时所需要考虑的两个因素[①]。 所不同的是，在定性分析中，人们对研究质量的考察是通过其自身范式的术语来进行的（Healy and Perry，2000）。

在定性研究者眼里，对研究质量的追求代表着对可靠性（trustworthiness）的追求。针对定量研究所使用的内部效度（internal validity）、外部效度/普遍性（external validity/generalisability）、可信度（reliability）和客观性（objectivity）[②]，Guba 和 Lincoln 提出四个衡量研究可靠性的标准，并得到很多人的认同和运用，即可信度（credibility）、适用性（applicability）或可转换度（transferability）、一致性（consistency）或可靠性（dependability）、中立性（neutrality）和可证实性（confirmability）（Guba，1981；Lincoln and Guba，1985）[③]。 对如何实现这些标准有很多方法。定性研究者通常使用的方法有三角互证法（Patton，2001）、对单一现实的多重感受（Healy and Perry，2000）、使用多种方法理解多种现实（Johnson，1997）等。McMillan and Schumacher（2006）列出了一个增强定性研究效度的综合策略表。其中包含了 10 个主要策略，包括长期而持续的田野调查、使用多种方法、使用参与者的语言、降低推理描述、多个研究者参与、机器录制数据信息、成员检查、参与者回顾，以及负面或异常数据分析。

针对定性研究对质量提出的各种要求及确保质量的方法，笔者在调查和分析中进行了充分考虑。下面对可信度和中立性问题予以一定说明。

1. 可信度

研究的可信度指研究发现与现实之间的一致性程度。首先应该承认，在这个

---

① 当然，定量研究中强调所得出的结论适合于全人群的普遍性要求从统计学角度来讲并不适合使用于小范围个案研究的定性分析，但是，Yin（1989）从分析性概括而非统计性概括的角度重新诠释了普遍性对定性研究的意义。
② 对这些概念的界定及其针对定性研究的意义，请参见 Stenbacka（2001）的讨论。
③ Shenton（2004）对 Guba（1981）和 Lincoln 和 Guba（1985）所提出的相关概念进行了比较详细的回顾。

方面，有一个因素对研究存在一定的限制，即尽可能长的实地调查。笔者从求学地维也纳飞回中国，再深入南部的个案县，这在时间、交通、沟通和生活安排等方面都不允许展开长时间的田野调查。笔者总共开展实地调查的时间约为 2 个月（其中，在 JC 县的时间约为 1 个月）。不过，笔者对此做出了弥补，即采取两次访问个案县的方式，并通过两次访问之间的时间间隔对首次调查所获资料进行深度阅读和梳理。这使笔者的第二次调查更具有针对性和弥补性①。

因为存在上述的限制因素，笔者格外注意使用其他增加研究可信度的方法。总体上讲，这包括设立详细的研究方法和路径；使用多种调查和研究方法；访问个案的不同地点和不同群体（与个体）来实现三角互证；利用笔者曾经有的研究调查经历和对当地材料的收集和阅读，提前熟悉个案地区的社会、经济和文化背景；努力确保信息提供者提供真实的信息；在访谈中使用互动性的提问和信息收集方法；对负面个案加以重视和分析；对调查个案的背景给予详细说明；对相关的案例给予深度描述；将研究个案置于国际和国内相关研究背景中进行研究和分析；在分析中使用大量受访者的语言；等等。对这些方面，有些已经在前文给出了较详细的说明（如调查和研究方法），在此不作重复叙述。关于具体的分析方式将在后面的分析章节直接展现。在此，笔者集中讲述上述各点中的三个方面。一是笔者之前的研究经历对其研究的影响；二是笔者对个案县背景的了解和熟悉过程；三是笔者确保信息提供者提供更真实信息的方法。

（1）研究经历

在开展博士研究项目之前，笔者曾经用 Amatya Sen 关于人类发展的视角对中国的卫生发展开展过多年研究，其中有大量实证调查。这些调查涉及中国的东部沿海发达地区、中部地区、东北地区和西部欠发达地区。这之间，对云南省的调查次数最多、调查的范围最广。因为，得益于参加联合国儿童基金会和英国救助儿童会资助的几项研究，笔者在云南省东中西部的多个县做过关于妇幼保健的调查。因此，在开始博士研究时，笔者已经对云南省的整体社会、经济、文化和卫生发展状况有了一定的直接接触和认识。这对笔者理解样本县的社会各方面状况和问题是重要的帮助。并且，多年的研究联系帮助笔者在云南省卫生系统建立了较为广泛的联系网络。这对笔者从省级到基层的访问提供了直接而重要的帮助。因为这个有利条件弥补了笔者无法在样本县开展更长时间调查的不足，而使其在时间有限的实地调查中开展大量的访问，并获取足以支持其展开分析的丰富资料。

---

① 另外，笔者的导师 Weigelin-Schwiedrzik 教授作为熟悉中国历史和现代中国发展（包括卫生领域）的研究专家，与笔者针对论文设计、组织和分析进行了很多次深入交谈，并针对初稿提供了大量意见。这非常有效地帮助笔者开展了大量反思及在此基础上的修改工作，从而促进笔者在研究过程中克服自身的偏见和偏好。另外，笔者的博士班同学也对其历次陈述给予评论。这些都有助于提高研究质量。

（2）对个案县的了解

笔者对 JC 县的了解过程贯穿了其整个调查和研究过程。笔者的这个方面的最深感受在于两个方面，第一个方面在于每一次深刻的理解总是建立在前期了解的基础上。因此，前期了解和准备对笔者的实地调查和分析就显得非常重要。在初次深入 JC 县之前，笔者从县级以上访谈者那里详细询问关于 JC 县的自然、社会和人文状况。得知 JC 县是白族人口聚居地后，笔者也曾因为自己不是白族人，因而不了解这种民族文化（包括语言）而为调查感到担忧。因此，笔者与省级访谈者及其朋友的交谈广泛涉及了这个话题。在初次进入 JC 县后，笔者的重点除了展开预定的调查以外，还花了专门时间和精力在当地小镇的文化用品和旅游商店购买反映当地民族文化特征的各种商品，包括地方文化介绍、音乐 CD、地方剧本子曲 DVD、手工艺品（包括木雕和绣品）。并在得知该县有较新的县志后，专门跑到县志办购买了厚厚的《JC 县志》，然后无比高兴地抱回旅馆，并一路抱回维也纳。这些丰富的民族文化资料成为笔者第一次调查后阅读的重点，并因此使其熟悉并喜欢上这个文化生活丰富多彩的民族。

当然，笔者也曾经为不懂当地白族语而感到担忧，担心访谈无法深入。尽管笔者多方熟悉白族文化，但是，要在短时间内完全学会这门语言并不容易。好在很快了解到，白族是受汉化影响非常大的一个民族[①]，因此，当地人对普通话的掌握程度较大（尽管有口音），尤其在乡级及以上工作者中，甚至是包括村医。事实上，在笔者的实地调查中，对从村医开始的访谈都没有遇到语言障碍。在村级社区面对普通村民的座谈中，出现年长者讲白族语的情况。为了不使村民访谈群体出现偏差，笔者并没有排斥这部分人。尤其考虑到这些在当年实施项目时以婆婆身份出现的村民在研究中有重要的意义。因此，对与他们的交流，笔者不得不使用当地的翻译。这些翻译主要是县乡妇幼工作者，如卫生专干或者村医。不过，笔者尽量要求翻译者能够全部翻译这些村民的话，并以村民的口气进行翻译。笔者也做好详细的记录，以降低信息丧失和曲解的可能性。

笔者的感受的第二个方面在于对当地社会和文化的理解，除了从外部资料（包括上面谈到的各种有形资料）及访谈和文献调查活动中获得以外，更真实地进入当地人的生活是一个重要的方面。虽然笔者的实地调查限制了其开展充分参与当地生活的活动（或者开展广泛的参与观察），但是，在整个行程中，笔者有很多次亲身经历当地文化生活的机会。这包括受邀参加农户的"吃杀猪饭"（当地的一种习俗）、在农户家里吃工作餐后欣赏农户家人跳当地民族舞蹈"霸王鞭"、参观当地的白语小学、参观小镇老街上历史悠久的古宅和著名的 JC 县木雕工艺、参观茶

---

① 关于这一点，见研究中对 JC 县文化的介绍部分。

马古道老镇的民族文化街、在村医家里品尝板栗、在村医诊所接受诊疗、在村民家里穿民族服饰、参观受访者私人收藏的民间工艺品，在调查途中的车上倾听乡卫生院领导唱当地的"本子曲"，参观途经乡上适逢的定期集市，参观白族人典型的"三房一照壁"的民宅，等等。这些活动让笔者更深刻地了解了白族民间文化和传统及其对个人和群体行为及认识的影响。这部分信息不仅有助于笔者消除作为非白族人进入当地白族社区进行调查所存在的盲区，同时也为笔者带来了大量直接观察资料，并最终成为有助于分析的重要背景素材。

（3）确保信息提供者提供更真实的信息

这个问题是笔者在实地调查中始终在问自己的一个重要问题①。事实上，笔者曾使用多种方法来增加信息提供者如实地提供信息的可能性。这包括在开始访谈时，总会询问受访者是否愿意接受访谈，并表明他们可以加以拒绝。在得到愿意接受访谈的回答后，才开始进行访谈。这样，笔者就给了受访者一个选择的机会。根据 Shenton（2004），这是避免不愿意接受访谈者为了迎合而做出虚假回答的一种实用方法。所幸的是，在访谈中，受访者都对提问给出了个人回答，即使回答有时可能偏离提问主题。在访谈开始前，笔者通常还必须向访谈者表明如下内容：笔者的个体研究身份和研究目的、针对问题的答案没有对错、他们可以在访谈的任何时候终止回答。另外，在提问中，针对访谈者的某些回答，笔者会用其语言复述后再次提问求证。

2. 中立性

研究的中立性或可证实性也就是研究如何保持客观性的问题。这意味着，研究应该尽量确保所得到的发现或结论是信息提供者的经历和观点，而不是研究者的特征和偏好（Shenton，2004）。但是，即使是使用不依赖于人的技术和感觉的计量工具开展的定量研究，要保持研究的客观性都是异常困难的事情，因为研究者的偏见可以无处不在（Patton，2002）。作为一个非白族、非 JC 县本地人、对 JC 县并没有非常长期的接触经历的笔者来说，要完全了解并准确分析 JC 县在多年前实施一个项目的全部经历是非常艰难的。尽管笔者在调查研究中有幸得到多方面的帮助（包括上级卫生部门和所调查机构工作者），并得以在很多环节中按照自己的想法实施，从而获得了丰富而翔实的第一手资料，但是，在调查中，仍然摆脱不了基于个人学术经历和生活经历所形成的既定思维框架。很多次，当提出一个问题时，笔者的调查对象会说："王老师，这，你就不了解了……"尽管他们说得都很婉转，但实际在表达不同于笔者的观点或想法。当然，听到这句话，往

---

① 笔者的导师 Weigelin-Schwiedrzik 教授在与其关于论文的交谈中，多次讨论到其是否收集了最真实的信息，而不是受访者为了迎合笔者或者其他人（如地方工作者）而提供的不实回答。

往是笔者最高兴的时候，因为这是摆脱自我偏好的重要机会。笔者将获得真正有价值的信息。

3.5 总　　结

本章从理论上建立了一个以增权促进健康的分析框架。这个分析框架的焦点是影响个体的健康行为改变。因此，该分析框架从本质上是围绕一个健康行为改变模型展开的。本章的第一部分是对经验研究分析框架的总体说明。第二部分是对一个健康行为模型进行的阐述和说明。这个模型的核心是从个人的信仰、规范、计划、维持角度分析影响一个人健康行为改变的重要因素。围绕这些因素，个体的心理增权被认为是影响这些因素的一个重要方面，因为，心理增权的三个重要构成，即自我效能、批判性认识和实际行动对一个人的信仰、规范和实施行为有关键性影响。

但是，为了实现心理增权及通过实现了的心理增权影响个体行为改变，我们并不能直接或者单纯地从个体的心理增权开始介入，因为，健康促进领域的心理增权在大多数情况下并不能完全自发开始并实现，而需要在一个社会系统中的综合作用下进行。因此，建立对组织增权和社区增权的分析框架是本章的另一个重要部分。

在分析框架中，组织增权的发生需要首先考虑外部环境的背景因素。模型中列出了一些重要的方面，包括政府的角色、组织内部领导特征及外部推动力量。当一个组织自身并不具有增权意识或方法时，这些背景因素就可能发挥重要影响。模型同时给出了组织增权的核心构成，即领导模式、合作行动及知识传播。实施这些核心构成将可能实现良好的组织增权结果，即在组织成员个人层面上的心理增权结果。这也意味着增权团队的形成。另外，在组织整体层面上，组织增权实践将对组织拥有的资源、联系、政策影响及与系统内其他组织的价值一致性形成重要影响。

组织增权可能进一步带动社区增权，因为组织增权所形成的社会影响将成为社区增权的重要推动力。在分析框架中，社区增权的重要构成可以包括社区中健康促进活动的关键推动者的行动、社区合作伙伴的建立，以及社区参与平台的形成。这些过程将可能利于形成社区健康促进行动的社区领袖、集体资源，并实践社区大众的参与行动。当社区大众介入广泛的参与行动中时，社区成员就可能在这个过程中开始他们的个体心理增权实践。这个个体心理增权实践过程则可能进一步通过影响人们的信仰、规范、实践而改变人们原有的健康行为，即分析框架的焦点。

　　本章所建立的分析框架将为后文对 JC 县个案展开具体分析所用。笔者对经验研究的方法主要是个案分析和定性研究。它结合了个案分析法、访谈法、文献研究法和观察法多种方法。本章的 3.4 节对相关方法给予了详细说明。

第4章 | 组 织 增 权

JC 县中加项目的实施是从妇幼卫生服务机构的增权行动开始的。这是 JC 县中加项目以增权实现健康促进目标的第一个阶段，本研究称为"组织增权"。根据前面理论框架一章的设定，"组织"在这里特指妇幼卫生服务机构，而不包括政府机构。对妇幼卫生服务机构，这一章的分析对象集中在县、乡两级的服务机构，而不包括村级服务机构①。具体地讲，这一章的组织增权分析对象是 JC 县妇幼保健院和各乡镇卫生院在中加项目中的增权行为。本章将详细阐述 JC 县中加项目组织增权的实施过程、结果及影响，并对其中一些重要方面进行有针对性的分析②。本章的结构为：第一部分是关于中加项目实施组织增权的社会背景；第二部分详细阐述组织增权的核心构成，第三部分是关于组织增权的结果，最后是总结。

4.1 社 会 背 景

在一个嵌套的社会系统中，特定的社会背景因素不仅能够影响组织增权的过程，也往往是组织增权能否得以开始的重要影响因素。根据分析框架，本节从三个方面考察 JC 县中加项目启动与开展的社会背景，即地方政府的角色、外部资助方的角色，以及组织内部的领导特征。

4.1.1 地方政府的角色

JC 县政府对 JC 县妇幼保健系统在申请和实施中加项目之初给予的支持和帮助为该县妇幼卫生领域增权实践的展开提供了重要的制度保障。不过，获得县政府支持的过程并不一帆风顺。

当贫困县迎来改革开放大潮时，地方政府关心的首要问题往往是如何摆脱经济贫困。作为经济贫困县的 JC 县政府也不例外。虽然上级州委、州政府，以及本级县委、县政府在各种文件中都明确了要对卫生增加财政投入，但实际很难实现

---

① 关于这方面的具体说明和解释，详见理论框架一章的组织增权部分相关内容。
② 对组织增权的过程和机制的总结与相关讨论将在讨论一章展开。

这些目标①。县政府也寄希望于通过市场化来促进当地的妇幼卫生，如通过向服务利用者扩大收费服务的种类和收费程度以增加医疗服务机构的经济效益，从而缓解服务机构的经济压力，同时也减轻政府的财政压力。

当然，如果有外部资金注入地方妇幼卫生发展事业，JC 县政府自然欢迎。因此，当 JC 县妇幼保健院提出申请中加项目的意愿时②，JC 县政府很快表示支持。不过，县政府随即了解到，能否最终获得中加项目支持的一个重要前提是地方政府需要承诺提供一定量的配套资金③。更明确地讲，为了项目的实施，县财政必须每年为妇幼保健领域提供一倍于当时财政拨款水平的投入。县政府领导对此出现犹豫（JC 县妇幼保健院采访资料，2009 年 12 月）。

尽管如此，县妇幼保健院却立场坚定④。这是因为，项目申请成功意味着获得约 100 万元的资助。对县妇幼保健院当时的收入状况，这几乎是"救命钱"⑤。因此，县妇幼保健院现实地提议，县政府将每年对县保健系统的财政投入作为县政府对中加项目的县级配套资金。依靠这一政府承诺，JC 县保健系统可以连续五年每年获得约 20 万元的中加项目投入⑥。政府的主要角色是对项目表示支持，并放手让保健系统去实施。

这个建议似乎是当时县妇幼保健院所能想到的最现实的方法。对此，县卫生局首先做出了支持的姿态，并主动与县政府领导进行商议⑦。对县妇幼保健院的建议，县政府发现了其好处。首先，县政府没有了额外投入的负担；其次，县妇幼卫生事业可以获得发展；最后，保健系统的工作积极性也会得到提高。因此，尽管县政府认为配套资金有困难，但最终同意了保健系统的建议，并对申请和实践中加项目给予了明确的支持。

不仅如此，根据中加项目"相关者"都要参与项目中的实施要求⑧，县政府还需要对项目的领导和管理给予支持。因此，JC 县政府按照要求先后组建了县级项目领导小组和乡级项目领导小组，负责为全县的项目实施提供全面支持⑨。不仅如此，县政府还在舆论宣传上表示了政府的积极态度。

然而，忙于多种地方事务，尤其是经济发展的县政府并不能实质性地参与具

① 根据 JC 县分管卫生的职能部门——卫生局 2000 年度报告，县财政对卫生的投入不足已经成为制约 JC 县卫生发展的重要因素（JC 县妇幼保健院档案资料 1）。
② 本研究中，JC 县妇幼保健院的简称包括县妇幼保健院、县保健院、保健院。
③ 根据项目要求，县政府需要在 5 年项目执行期为项目提供配套资金约 63 万元，每年大约为 12 万元。这相当于当时财政每年投入的妇幼保健经费（JC 县妇幼保健院档案资料 2）。
④ 来自省卫生厅的信息说明 JC 县保健当时有资格申请该项目的实施（DSY 访谈，2009 年 9 月 12 日）。
⑤ 见附录 2 关于 JC 县当时的妇幼卫生发展状况的详细阐述。
⑥ 除特殊说明以外，本章及其他章节关于费用方面的计量单位都为元。
⑦ 县卫生局希望县妇幼保健院能够得到这笔来自外部的资金，从而可以加强全县的妇幼卫生发展。
⑧ LXY 访谈信息，2010 年 9 月 10 日。
⑨ 县级项目领导小组由县长担任组长，县计委、妇联、财政、卫生等部门的领导分别担任小组成员。乡级项目领导小组由乡政府领导和乡镇卫生院领导组成，具体领导乡级项目开展。

体的项目实施中。因此，全县负责妇幼卫生管理的主要机构——县妇幼保健院自然就成为 JC 县中加项目实施的直接负责机构[①]。这实际上为项目实施提供了一种很好的制度设计。一方面，政府给予总体支持；另一方面，政府并不高度介入项目管理，县妇幼保健院则拥有较大的自我决策和行动空间。这无疑为县妇幼保健院其后用全新的增权模式开展项目实践创造了一个宽松的政治环境。相反，如果在一个受到政府严格控制和干预的项目中，作为下属技术部门的县妇幼保健院未必能比较自由地实践一种新的增权理念[②]。

4.1.2　外部力量的作用

在 JC 县实施中加项目之初和开展过程中，有一些重要的外力对其进行了推动[③]。但是，如果要探究促使 JC 县最终采用增权方式开展中加项目的最初外力因素，则不能忽略中加项目的加方主管部门——加拿大国际发展署（CIDA）及其派驻云南省的项目官员对社区参与等增权理念的推动及介入式（hands-on）的管理方式。

（1）新理念和新方法的引入

CIDA 对中加项目的设计和实施强调了三个主要方面，即对服务利用者需求的强调、对服务利用者作为引起变化的主体而非被动接受者的强调，以及对社区参与的强调（ZXY 访谈信息，2010 年 9 月 10 日）。这在当时的 JC 县妇幼健康领域代表着一种新的理念和新的方法。

中加项目书中设定的一个重要的项目目标是：

"促使县、乡妇幼保健机构工作人员、乡村医生及乡村接生员与农村妇女及广大群众建立并保持密切的联系，从而使服务与人群的需求相一致。"（县妇幼保健院档案资料 4）

根据这个目标，一方面，CIDA 对项目干预的要求并不是一种传统的医学视角，而采取了一种需求（need）视角；另一方面，中加项目的实施也超出通常的健康促进中根据事先确定的服务内容对服务提供者提出的单方面要求，而是明确建立了服务提供者与群众之间的联系，并强调服务提供者的行动最终都要落实到人群的需求目标上，即服务提供与人群的需求相一致。

为了实现这个目标，公众参与成为项目实施的一个重要方式。这意味着，公众应当成为实施改变的主体，而不仅仅是单纯的受益者（LXY 访谈信息，2010

---

① 当时成立的县项目办公室也直接设在县妇幼保健院。
② 当然，政府在支持上具有的某些"象征意义"也必然给项目实施带来了一定限制。后文将对此进行说明。
③ 其中包括云南省"中加项目"领导和管理者队伍及各级地、州政府。他们都从政策和技术层面为 JC 县"中加项目"的实际开展提供了各种支持。

年 9 月 10 日）。为此，中加项目实施中的一个重要任务就是改变基层妇幼卫生工作者的工作思想、方法和行为，使其从单方面关注服务提供的视角转移到服务利用者自身和社区力量的作用上。

由于项目实践的主体是培训和社区实践，项目技术路径设计中对培训和实践提出了一系列新要求和新方法。而这些新要求的核心就是公众参与和社区参与。在项目中通过中加双方合作编纂的两本重要教材《骨干师资培训手册》和《参与性监测与评估手册》中明确列出了一系列参与性教学和工作方法（表 4.1）。

表 4.1　中加项目实施中运用的参与式工作方法

工作方法	说明
参与式教学方法	学员结合本社区面临的健康问题，在课堂共同探讨其原因和改进方法
完整教学法	讲求参与、对话、社区过程、实践策略相结合的教学方式
参与式社区工作	从社区出发来发现问题和分析问题，并充分肯定社区的普通群众对参加改变自己社区的活动中的重要性
社区参与的角色转换	社区卫生工作者从"领导"转变为与社区群众相互交流个人经验并且与同事及社区成员真诚合作的"伙伴"；从直接负责解决问题或指导改变现实转变为提出关键问题并对经验进行反思；从为群体工作的模式转变为为社区提供支持、信息和一切专长经验，并允许群众承担领导角色
参与式监测评估	参与指项目或工作相关人员（官员、执行人员、社区领导、社区群众）平等地参与项目或工作的监测与评估，共同分享经验与成果、分析问题、共同决策、做出计划并实施。并且，这种"参与"不同于日常工作所说的按照上级的安排参与工作和参与劳动，或利用服务或接受评估等，而是参与项目或工作决策，参与计划、实施、监测和评估的多个过程

资料来源：马图克和朱亚屏（1997）；中国-加拿大云南省妇幼卫生项目（2002）

这些工作方法强调了公众参与的意义，并突出了其在设定目标和选择实施方法上的作用。这意味着，中加项目的目标不是单纯的"授人以鱼"，而是要"授人以渔"。这样的要求和方法对 JC 县当时的妇幼卫生服务提供者来说是全新的[①]。

（2）介入式管理

虽然 CIDA 对项目的目标和方向有了比较明确的要求，但显然，这些要求对中加项目的实施县来说是陌生的。这些项目县（包括 JC 县）都不具备条件直接按照要求开展项目。为此，在实践中，CIDA 在云南省派驻了一名项目官员 LXY。

---

① 参与式是 CIDA 强调的一个重要方法。但是，在将参与式方法应用到云南项目时，对具体工具的设计和运用是建立在加方专家和中方专家的共同探讨基础上（LY 访谈资料，2009 年 8 月 18 日）。

虽然 LXY 的职衔是"培训专家"（lead trainer），但实际上，她的职责远超出了培训的范围。她同时承担着对资金、设备等其他重要方面的具体管理。在中加项目开展的最初两年中，她其实是加拿大方面负责管理项目的"唯一人员"。通过 LXY 的作用，CIDA 在中加项目中实现了一种介入式的管理状态。下面将着重以 LXY 在项目中的角色为例说明 CIDA 的介入式管理①。

在加拿大从事多年公共健康护理教育的 LXY 将中加项目的实施视为一个"护理过程"（nursing process）。尽管她当时负责了项目培训教材的研发，但中加项目在她看来"不仅仅是一个培训计划，也不仅仅是选一份手册，然后完成几个陈述后离开。"她认为她的工作重点是启发和帮助人们开展一种"思考过程"（thinking process），即"改变人的思维方式"。在这个过程中，她要将社区参与的一系列重要概念通过自己在项目中的行动——培训、教育和监督——传递给受到培训和一起合作的同伴。JC 县的妇幼卫生工作团队正是在这个过程中探索自己的增权道路。

另外，LXY 帮助传播了 CIDA 在项目中对人的自主性力量的强调。在项目初期，LXY 发现很多接受培训的人员在思想上和行动上严重依赖他们的上级（或省级）领导。但实际上，省级领导在处理省级工作之外很难再有大量时间和精力直接投入基层工作。从这个角度出发，LXY 强调降低基层对上级领导的依赖性，并注重激发人们自身对问题的批判性认识（critical thinking）和解决问题的自我依靠意识，以激发自我力量②。

这种对人的自身力量的重视使社区参与成为 LXY 以"护理过程"看待项目的一个重要内容。她认为，"必须让人们参与进来。"因为，参与对人的影响和改变是本质性的："它能帮助人们最终具有更高程度的功能，从而使他们拥有技能、（能够）处理和解决问题。是一种掌控（master），不仅仅是应付（cope）。"这是 LXY 对健康促进目的认识。

对参与者的概念，她是这样界定的：

> "那的确是每个人。一旦你来到社区，那就是生活在这个区域的上到领导下到百姓的每个人。"（LXY 访谈，2010 年 9 月 10 日）

对 LXY，参与不仅从对象上包括每个人，而且，其要求并不仅仅是人们"坐在一起"。参与的真正内涵是积极地让人们参与事件中，并且感受到"他们是问题的一部分，他们也是出路的一部分。"这个思想一直贯彻在 LXY 负责的中加项目

---

① 关于 LXY 提供的相关情况主要来自笔者于 2010 年 9 月 10 日通过 skype 对 LXY 进行的详细访谈，另外还有部分信息来自省级和县级调查的访谈结果。

② 在采访中，LXY 告诉研究者，她曾经用肯尼迪总统在演讲中的经典话语激励学员："不要问国家能够为你做什么，而是问你能为国家做什么？"（LXY 访谈资料，2010 年 9 月 10 日）。

的所有培训和实践工作中。在实现社区参与的方法上，LXY 突出了社区承诺（commitment）的作用。她认为，社区参与代表着人们对所爱的家庭和社区的一种承诺和贡献。因此，LXY 不断激发基层人员的承诺。以此促进人们积极地参与本社区的健康促进中。LXY 在访谈中对项目给予的评价表现了项目实施者在"承诺"及"参与"方面的突出表现：

> "那的确是一个参与性的项目……现在，当我回顾过去，我必须说，那是我整个护理生涯中最值得骄傲的一个部分……在这之前和之后，我都没有见到云南项目中我所看到的情景……我为人们的承诺而感动，尤其是那些乡村医生。"（LXY 访谈，2010 年 9 月 10 日）

从社区参与的方法入手，LXY 引导的项目活动围绕着解决社区层面的问题开展。培训人员着重帮助社区建立发现问题和解决问题的自我能力。这包括帮助基层认识问题所在、评估问题、分析问题、确立优先和计划，实施行动，以及为发生的变化进行监测和建议。在这个过程中，LXY 强调教育和自我行动的作用。

为了保证工作目标得以实现，LXY 努力在多个层面上推动每一个参与者共同的合作。她不仅重视发挥基层每个人的作用，也注重基层政府的作用，即上层的影响。实际上，她首先立足于省级层面，帮助上层专家确立明确的管理目标，然后才"从基层邀请社区的加入"。这说明，LXY 明确认识到，在中加项目中，基层的确有重要的作用，但是，来自政府和上层组织者的作用也同样重要。只有共同发挥作用，项目效果才能长期延续①。从这个角度看，讲求社区参与的中加项目在设计上并不是一个单纯的自下而上的项目，而是结合了自上而下和自下而上两个途径的项目。并且，组织和机构在这个项目实践（或者说，本研究的焦点——增权实践）中与社区一样是极为重要的主体。

并且，LXY 在项目管理中坚持了对可持续性（sustainability）的重视。这也是她专注于增权实践模式的一个原因。因为，在她看来，通过增权实践可以实现对人们观念的长期影响，这是单纯的一次性物质救助所不能实现的影响。当一个乡村小学的校长向 LXY 要求获得更多的设备支持时，她的回复是，设备并不能持久，而利用当地的资源才是持久的方法。在她的带领下，培训更注重对人的思想的影响，而不是单纯的物质状态的改善。因此，对村医来说，石头、木棍、豆子和鲜花都可以用来组成图画，讲解健康知识，而不必利用先进的投影仪才能实现。

在 LXY 介入式的理念传播、方法传授和管理监督下，JC 县开启并完成了对

---

① 项目的省级领导办公室设在昆明。LXY 的办公室就在位于昆明的云南省妇幼保健院内。她努力与省级卫生专家和工作人员并肩工作。在对 LXY 的访谈中，她表示，云南省妇幼保健院并不是"隐于她身后的角色，而是实质性支持她的角色"（LXY 访谈资料，2010 年 9 月 10 日）。

一个全新的增权模式的实践^①。

4.1.3 领导层的增权意识

一个事件的发生除了需要有合适的环境支持和外力推动以外，还往往与事件相关的领导者的状态紧密相连。JC 县就是这样一个例子。在 JC 县妇幼卫生机构走上增权实践的道路之初，其项目实施者队伍中迅速形成了一位拥有增权思想的领导。她对继而开展的整个增权实践有着不可忽视的推动作用。这个领导就是时任妇幼保健院副院长的 DSY^②。

1999 年初，DSY 随同另一同事参加了中加项目省项目办公室组织的历时 20天的"后备骨干师资培训"^③。这次培训使 JC 县拥有了自己在其后的妇幼卫生增权实践中的核心领导。

对从不了解项目工作的 DSY 来说，20 天培训是在好奇中开始的。她原以为培训是关于妇幼保健知识的传授，但发现培训的前 15 天都集中在传授社区卫生工作方法、项目管理方法、健康教育方法、课程设计方法、现场经验和教材开发等方面。这些方面虽然与基层妇幼卫生工作密切相关，但在她曾经接受过的培训中几乎没有如此系统地讲述过，并且，她还发现了更多新鲜的方面。

培训中使用了一种新的方法，称为"完整教学法"。该方法讲求参与、对话、社区过程、实践策略的相结合。DSY 每天参加的培训不再是通常的老师讲课、学员听课的方式，而是分专题准备了很多像小故事和小场景的活页，在学员阅读之后，大家分小组就专门的问题进行畅所欲言的讨论，形成小组意见或者小组决策。然后，教员再集中所有学员，将大家讨论的信息和结果进行交流、评点和补充。结果，在课堂中学到的东西不再主要是从老师那里直接获得，而是从大家的交流中产生。老师的最后总结和评价在很大程度上都是建立在每个学员提供的各种信

---

① 虽然 LXY 在项目中后期因为家庭原因离开了项目实施地，但是，其在项目早期实施中产生的影响对建立项目的增权实践模式起到了明显的引导作用。

② 本节的内容集合了我在 2009 年 9 月、12 月和 2010 年 7 月对 DSY 的多次访谈结果。

③ 在建立了项目领导和管理构架后，云南省项目办公室让各项目县选派妇幼卫生工作代表到省里统一接受培训。这群人接受培训后被分派到不同的项目县从事对县级人员的培训工作。这群人被称为"骨干师资"。这次培训被称为"骨干师资培训"。之后，两名外县骨干师资到 JC 县对该县的县级妇幼卫生工作者和乡级妇幼专干进行了历时 71 天的集中培训。这群接受培训的妇幼卫生工作者日后将承担对 JC 全县妇幼卫生工作者的培训工作，他们被称为"县级师资"。这次培训在项目中也因此被称为"县级师资培训"。这次培训对受训人员的技术和工作方法都产生了一定的效果（下文将有专门分析）。但是，由于从省里下派到地方的外县"骨干师资"对当地情况不熟悉，培训过程没有能够与地方实际情况紧密结合。结果，这批"县级师资"在培训后并没有能够完全成长为项目工作的核心领导。由于这一现象在其他项目县也同样存在，省里随后发起了新一轮培训。该培训从每个项目县选拔本县的妇幼卫生工作骨干，将他们培训为日后担负该县项目实施和培训任务的领头人。这群人被称为"后备骨干师资"。这次培训相应地被称为"后备骨干师资培训"。在 JC "县级师资"培训中担任妇产科理论授课老师时表现突出的 JC 县保健院副院长 DSY 随同另一位保健院儿科医生 YYK 被指定参加该次培训。

息基础上，而不是老师头脑中现成的知识和信息。

DSY 对这种新方法感到兴奋，因为她明显感觉到了这种方法对影响人的作用：

> "要使对方接受一件新事物、一个新观点，需要像教员一样，从对方（学员）的角度出发，倾听对方（学员）的声音，引起对方（学员）的兴趣和共鸣，然后才能取得事半功倍的效果。并且，只有对方（学员）完全地参与一个事件中（如一场讨论或一个游戏），才能使对方（学员）感同身受，真正有激情和责任心去完成一个任务或参与一个事件。"

培训中着重传授的妇幼卫生工作的社区参与理念和方法为 DSY 拨开云雾。课堂教员强调与鼓励学员从社区出发来发现问题和分析问题，并充分肯定了社区的普通村民对参加改变自己社区的活动中的重要性。培训通过很形象的例子启发学员明白社区参与的思路将使社区卫生工作者从"领导"角色转变为与社区村民相互交流个人经验并且与同事及社区成员真诚合作的"伙伴"；从直接负责解决问题或对指导改变现实转变为提出关键问题并对经验进行反思的引导者；从为村民工作的模式转变为为社区提供支持、信息和一切专长经验，并允许村民承担领导角色的模式。

DSY 对此感叹，像大多数基层妇幼卫生工作者一样，她当时虽然业务能力比较出色，可是，在保健院多年的工作中，始终只是想到如何完成上级的各项任务，如何到基层检查台账[①]，可是，她从来没有仔细想想，自己所做的一切并不是为了完成工作，而是要使工作对象（即服务群体）得到满意的结果。这个道理虽然简单，但一直为 DSY 忽略，也为大部分置身妇幼卫生领域的工作者忽视。DSY 因此认识到：

> "妇幼卫生工作的方向不应该完全由保健院领导一手决定，而是要充分了解并尊重社区的意见，从社区的需要出发，并让下级工作部门和社区都成为工作的主角之一。"

令 DSY 尤其兴奋的是，培训还明确指出了改变工作状态的具体方法，即社区参与的方法。该方法不是简单地按照从上而下的信息传达、服务提供和技术检查等传统方式来完成，因为，那样就割裂了社区和妇幼保健服务系统的关系。相反，工作要取得成效，最基本的一个方法就是要依靠广泛的社区动员，通过服务提供者和社区村民的合作和相互帮助，实现自下而上的自我行动，从而达到预期目标。培训甚至给出了非常详细的自下而上的社区工作流程案例。DSY 在培训期间做了两大本笔记来记录各种新鲜的方法和学习心得[②]。

这次"后备骨干师资培训"对于段来讲是一次改变工作理念和方法、拥有参

---

① 台账指各种统计报表材料。
② 研究者在调查中有幸收集到了 DSY 当年的工作笔记。

与和增权思想的启蒙经历。她由此开始意识到：

> "陷于困境的 JC 县妇幼保健院要改变现状，可以尝试使用新的社区
> 工作方法来开展，即走进社区，了解社区的需求和真实状况，并根据这
> 些情况出发制定相应的决策；同时，让基层服务提供者（如妇幼专干和
> 村医）和社区群众参与各种活动甚至是决策过程中，成为工作的主角，
> 并通过自我教育实现自我改变。在这个过程中，保健院的角色则是做一
> 个成功的引导者和鼓励者。"（DSY 访谈，2009 年 9 月 9 日）

当然，由于没有经验，DSY 刚开始也并不完全确定这样的想法一定可行、这
样的实践一定能够成功。可是，为增权思想鼓舞的 DSY 却有了非常强烈而直接的
尝试愿望。因此，培训后的 DSY 首先开始在保健院和下属机构内部进行增权参与
思想和工作模式的鼓动和运用。在她的促进和带领下，JC 县妇幼保健院工作发生
了思路性的转变，而其指导下的乡镇卫生院也因此开始了增权干预的实践，并将
影响直接扩展到村级社区。

LXY 在采访回忆中对 DSY 在 JC 县中加项目实践中的作用给予了高度评价，
"DSY 的领导作用对（JC 县中加项目）的成功实施来说是一个重要的因素"。（LXY
访谈，2010 年 9 月 10 日）。所采访的省项目办公室多个领导也对 DSY 的作用给
予了充分的肯定（LY 访谈材料，2009 年 8 月 18 日；ZYP 访谈材料，2009 年 8
月 31 日）[①]。DSY 在 JC 县增权实践中发挥了重要的领导和推动作用。她将 LXY
传输的增权理念很好地吸纳并传输给项目工作团队，使项目实践在增权思想的影
响下开始，并执着地前进。

4.2 组织增权过程

根据分析框架，对 JC 县中加项目中的组织增权过程的考察将从三个方面展
开，即领导模式、合作方式，以及对新的理念和方法的传播[②]。

4.2.1 变革性领导模式

变革性领导模式（transformational leadership）可以被定义为"领导和其追随
者相互促进，使彼此达到更高的动机和道德境况……权力基础的连接不是一种平

---

① 事实上，在项目最后决定奖励人选的时候，省项目办鉴于 DSY 的突出表现而在没有征求 JC 县意见的情况
下直接决定将其作为获奖者。
② 虽然理论部分按照合作方式、领导模式、新的理念和方法的传播的逻辑顺序进行了说明，但是，为了与实
际情况相符，经验分析部分则将首先从领导模式的阐述开始。

衡，而是为了实现共同目的而采取的相互支持"（Burns，1978）。Bass（1998）将变革性领导具体描述为包含四个主要构成，即表率影响（idealized influence）、感召力（inspirational motivation）、才智激励（intellectual stimulation）和个体关注（individualized consideration）。下文的阐述将主要依据 Bass（1998）的构成展开[①]。

（1）表率影响

在 JC 县的组织增权过程中，"表率影响"的第一个表现是作为上级的妇幼保健院在工作方式上注重获得下属机构——乡卫生院及其妇幼专干的尊重，从而带领乡镇卫生院妇幼专干也用同样的方式去获取村医的尊重。

在有限的资源分配中，上级部门往往因为掌握着资源分配的主动权而较下级部门更容易获得并占有某种有利资源。但在很多情况下，下级部门可能更需要某种资源，但却因为在资源分配的阶层中处于较低层次而无法获得。在中加项目开始实施后，县妇幼保健院很快意识到，要成功地开展项目工作，光靠保健院的几个领导和员工是无法实现目标的。他们需要获得下属部门乡镇卫生院的大力支持和合作。但是，县乡部门原先的关系并不紧密（见附录 2）。在这种情况下，乡镇卫生院并不一定会积极支持县妇幼保健院的倡导和计划[②]。

为了转变这样的状态，保健院做出的决策就是通过自身行动获得乡镇卫生院的尊重和认可。这项决策下的第一个行动就是在资源分配中改变保健院占据优先地位的状况，而是按照实际需求将资源在下级机构之间进行优先配置。

借助中加项目的设备援助计划，保健院从乡镇的实际需求出发，从 1998 年开始陆续对 8 个乡卫生院提供了一批非常必要的妇幼保健设备。这其中包括产床、产房取暖器、产房照明灯、基本腹部手术包、产儿科急救成套设备、儿童访视称、多普勒胎心监护仪等 160 多件妇幼卫生服务的基础设备（县妇幼保健院档案资料 5）。这些乡级设备都是从事妇幼卫生工作所必备的基础设备，也是 JC 县乡镇卫生院长期缺乏的设备。过去，在基础设备缺乏的情况下，县妇幼保健院仍然要求乡镇卫生院实现其下达的各项服务指标。这种情况是挫伤乡镇卫生院工作积极性的一个方面。当保健院以乡镇卫生院的需求为先，为它们配备了这些基础设备，并且进行专门培训以指导对设备的使用后，乡镇卫生院开展相关服务才成为可能。这使乡镇卫生院感受到了来自"上级"的支持，以及"上级"在分配资源中对乡镇实际情况的考虑。这对乡镇卫生院是一个触动。

---

① 由于感召力也可以通过变革性领导的其他几个维度加以表现，这个部分的阐述将不对感召力作单独的分析，而将其融入表率影响、才智激励和个体关注中一起分析。
② 值得注意，下级部门往往比较重视上级行政主管部门的意见和建议，但是，上级业务主管部门对下级部门的影响往往不及行政主管部门的影响大。妇幼保健院正是乡镇卫生院的上级业务主管部门，而非行政主管部门。乡镇卫生院上级行政主管部门则是乡镇政府和县卫生局。

除了通过行动表达对下级部门的尊重以外，县妇幼保健院还积极地向乡镇卫生院领导和妇幼专干传输社区参与等理念。为了激励卫生院响应县妇幼保健院开展共同行动，保健院提出：

> "一组人当中如果有一个好的带头人带领大家一起干，当一项工作完成以后，这组人都可以自豪地说：'我们自己完成了这项工作'。"（JC 县妇幼保健院档案资料 6）

这个号召及其在实际工作中的运用帮助妇幼专干理解将要开展的工作是一项合作。每一个参与者最终都能分享到成果和荣誉。保健院不会将最后的功劳全部归为自己。保健院在项目中始终坚持这一信念，并在实践中身体力行，表达对下级劳动的尊重。这个行动与保健院之前的行为形成较大的对比。对保健院如何能够实现如此改变，这与前面介绍及分析的增权行动产生的社会背景不无关系，尤其是外部力量的推动和基层领导层的增权经历。正是得益于 CIDA 对增权理念的推动及作为 JC 县基层增权实践领导人 DSY 自身行为改变及大力推动，保健院逐步实现了这种转变。

保健院还不断激发妇幼专干及更基层的村医重视社区、从社区出发、向社区学习的思想。他们将这种思想作为项目中的一个重要目标结合在与妇幼专干及村医交流和合作的机会中。县妇幼保健院的历史资料中有一条标语非常醒目：

> "到老百姓中去吧，同他们一块生活，虚心向他们学习，并且爱他们，以你所知为基础，取他人之所长。"（JC 县妇幼保健院档案资料 7）

对县级师资的访谈获知，用通俗的话宣扬这种以最基层为中心的方式在当时有效促进了妇幼专干的社区参与意识（县级师资问卷调查，2009 年 12 月 13 日）[①]。有了这种思想的指导，妇幼专干此后在村医的帮助下纷纷找到了原本没有发现的社区问题。这个思想后来还被运用到县妇幼保健院和妇幼专干一起组织的针对医的培训中[②]，帮助村医吸收中加项目倡导的参与式社区工作方法。

保健院对下级单位和人员的尊重有效地帮助其增加了乡镇卫生院的信任和支持。其对参与、合作、社区作用等价值和理念的宣传又进一步推动了乡镇卫生院和妇幼专干的实践意识和行动。逐渐地，乡镇卫生院和妇幼专干也开始使用相同的方法开展对村级的管理工作。他们注意在技术指导的基础上充分尊重对方，并吸纳对方的有价值的意见。

---

① 妇幼保健院作为卫生管理机构试图改变基层村民的健康行为，但同时，保健院又发起向基层村民学习的号召，这两者看似相互矛盾，但其实不然。前者是从现实出发希望改变村民不利于健康发展的某些保健行为的目标，而后者实际意在置身村民社区、深入村民社会，了解村民生活，从而获得村民的信任，并理解村民真实的想法、行为及制约行为改变的个体和群体原因，并最终更有效地引导村民改变不利健康的行为。因此，两者其实是相辅相成的，并且，后者是前者的基础。

② 关于培训的具体内容，参见后文关于知识和理念的传播一节。

在 1999 年第一批村医培训后，某乡的妇幼专干组织该乡全体村医学员开展讨论。期间，她既对村医提出明确的工作要求，如对"台账""围产期保健卡"等填写要求，并与他们一起完成填写练习。同时，她也对学员提出的意见和建议予以认真的采纳。例如，项目已经决定了在一个村开展社区实践的具体时间。但是，基层村医向该乡妇幼专干提出了对时间安排的不同看法。村医认为当时正处于农忙季节，如果按照计划上的要求，工作很难开展。因此，要求对儿童体检等工作进行推迟。对这样的要求，乡卫生院的妇幼专干与保健院进行了商量。结果，保健院和该妇幼专干都没有按照项目进度的要求而盲目地坚持原先设定的方案，而是采纳了基层意见，对计划进行了修改（JC 县妇幼保健院档案资料 8）。

以身作则、身体力行为县妇幼保健院和乡卫生院的来往提供了润滑剂，减少了原先两者之间的摩擦和不和谐[①]，并为保健院赢得了乡镇卫生院的尊重和信任。这为保健院影响卫生院开展项目增权实践做了良好的铺垫作用。

（2）个体关注

个体关注型的领导意味着领导对其下属或追随者的需求和问题能给予特殊的关注。这些领导也为指导和辅导其追随者投注经历，鼓励他们承担更大的责任并发挥他们全部的潜力（Bass and Avolio，1994；Avolio，1999；Kark and Shamir，2002）。JC 县妇幼保健院在项目中致力于改善其下属妇幼专干的工作条件和社会地位。这不仅调动了妇幼专干的工作积极性，也稳定了基层工作团队。

由于保健服务和管理工作在乡镇卫生院内部属于非主流工作，妇幼专干是一个很容易被忽视的角色（见附录 2）。她们的工作重要性、经济待遇和社会地位在很大程度上没有得到卫生院、保健院和社会的足够尊重与重视。因此，她们经常被安排去帮助完成院内其他工作。结果，她们从事本职工作的时间往往被挤占；她们的劳动也没有得到相应的报酬；她们从事的妇幼卫生统计、下乡访视等工作经常无法得到院里足够的重视和支持……但是，促进中加项目在基层展开的关键角色就是妇幼专干。因此，县妇幼保健院必须帮助改变妇幼专干身处的不利状况，以行动表示对妇幼专干工作的尊重和重视，从而激发她们的工作活力。

于是，保健院与乡镇卫生院领导及乡中加项目办公室领导进行了多次联系、沟通，要求减少妇幼专干所从事的非本职工作，保证妇幼专干能集中开展本乡的妇幼卫生促进工作。与此同时，保健院也与县卫生局积极沟通，希望行政领导对

① 见附录 2 分析。

加强妇幼专干队伍予以更大的重视和支持。在积极的沟通下，县卫生局很快以中加项目办公室的名义对妇幼专干的工作和作用予以肯定。例如，在由妇幼专干组成的县级师资队伍成立初期，中加项目办公室就确定对县级师资承担社区监督和评估指导工作给予相应的报酬。

> "在项目执行期间，县级师资担任很繁重的社区监督评估指导工作，为项目付出辛勤的汗水，为此根据项目要求，从专项基金中给予社区监督评估补助（10.0元/天，凭社区评估记录、工作报告、被评估村医签名，院长证明领取）。"（JC县妇幼保健院档案资料9）

一天十元的报酬水平并不高，但是，对原先从来没有享有任何下乡补贴的乡镇卫生院妇幼专干来说，这是一个足够积极的信号。另外，如果一个专干一个月下乡指导15天，那么，她就可以获得150元的收入①。这对当时非常低的收入水平来说，也是一笔不少的补充。这是在县妇幼保健院争取下妇幼专干获得的实质性工作收益。这种收益是对妇幼专干劳动付出与成果的承认和鼓励。获得承认和鼓励的妇幼专干对妇幼保健院的工作更加支持，也更加热诚。

另外，妇幼专干的社会地位也需要得到尊重和重视。县妇幼保健院为这个方面向县卫生局进行了长时间的争取，并最终取得了突破。县卫生局发文规定，乡妇幼专干的任免由县卫生局决定，而不是由乡镇卫生院内部决定（JC县妇幼保健院档案资料10）。这样的决定意味着妇幼专干的地位受到了乡镇卫生院的上级行政主管部门的重视。在中国传统体制中，如果一个单位中的某个或某些个体受到上级行政主管部门的重视，那么，作为下级单位的领导和同事可能会对其有更大的重视。当然，这样的举措同时也出于维持这支队伍的稳定性考虑②。

县妇幼保健院对妇幼专干表示的特殊关注引起了妇幼专干工作状况的很大改变。各乡卫生院按照县里的要求纷纷减少了妇幼专干在妇幼保健工作之外的其他工作负担；允许她们全职开展妇幼保健工作；卫生院的其他部门，如防疫组和妇产科也要支持妇幼专干的工作。妇幼专干带薪脱产三个月到县里参加中加项目"县级师资"培训也成为院长支持的一项工作。当然，中加项目办公室对参加培训的妇幼专干也提供了培训期间每人每天40元的补贴③。这实际上排除了乡卫生院选派工作人员脱产学习的经费阻力。在乡卫生院长的认识中，如果员工培训不会造成院的经济成本，而受到培训的员工又能够对本院未来的妇幼卫生工作有所促进，

---

① 这反映，虽然项目并不希望通过单纯的物质激励来改变工作人员的行为，但是，对原先缺乏对劳动付出给予应有承认的问题，在项目中也引起了重视，并得到了解决。
② 虽然这支队伍中的很多人最后改变了岗位，但是，大多数是在"中加项目"中成长起来，并被提拔到领导岗位上，如访问中了解到，当时的一位妇幼专干后来被提拔为县卫生局合作医疗管理办公室主任，另一位成为该卫生院妇产科主任，等等。
③ 这意味着卫生院和妇幼专干都不必承受职工脱产学习的经济成本。这部分经费来自省、地、县安排的配套"中加项目"经费。但在配套经费到位之前，由县项目办公室垫支（JC县妇幼保健院档案资料11）。

这是一件对卫生院非常有利的事情，应该支持（县级师资座谈会，2009 年 12 月 13 日）。

对妇幼专干来说，在这个过程中，她们逐渐注意到不同以往的变化。首先，她们发现自己的工作在卫生院受到了重视，而不像以往那样很少有人过问。院长经常询问妇幼保健工作情况和面临的困难，而且很少再给她们安排附加工作。院长还强调了她们的工作在一段时间内要保持稳定，不能变动。另外，院里的同事也更多地谈论和询问她们的工作，包括培训的情况等。其次，她们的工作获得了相应的报偿。例如，县里为了便利妇幼专干下乡开展工作，专门为妇幼专干配备了自行车。自行车当时在这个贫困的乡镇还是一样重要的交通工具。到县里的培训开始有了补助，再后来，下乡也有了补助。虽然报偿并不可观，但是，却有很明显的激励作用（县级师资座谈会，2009 年 12 月 13 日）。

当妇幼专干的地位问题、经济问题得到了改善，妇幼专干致力于基层工作的道路就减少了明显的障碍。她们因此获得了积极工作的动力，并热切地期盼着得到项目的指导和分派的任务。

（3）才智激励

才智激励型领导意味着通过才智激励的方式，以挑战下属的信仰、价值和心态来使下属获得增权（Avolio et al.，2004）；同时，也致力于指导和辅导其下属，使他们在组织中担负更大的责任，并最终帮助他们成为领导（Bass，1985；Yukl，1998）。JC 保健院在中加项目实施中因为意识到不能光凭自己的力量完成项目，因此，保健院领导从多方面考虑对妇幼专干能力的培养，并使她们拥有更大的责任。

保健院提高妇幼专干能力的第一步是增强其在批判性认识方面的能力，因为这是一种帮助发现问题的重要能力。保健院设法通过工作交流及委以一定任务来帮助妇幼专干对自己要从事的工作和任务、面对的工作对象有更清晰的认识，更重要的是，使妇幼专干对工作中和社区里存在的主要问题有充分的认识和思考。

如何实现这个目标，保健院主要通过三个途径实施影响。首先，通过培训传授这些方面的技能，使妇幼专干思想中有这些认识。其次，在工作交流中，保健院反复强调批判性认识的意义和价值，以及如何开展的方法，从而增强妇幼专干的认识。最后，在开展社区工作中，保健院工作人员和妇幼专干一起，使用批判性认识的具体工具，对社区问题进行深入的探寻、分析和思考。这对帮助妇幼专干在实践中练习这种方法有重大的帮助。并且，在这个过程中，保健院和妇幼专干都对基层工作的实际情况（包括问题、优势、弊端、解决方法）有了更清晰的认识。

随着妇幼专干逐步提高自身的批判性认识能力，保健院又将重点转移到提高妇幼专干对基层村医的指导能力上。因为，如果不提高妇幼专干对村医的影响力，基层工作就不能顺利开展。为此，县妇幼保健院将项目期间对 183 名第一批村医的培训作为提高妇幼专干影响和领导能力的最佳机会。保健院领导 DSY 和另一名"后备骨干师资"从制定培训计划开始就高度注重对妇幼专干的工作能力的提高。她们要求所有妇幼专干作为"县级师资"与"后备骨干师资"一起担任授课老师。在妇幼专干上课时，两名"后备骨干师资"轮流随堂听课，并在需要她们提供技术支持时随时提供帮助和引导，共同完成教学任务①。

为了保证教学效果，在村医培训前 10 天，"后备骨干师资"还对妇幼专干做了系统的示范教学。她们一起设计了"小讲课"内容、角色扮演的场景，以及课堂游戏等。密切的合作激发了妇幼专干的创造力。结果，妇幼专干具有创意性地自行设计制作了辅助课堂教学的教具和模型，包括纸质骨盆模型、解剖学图谱投影片、布娃娃、直观挂图、问题图解及吸痰器模型等（县级师资座谈会，2009 年 12 月 13 日）。

为了增进对全县村医分布情况的了解，师资还一起动手，绘制各个镇的地理图，并将各个村的村医分别标注在地图上。在项目中，妇幼专干们在保健院的激励下，无数次创意性地绘制非常准确的 JC 县地理、地形图，以确定各种事件的准确分布，包括村医分布、开展社区活动的村的分布、孕产妇死亡地点分布、婴儿死亡地点分布，等等。这对工作的开展提供了非常实用的帮助。

当然，妇幼专干都还不是熟练的教师。虽然大都接受了培训，但在对来自不同社区、不同背景的村医进行授课时，妇幼专干都出现了不同的问题。村医学员的课堂评估和周记很快反映妇幼专干工作的不足："这堂课光听老师絮絮叨叨讲，也不懂她说了什么"，"这位老师从始至终一脸严肃"，"坐在后排的我不能听到老师的声音"，"能不能让我们有更多的机会发言"……（JC 县妇幼保健院档案资料 12）②

妇幼专干原先最害怕也最不愿意听到村医的抱怨，因为那反映出她们工作的不足。但是，保健院通过参与的视角向妇幼专干强调了解对方想法的重要性：只有了解了不足，第二天的教学才可以改善，而妇幼专干对村医的指导和影响才会增加。因此，在培训中，DSY 每晚带领所有培训教师聚集在一起，仔细阅读学员写的这些真实的抱怨，审查自己的不足。逐渐地，妇幼专干原来感到尴尬的事情变成了她们迫切想知道的情况。

---

① 人们一开始对"后备骨干师资"随时介入县级师资的课堂教学的方式表示怀疑，害怕破坏了连贯性。但是，在实践中，师资发现这是一种非常有效的合作工作方式（县级师资座谈会，2009 年 12 月 13 日）。
② 村医培训中，培训设计了在每天的培训后让学员对一天的教学进行评估，另外，每个星期的培训后，学员将通过周记的形式表达自己对一周学习的体会（JC 县妇幼保健院档案资料 12）。

这种转变很快使"后备骨干师资"和县级师资获得了回报。受到尊重和激励的村医变得活跃起来。他们纷纷讲述保健院领导并不了解的村里的事例。妇幼专干对此感叹，县妇幼保健院对她们的引导给妇幼专干的基层指导"帮了不少的忙"（JC 县妇幼保健院访谈资料，2009）。

由县妇幼保健院在妇幼专干中积极推广"角色扮演"（加拿大当时称其为"drama education"）方法是另一个例子。在中加项目中，"角色扮演"指服务提供者和一些村民根据身边发生的真实故事，通过现场戏剧表演的方式，再现故事内容，从而引起讨论和分析的健康教育模式。采访中，所有妇幼专干都对县妇幼保健院教会她们使用"角色扮演"开展社区活动感触很深，因为其有非常明显的效果。例如，一位妇幼专干对此回忆说：

> "记忆深刻的是：'如何预防发现小儿缺钙'课上，我扮演了一个'三个月小孩的妈妈'。另一位师资扮演村医。三个月小孩妈妈抱着哭闹的小孩到当地村医处就诊。医生问：你孩子怎么了？小孩妈妈答：孩子夜间夜夜哭，出汗，后脑勺掉头发等，村里人介绍了很多土办法，其中一个是最灵的（传说中），在行人最多的地方贴上'天灵灵，地黄黄，我家孩子夜夜哭……'，但这对我孩子一点都不灵。医生听了哈哈大笑。笑我没知识。不及时来看医生。然后告诉我以上孩子的症状是典型的缺钙，并用最直观的一个鸡蛋，一个小碗，一把小勺子。来（在）现场教小孩妈妈如何给小孩添加辅食……角色扮演结束了，课堂的每位学员都掌握了课程的重点。最重要的是如何用最直观、最通俗易懂的工具、语言来交给社区群众。特别是不识字的老人也一看就明白如何来喂养自己的小孙子。"（妇幼专干 DQL 问卷调查，2009 年 12 月 13 日）

"手把手"的传教，以及努力将妇幼专干推到基层领导位置上并委以重任，保健院的这些举措有效地帮助妇幼专干提高了工作技能和工作责任心。这对保健院接下去深入社区、影响村医的行动做了良好的基础性准备。

4.2.2　新理念与新知识的传播

用新思想和新知识来开展新实践是 JC 县中加项目实施的重要特色。新思想和新知识就是有关参与、自我依靠、自主性和合作等体现增权概念的思想及与这些思想相关的工作方法。项目需要将这些新思想和新知识有效地在县、乡、村三级妇幼卫生工作者之间传播，并最终传递到服务利用者那里并为他们接受。对一个县来说，这是一次大范围的社会性教育。JC 县将组织有目的的基层培训作为这一社会性教育展开的主要形式。

（1）社区参与培训

JC 县中加项目对妇幼卫生工作者的增权思想和工作方法的培训是逐层展开的，包括六个过程，即"县级师资培训"、"后备骨干师资培训"及四批村医培训（见附录6）。

首先，JC 县中加项目的培训始于"县级师资培训"。在中加项目中，"县级师资"在范围上包括各县的县级妇幼卫生机构业务骨干和乡镇妇幼专干。"县级师资培训"的目的是使所包括的群体了解项目在县级开展的要求和项目开展的主要方法，从而使他们成为县内将要开展的对村级妇幼卫生工作者培训的主要师资力量，以及在县内开展项目活动的主要引导和组织群体。1998 年 10 月开始的 71 天县级师资培训是 JC 县的县乡妇幼卫生工作者接触社区参与等增权思想的开端。7 名妇幼专干及 4 名县妇幼保健院和中医院的领导与医生一起集中到县里参加由省里派来的"骨干师资"提供的三个月脱产培训（JC 县妇幼保健院档案资料 13）。这次培训的核心方法是"参与式"教学方法，即教员在培训中启发学员结合自己社区面临的健康问题，共同探讨其原因和改进的方法。这一教学模式使学员在系统学习相关技术知识的同时，也第一次接触到"参与"的概念。"培训中教师抓住机会让学员进行参与式学习，学员参与到每一堂教学课实践中，用自己的观点、方法分析和探讨自己社区的健康问题"（JC 县妇幼保健院档案资料 14）。

这种方式第一次为基层妇幼卫生工作者打开了一扇通向社区工作的大门，使 JC 县的妇幼专干开始朦胧地意识到参与及从工作对象出发的理念和方法对培训和社区实践的重要性。但是，这种朦胧的意识与真正的理解和自如地运用之间尚有很大的距离①。

为了有效地缩小这种距离，省项目办决定在各项目县再次挑选技术骨干重新培训，即"后备骨干师资培训"。经过这次培训，来自各个县的技术骨干将成为日后对各自县的妇幼卫生工作者进行培训的领头人。项目中称这些人为"后备骨干师资"（JC 县妇幼保健院档案资料 15）。在这次省里组织的 20 天"后备骨干师资培训"中，JC 县妇幼卫生领域的技术骨干 DSY 和另一位儿科骨干成为受训者。这次培训对 JC 县中加项目实践意义深远，因为它帮助技术骨干 DSY 迅速成长起来，使她拥有了社区参与等增权理念和实践方法，从而使 JC 县拥有了日后在项目工作中开展增权实践的团队领导（见前文对 DSY 角色的阐述）。

承接上一次"县级师资培训"，新培养起来的 JC 县后备骨干师资带领 JC 县

---

① 县妇幼保健院对此进行了原因总结。这包括很多方面，例如，省里对县级师资在培训后组织实际工作的具体责任缺乏详细的说明；JC 县妇幼保健院最初并没有意识到"县级师资培训"对日后项目工作的重要性；以及省里下派"骨干师资"存在授课效果及授课内容与当地实际情况联系不紧密等问题（JC 县妇幼保健院访谈资料，2009 年 9 月 10 日）。

妇幼保健院成员和乡镇卫生院妇幼专干，先后合作开展了四轮面对全县村医的技术培训和社区参与方法培训①。四次培训共覆盖了 JC 县 353 名村级妇幼卫生服务提供者。大规模的村医培训不仅强调了社区参与的理念，也充分结合了"参与式"教学方法（JC 县妇幼保健院档案资料 15）。保健院将这种"参与"看作培训的一种"最高境界"：

> "在参与式教学活动中，教员和学员是平等的，心心相通的，只要能抓住学员稍纵即逝的表情和神态变化引入教学，参入相应的课堂活动，就能在不知不觉中把知识和技能传输给学员，并能使其结合与社区融会贯通，以利在今后社区活动中持续运用和发展所学的知识与技能。"（JC 县妇幼保健院档案资料 16）

在 1999～2002 年，县妇幼保健院和妇幼专干合作完成了对全县村级妇幼卫生工作者的系统培训，并使他们意识到了参与式社区工作方法在农村妇幼卫生开展中的作用。尽管并不能说这些受训者都能以令人满意的方式在基层工作中使用参与式方法，但是，对一个原本相对闭塞的山区县，针对基层工作者开展如此大规模和普及性的参与式培训与实践，这不能不说是对县妇幼保健院工作方法的一次重大突破。

表 4.2 列举了参与式工作方法在 JC 县中加项目实施中的一些具体运用。关于培训中的具体转变将在社区增权中作进一步阐述。

表 4.2　参与式工作方法在 JC 县中加项目实施中的一些具体运用

方法	解释
走访社区（实地考察）	与社区联络人员（如村医）联系，请其带路，拜访基层主要领导（如村长等），与之交流讨论，并与社区相关群体交流，观察社区，了解问题
社区评价	在开展社区活动之前，对社区的基本状况首先进行评价，认识这是一个怎样的社区，社区的健康状况如何，哪些方面可以成为改善健康的突破口
环顾社区	在社区中长大的人回到社区，深入群众，到他们家里、田里、学校和集会场所，了解他们的快乐与忧愁，和他们一起检视他们的习惯和日常生活琐事，从中分析哪些有益于健康，哪些有害于健康
社区对话	深入社区，通过人际交流、访谈和观察的方法与技巧，启动社区讨论，分析社区的优势和困难，使社区认识到自己社区的问题和需求，并做出自己的决定来管理本社区资源
角色扮演	工作人员或群众用戏剧的形式将发生在周围的典型事例表演出来，以启发教育群众

资料来源：JC 县访谈资料，2009 年 9 月和 12 月

---

① 四批培训突出了对老村医、女村医、新上岗村医和接生员的培训。详见附录 6 关于培训的详细列表。

（2）社区参与实践

新知识和理念是否得到有效地吸收和运用需要在实践中得到检验。因此，社区实践成了 JC 县通过培训传播新知识的一个重要延伸。理论培训和社区实践相结合是 JC 县中加项目始终坚持的方向。

在每一次理论培训后，保健院都会重复使用一个上文提到过的行动号召，即"到老百姓中去吧，同他们一块生活，虚心向他们学习，并且爱他们，以你所知为基础，取他人之所长。"（JC 县妇幼保健院档案资料 7）这是鼓励和促进接受了社区参与等增权理念的学员进一步在社区中实践这种思想的一种动员。在这个思想指导下，JC 县中加项目的社区活动有声有色地开展起来，并成为下一步社区增权的主旋律。为了避免重复，对社区活动过程的阐述将重点在第 5 章社区增权展开。

通过大量的社区参与活动，社区服务提供者纷纷找到了本地的健康问题。例如，TY 村的饮水问题、XZ 村的孕产妇保健问题、SD 村和 LY 村的佝偻病问题，等等。这些困扰当地村民的问题大都不是 JC 县妇幼卫生工作者以往看基层报表和台账所能找到的问题。这对设定符合当地实际情况的干预行动是最有价值的信息。设想，如果一个村的实际情况是村民中普遍的腰酸问题，而这与该地的生殖道感染高发有很大的关系。但是，不了解实际情况的妇幼卫生专家却偏重在该村组织关于孕产妇死亡问题的宣教活动，这样的干预行动必然不能与该地健康促进的目的更好地吻合。

通过社区实践，当地的实际健康问题被逐一发现。这使县妇幼保健院领导和乡镇妇幼专干感到无比兴奋。参与式社区方法不仅能有效地将县、乡、村三级妇幼卫生工作者紧密联合起来，而且，它有效地激发了服务提供者到社区发掘问题的意识，从而使服务群体很快了解到大量的实际情况。这个结果也从另一个角度说明，文化程度和业务水平并不是阻碍服务提供者工作成效的主要因素。事实上，一种更有活力的工作理念和更有效的工作方法能够在同样的群体中产生完全不同的积极效果。这种工作理念就是对人们作为行动主体的强调，这种工作方法就是对社区参与模式的运用。

初期的实践结果使保健院骨干真正体验到中加项目参与式社区实践所带来的成效。随即，由妇幼保健院引导、妇幼专干指导、村医为主角开展的有针对性的社区宣教活动相继在基层展开并取得成效。这对县妇幼保健院实践参与式社区干预的信心起到了巩固和加强的作用。由于大量的实践是在村级社区展开，对这部分的阐述将在第 5 章社区增权中展开。

（3）参与式监测评估培训

2000 年，项目实践引入了一个新的思想和方法，即参与式监测评估（项目中简称 PM&E）。项目对这个方法的定义为：

"项目或工作相关人员（官员、执行人员、社区领导、社区群众）平等地参与项目或工作的监测与评估，共同分享经验、分享成果、分析问题、共同决策、作出计划并实施。并且，这种'参与'不同于日常工作所说的按照上级的安排参与工作和参与劳动，或利用服务或接受评估等，而是参与项目或工作决策，参与计划、实施、监测和评估的多个过程"[①]。
（中国-加拿大云南省妇幼卫生项目，2002）

根据项目设计，这一参与式监测评估方法与传统监测评估方法的不同在于两个方面。首先，评估者的不同。在传统模式中，县妇幼保健院是实施县级评估工作的主体，而乡卫生院是实施乡级评估工作的主体。但是，在新模式中，所有与妇幼卫生服务相关者，不论是上层管理者，还是基层服务提供者；不论是服务提供者，还是服务利用者，都有权对服务提供给予监测与评价。这使原先没有进入评估工作主体队伍的村医和村民都被包括进来。其次，评估方向的不同。传统的方法是上级评估下级的工作，即县妇幼保健院评估乡卫生院工作，乡卫生院评估村卫生室工作，少数情况下，县妇幼保健院直接评估村卫生室[②]。但是，新方法则是首先由村民来评估村医的工作，由村医来评估乡卫生院的工作，由乡卫生院来评估县妇幼保健院的工作，然后才是传统方法中"上级"对"下级"的监测与评估。也就是说，原先唯一的自上而下的权威式监测评估方法变成了自下而上的参与式监测评估与自上而下的专家意见评估相结合的方法（中国-加拿大云南省妇幼卫生项目，2002）。

JC 县的中加项目实践如何能够实施这一方法？它的起源来自该县项目实践的带头人 DSY 从省级培训中获得的启蒙。DSY 参加了 2000 年省里召集的第一阶段理论学习和 2001 年第二阶段丽江试点的全过程，并在第三阶段将其所学到的方法在 JC 县进行了推广实践。

通过培训，DSY 认识到，上述方法既可以帮助县妇幼保健院和乡镇卫生院走进农村社区，又可以反映出村民对妇幼保健机构服务提供的意见。但是，对 JC 县农村妇幼卫生工作者来说，这种方法存在两个问题。第一，村民对卫生服务的了解不如服务提供者多，那么，村民如何可以评价服务提供者的工作？第二，村民

---

① 这个方法在国外已经为社区实践项目广泛运用，但是对云南省"中加项目"的省级、地级、县级负责人来说却没有多少实践经验。因此，云南省"中加项目"对这个方法的实践实际上就是一个探索和实验的过程。这个过程包含了三个阶段：第一阶段为探索阶段（2000 年 3 月~2001 年 3 月），即将 PM&E 方法引入项目，并探索适合于中国云南省实际情况的 PM&E 的方法和工具；第二阶段为丽江试点阶段（2001 年 4 月~2002 年 3 月），即将探索阶段形成的 PM&E 方法和工具在丽江试点，并制定了《云南省中加妇幼卫生合作项目面向成果的 PM&E 管理框架》和《参与性监测与评估工作手册》；第三个阶段为推广阶段（2002 年 4 月~2004 年 8 月），即 PM&E 工作在云南省的 10 个"中加项目"县推广，并向全国其他地方和其他项目进行推广（LY 访谈资料，2009 年 8 月 18 日；DSY 访谈材料，2009 年 9 月 9 日）。
② 评估的方式主要是检查下级的工作台账和各种记录。

的知识文化水平通常低于服务提供者，那么，村民怎样能全面有效地理解评估内容并做出真实的反映？同样的问题还存在于上级与下级的区别中[①]。对这两个问题，尽管尚没有来自 JC 县实践的答案，但在昆明的理论学习和在丽江的农村实践经历使 DSY 相信，它们不应该成为参与式监测评估方法在 JC 县农村工作中加以运用的障碍。但实践必须要依靠一群共同拥有这一理念和方法并愿意为之实践的基层工作者，以及符合村民（或"下级"）表达习惯的适宜的评估工具。

为此，DSY 首先于 2002 年 6 月在全县发动了针对县级师资（4 名县级机构人员和 9 名妇幼专干）和 5 个试点村的村医关于参与式监测评估理念和方法的培训。这次培训的目的是在 JC 县妇幼卫生骨干队伍中推行 PM&E 的理念，传授工作步骤和 16 种 PM&E 工具，并完善对 PM&E 工具的探索。五天的理论培训、三天的社区现场实践，以及一天的总结和反馈使 JC 县这支核心妇幼卫生队伍初步接触了这一理念、方法，以及去社区进行实践的强烈的愿望。

在培训中，DSY 等保健院工作人员除了使学员全面了解 PM&E 的理念、方法和意义之外，还着重发动大家探索适合 JC 县使用的 PM&E 工具[②]。表 4.3 列举了JC 县当时使用的一些有代表性的工具和方法。

表 4.3　JC 县中加项目实施中使用的代表性监测评估（PM&E）工具

PM&E 工具	解释
社区图	用绘图方式简单描述社区基本的地理框架，再根据监测评估的目的在不同区域标明社区相关资源和问题的简单地形图
矩阵图	通过行、列关系，表达人们对某事物看法的图标
时间序列图	描述事物的变化或人的活动随时间变化的图或表
满意曲线图	利用坐标曲线的高低反映人们对事物的看法
解决问题逻辑框架图	反映分析问题、解决问题逻辑过程的分析框架
帆船礁石图	利用帆船、礁石等生动形象的方式，对影响事物发展变化的因素进行分析的直观图形
问题苹果树图	通过苹果树上结有长虫的果实，形象地代表存在的问题及原因，从而帮助开展分析
太阳图	用太阳表示某一事件或某一问题，太阳辐射出的"光芒"表示对事件或问题起作用后产生效果的图
关系图	表示人与人或机构之间的关系的重要程度及关系亲疏程度的图

---

　①　事实上，这两个问题正是 JC 一直以来采取自上而下的专家权威式监测评估方法的主要出发点，也是中国农村大部分地方使用这种方法的主要出发点。

　②　针对参与式监测评估方法，有一系列适合在基层社区进行评估的工具，如形象的社区图、工作关系图、太阳、问题树图、矩阵图、帆船礁石图、逻辑框架图和过去-现在-将来图等。

PM&E工具	解释
季节图	表示发生的事件或活动与季节（如春夏秋冬四季或月份）的关系图
现在将来图	描述某一主题现状、期望的未来情景，分析现存的条件和影响发展因素的哑铃型图

资料来源：DSY工作笔记；XZ村村医笔记

DSY从农村生活实际提炼创造的"问题苹果树图"工具广受欢迎。它成为后来其他县在开展参与式监测评估活动中广泛运用的一个重要工具，并被省级项目专家在编写参与式监测评估手册时加以收录。

"苹果树是老百姓都熟悉的果树，并且苹果都是大家爱吃的水果。因此，村民对它有很大的认同感。生活中，苹果树通常虽能够结出好的苹果，但也有长虫的苹果。这也是老百姓熟悉的现象。这就好比妇幼卫生工作的开展，既有成绩，也有问题。这样，我们就可以用苹果树上好的苹果和长虫的苹果两种形象分别代表村里妇幼卫生工作开展中令村民满意的方面和存在问题的方面，请村民分别说出这些方面，并相应地填入代表好的苹果的区域和代表长虫的苹果的区域。完成后，这棵'问题树'就使当地的妇幼卫生情况一目了然，老百姓也能非常容易地理解内容。"（DSY访谈材料，2009年9月9日）

带着参与式监测评估的理念和工具，JC县从县级、乡级，再到村级的妇幼卫生工作骨干开始在最基层的村级社区实践自下而上的参与式监测评估。2002年6月，JC县9个乡镇的9个村相继开展了这样的实践。关于这个方面的深入分析将在第5章社区增权中展开。这里所要强调的是，一种新思想之所以能够得到运用和推广，不仅在于思想本身的先进性，还在于推广者对它的热诚和积极投入，以及所使用的推广方法。事实上，JC县传播新知识和新理念的行动并不是孤立的。它是在变革式领导及合作工作等行动的支持下伴随进行的。因此，它能够有效地引起县乡工作者的认同、共识和热情。同时，层层发动的有效组织也使这些新知识能很快地到达基层社区。

4.2.3 组织间的跨层合作

中加项目强调参与的作用。参与在此指项目或工作相关人员（官员、执行人员、社区领导、社区群众）共同参与项目或工作。并且，这种"参与"不同于日常工作所说的按照上级的安排参与工作和参与劳动，或利用服务、接受评估等，而是参与项目或工作的决策、计划、实施、监测和评估的多个过程。这必然要求项目相关人群开展紧密而广泛的跨层合作，共同完成项目任务。这包括县、乡、村多层之间的合作。其中，县乡两层之间实现良好的合作是尤其关键的基础。

（1）合作性决策

在项目中接受了参与意识的县妇幼保健院决定将很大一部分乡级事务的决策权直接交给乡妇幼专干，而县妇幼保健院则从"上级"转变为与卫生院相互交流经验并真诚合作的"伙伴"。保健院着重负责提出关键问题、对经验进行反思，以及为下级的工作提供更多支持、信息和一切专长经验；而乡镇卫生院及其妇幼专干则承担基层工作的领导角色（DSY 访谈材料，2009 年 12 月 15 日）。这意味着，在县妇幼保健院强调其与乡镇卫生院在项目工作中的共有权利、义务和责任关系中，合作决策将是广泛使用的重要方式。

"让下属决定自己的事情"是县妇幼保健院从项目实施之初就确定的一个重要的工作方针（JC 县妇幼保健院档案资料 17）。但是，要坚持运用这个工作方针并不是一件简单的事情。因为，在原有体制中，决定都是上级部门拍板的。下属只是执行者而已。一旦决定权交到下属的手里，这意味着上级左右下属行动的能力就可能下降。在行政管理体制中，这对上级控制权不能不说是一种挑战。但是，接受了新思想的县妇幼保健院领导认为，没有这样的行动，就不能激发妇幼专干的主观能动性，也不能发掘他们的基层领导潜力（DSY 访谈材料，2010 年 7 月 18 日）。相应地，项目对社区参与式的干预行动也将难以实现。因此，怀着试一试的想法，县妇幼保健院"勇敢"地开始了由下属决定自己事务的历程。

在这个过程中，乡妇幼专干很快发现了工作模式的变化。以往总是县妇幼保健院领导向妇幼专干下达工作指示和要求，并监督考察她们的工作成绩。但是，自从中加项目开展后，尤其是在后备骨干师资到省里接受了培训后，县妇幼保健院的领导不再一味地扮演任务下达和监督指导的角色（县级师资座谈材料，2009年 12 月 13 日）。他们更多地要求妇幼专干仔细反映基层情况，并提出妇幼专干自己的想法和建议，且能比较信任地让妇幼专干按照自己的某些想法到基层去实践。例如，在妇幼专干作为师资开展的对村医的培训中，保健院的领导总是聆听她们的意见，并在培训中多次采纳她们提出的关于改进与村医交流方式的意见。大多数具体活动，基本都是县妇幼保健院领导和妇幼专干一起商议、设计、决策并开展实施。

这种改变很快被证明是一种正确的选择。因为，经过县妇幼保健院的激励和引导，JC 县的妇幼专干一个个拥有了在乡妇幼卫生工作和项目实施中独当一面的基层领导能力。以下关于原 SX 乡妇幼专干 DQL 的成长就是一个例子。

SX 乡妇幼专干原先毕业于卫校，项目开始时只有 25 岁。在中加项目实施前，她是一个只会埋头填写台账、收集数字，但不知道怎样有效

地组织村医开展工作的年轻妇幼医师。每次到村里开展儿童体检或者孕检，都需要院长帮她组织好医院相关人员，再带到各村去开展体检。平时见到领导就有很大的畏惧心理，通常开不了口。可是，经过保健院的激励和培养，以及一段时间的实践，她开始感觉自己成为一个能够影响SX乡妇幼卫生工作的主角。这种来自工作主角的兴奋感促使她开始热爱项目工作，并全身心地投入各项实践。她很快发现SX乡妇幼卫生发展的真正问题。例如，她开始注意到，该乡BL村的新生儿破伤风发生率很高，该村婴幼儿死亡率也特别高，占全镇婴幼儿死亡率的80%，产妇产褥热发生率也较高。这与该村98%的孕产妇都是在家里由未受培训的老接生婆接生有关。为此，她决定每个月组织2～3名村医到该村开展社区活动。围绕该村的孕产妇死亡、新生儿破伤风、产妇产褥感染比其他村高的现象，利用"角色扮演"和典型事例等参与式方式在村民中开展活动。这样的活动开展了4次后，该村的情况就出现改变：村民的观念开始发生变化，孕产妇也开始到乡卫生院进行孕检和分娩，村里新法接生率在一年后从2%上升到85%，婴幼儿死亡率也因此大大下降。（DQL问卷调查，2009年12月13日）

像这样的例子有很多。当然，这并不代表着所有妇幼专干都具备相同的工作能力。一部分工作人员的决策能力相对较弱。对这种情况，县妇幼保健院更加注重"合作"模式的运用，即县妇幼保健院做出示范、给予引导，并留出一部分空间让妇幼专干自由发挥。在逐步提高中渐渐放手，让妇幼专干有更大的自主决策和行动空间。

妇幼专干对此是如何看待的？在笔者的采访中，很多妇幼专干表示，她们一开始在决策方面能力很有限。习惯于他人决定、依赖上级。因此，当县妇幼保健院给了她们一部分决策权时，她们起先比较胆怯和缺乏自信。但是，随着她们拥有了一些成功的实践经历，她们在决策上的自信和能力就有了慢慢提高。当她们体验到了自主决定和成功行动后带来的成就感后，她们就开始有了进一步影响社区的愿望和信心（县级师资座谈材料，2009年12月13日）[1]。

（2）责任分担

根据合作和参与的思想，县妇幼保健院领导要给妇幼专干更大的基层决策和管理责任，并且鼓励她们成为担负基层工作的主角，在工作中发挥更大的作用。县妇幼保健院的合作意识和行动促使妇幼专干积极、主动地承担起基层妇幼卫生促进的领头人角色。

---

[1] 由于当时的妇幼专干都是女性，书中用"她们"指代，但是，在其他场景中，如村民群体，由于同时可能有男性和女性，书中除了特殊说明以外，通常用"他们"指代。

总结项目中的各种活动，县乡人员共同履行责任、完成任务的情况体现在大大小小各次活动中。表 4.4 总结了中加项目实施中的县乡合作责任分担内容。

表 4.4　中加项目实施中的县乡合作责任分担

合作行动	县妇幼保健院责任	乡卫生院责任
社区活动	辅导员（理念传输并提供指导）	活动的初步计划和指导
建立社区合作伙伴	辅导员（理念传输并提供指导）	陪同村医访问并进行指导
参与式监督评估	培训乡级人员，并指导入村活动	培训村医，并指导入村活动
项目年度计划安排	全县总体框架、思路的设计	乡级工作的总体设计，对全县总体框架的补充
综合转诊工作	处理乡/村对县的呼叫	处理村对乡的呼叫
村医培训	师资、指导	师资、指导
设备分配	全县配置	乡级配置、下发和使用指导

资料来源：县乡访谈资料整理，2010 年 9 月和 12 月

表 4.4 内容反映，在 JC 县中加项目实施的各主要环节，均体现了县乡之间分工合作、责任共担的关系。从具体工作来看，妇幼专干每人每月都承担着平均 10～15 天在全乡各个村走访的任务。这并不是一项简单的工作。因为，很多村落散布在大山的深处。到达那里往往要翻山越岭两三个小时或更长。但是，妇幼专干将其视作必须克服的困难（县级师资座谈材料，2009 年 12 月 13 日）。走访乡村是对村医工作进行的详细了解和评估。她们要对每一次走访做认真的记录。对一个乡镇卫生院的访问使笔者看到了大量保存完好的当年的下乡记录。厚厚几大本的记录显示了当年妇幼专干对每一次村访结果的说明，如下面专栏 4.1 的入村记录。

专栏 4.1 提供的简单的下乡记录真实地反映出乡妇幼专干在合作中形成的工作责任感和主动性。她们既找出了村医工作中完成较好的地方，也发现了问题；并且，在发现问题后，妇幼专干认真地承担起指导改正的责任；同时，她们也积极地强调村级基层对参与式工作方法的重视和运用。把握一切机会积极地将中加项目的主要精神传播到基层。细读厚厚的一本下乡记录，这样的情况普遍存在。几乎在每次下乡中，都可以看到妇幼专干积极主动地鼓励村医"多深入社区，了解本社区中存在影响妇女儿童健康的问题"的类似建议。很显然，乡妇幼专干在中加项目中经过县妇幼保健院的引导和熏陶，能够非常自觉地承担起在基层用参与式社区工作理念影响村医的责任。她们已经能够将自己定位到"我们自己完成这项工作"的责任和角色中。

专栏 4.1　SX 乡妇幼专干入村访谈记录

2002 年 8 月 2 日

到 XX 村下乡

村医：XX，XX

乡医：XX，XX

1. 台账基本填写好，但缺漏仍存在，协助填写台账，查缺补漏。

2. 出生卡已全部填写好，错漏项仍存在，及时改正。

3. 健康教育宣教情况，每月一期（黑板报），但宣教方式较传统，望以后逐渐走向参与式宣教。

4. 对全村进行出生数、死亡数漏报调查，未查出缺漏情况。

5. 围产期保健卡填写缺乏逻辑，已协助填写。

6. 望与乡医多保持联络。

村医签名：XX

XX

2002.8.2

资料来源：SX 乡卫生院档案资料 1

一位妇幼专干在主持某村社区参与活动时，完全将自己看成了对影响社区具有重要责任的人。她和其他妇幼专干在村医的帮助下，请来村里的孕产妇。在村卫生室的外面，将座位排成"圆圆一周"（即"讨论圈"）①。该妇幼专干于是结合村里发生的产妇死亡情况，用通俗易懂、和蔼亲切的方式开始向孕产妇提问。10分钟后，孕妇就开始争先恐后地谈自己的想法和心中的问题。而该妇幼专干和其他妇幼专干则对相关的问题和想法予以指导和解释。根据该妇幼专干后来的总结，100 分钟的讨论过程"充满活力，精力充沛，无拘无束，自由畅谈"（DQL 问卷调查，2009 年 12 月 13 日）。

在帮助村医建立村级合作伙伴的过程中，妇幼专干承担着更加直接的引导责任，而县妇幼保健院通常以辅导员的身份出现。当中加项目在 JC 县农村全面开展后，JC 县的妇幼卫生骨干，包括"后备骨干师资"和县级师资都意识到在村里开展妇幼卫生工作如果没有村里力量的支持是很难成功实施的。因此，妇幼专干作为师资和辅导员在对村医进行培训、与村医一起进入社区开展活动，以及对村医

---

① 这样的排列具有随意和无拘束的感觉，也不分彼此，大家可以自由畅谈。

工作进行评估时，都积极地鼓励、引导和带领村医一起在社区找到村领导、有威望的村民代表建立社区伙伴，并通过真诚的沟通对社区问题进行集体商议，与社区伙伴培养友好的关系，从而获得社区伙伴的支持。这样的过程几乎是每个社区活动策略的第一步。社区伙伴的概念是中加项目实施中关于社区参与和自我依靠思想的具体运用。关于这个方面的阐述将在第 5 章社区增权中详细展开。

很多情况下，乡妇幼专干在与村医一起进入社区之前，还会在县妇幼保健院的支持下首先邀请那些已经被确定为合作伙伴的村民代表到乡里一起商议社区活动的计划①。在其他重大活动中，如对村医的培训，妇幼专干与县妇幼保健院领导成为肩并肩的责任人。他们共同担负着转变村医思想和工作方法、促进村医实现个体增权的重要任务。而他们的合作使他们都体验到了共同履行责任的喜悦。用保健院领导 DSY 的话说，JC 县的成功实践不是因为几个领导的作用，而是建立在认识相同的一群人共同承担责任，一起努力的基础上（DSY 访谈材料，2010 年 7 月 18 日）。

4.3　组织增权的结果

JC 县中加项目中落实在组织行为上的上述增权过程在组织成员和组织作为整体两个层面上都带来了明显的成效。下文将从这两个层面阐述组织增权的结果。

4.3.1　组织成员的个体增权结果

JC 县组织增权过程的一个重要结果是组织成员实现了某种程度的个体增权。下文将从组织成员对项目任务的理解、在工作中的自我决定感、对自我工作能力的认识、对自身在项目中的影响、工作态度及工作行为六个方面加以阐述。

（1）对项目任务的理解

在很多情况下，人们对一项任务的主观理解并不与任务的客观要求完全一致。而这往往是造成结果无法实现预期目标的原因之一。因此，建立主观理解和客观要求之间的一致性是 JC 县中加项目实施中的一个潜在的目标。更具体地讲，就是促使县乡项目工作者对项目任务、要求和意义的理解与项目设定要求实现更高程度的一致性。当 JC 县中加项目开展到一定程度后，项目工作者对项目要求的理解与项目的真实目标有了较高的一致性。

---

① 例如，2000 年 9 月某乡在制定对本乡村医强化培训的小组战略时，卫生院妇幼专干和县妇幼保健院师资一起将副乡长、两个社区活动村的正副村主任一起请来，与院长、村医一起共同商议制定各村的工作计划（DSY 访谈资料，2010 年 7 月 18 日）。

关于对中加项目所要求的参与性的理解上，县乡工作者认识到项目工作的开展不仅仅需要上层工作者的贡献，还需要基层工作者的加入，更需要村民的参加。例如，县妇幼保健院当时的项目领头人 DSY 这样理解：

"'中加项目'的参与性指，项目各级人员，自下而上，自上而下，各级各类人员都能加入项目各种活动中，提出自己的见解，利于项目工作的开展，而不是指项目工作中谁说了算。从而能众采博览，集中集体智慧与力量，从不同角度、不同观点去发现问题、解决问题。"（DSY 问卷访谈，2009 年 12 月 13 日）

工作者也知道，项目强调的参与不是被动性的，而是积极主动地参加到事件当中。一位在采访时已经成为县妇幼保健院医生的当年的妇幼专干说：

"中加项目所要求的'参与性'是每做一件事或某个活动，让所有参加的成员都积极参与进来，积极主动，不是袖手旁观，充分发挥各自的想法，针对问题提出不同的意见、解决方法，最后归纳总结，共同分享好的经验，问题得到很好的解决。"（YXM 问卷调查，2009 年 12 月 13 日）

并且，更关键的是，人们在事件中的参与不是一般层面上的参加，而是要参加到决策和行动中。一位采访时已经是 JC 县中医院医生的当年的妇幼专干认为：

"参与性是指积极地参与做决定，采取行动，运用资源来帮助扩展已经了解的知识，以及指导行动。"（ZXH 问卷调查，2009 年 12 月 13 日）

对社区参与的意义，一位保健院的技术骨干在研究者的问卷调查中用"钓鱼的故事"形象地给予解释。而这正是前文分析过的 CIDA 的"授之以渔"的精神：

"你一个人会钓鱼，大家都想吃鱼，你一个人钓很多够大家吃的鱼就会很辛苦。那么何不教大家学会钓鱼的技巧，能够大家自己钓鱼吃，自我依靠，有问题，能够慧眼识珠，认清利害轻重，能够解决的就自己解决，不能够解决的问题能够识别出来，做力所能及的初步处理和及时转诊，最大限度地降低残伤、死亡率。"（YYK 问卷调查，2009 年 12 月 13 日）

对参与性的作用，县乡妇幼卫生工作者都有非常积极的认识。县妇幼保健院 DSY 认为：

"社区活动，首先是深入社区，发现问题，体现自下而上的工作方法，然后采用参与式的健康教育方法，如角色扮演、小组讨论、案例分析等，使村民通过通俗易懂的方法，较生动直观地了解和接受健康教育知识；并从中得到启发，从而发生行为的改变。"（DSY 问卷调查，2009 年 12 月 13 日）

各乡的妇幼专干则在工作中实际地认识到参与带来的各种重要作用（JC 县妇幼保健院档案资 18）：

——帮助发现社区问题："如果不亲自深入社区进行访谈，还不知道在我们的社区仍存在着许多影响妇女儿童健康的问题。"

"通过这样的活动，才真正了解到不同乡、不同地区存在的问题是不同的⋯"

——有效开展妇幼保健工作："搞好妇幼保健工作，最直接有效的还是多开展社区健康促进活动，活动以典型的事例讲解更让群众接受。"

"通过宣教我们已达到了预期的目的，同时也体现了工作的成效所在。"

——提高村民妇幼保健意识："从今以后，社区活动要多开展几次，使我乡社区群众对妇幼卫生多了解。"

"虽然只是一个表演（角色扮演），但每个学员都非常投入，在场的人们已经被震撼——沉入了深深的思考。"

对如何在社区活动中体现参与性的问题上，县乡妇幼工作者的认识也相当一致。县妇幼保健院 DSY 认为：

"社区活动中各级人员均可参与到活动中，村民不论老少、男女、村领导、妇女委员、村中有威望的人等均在活动中，讲述表达他们对活动内容及其与之相关联的问题的理解、看法，提出意见、建议，达到各抒己见的效果。每个参与活动的人将他们所见、所闻、发生在他们身边的事，或自己的亲身经历表述出来，对问题的过去的做法，和现在应该怎么做等等积极讨论，体现各层面的参与⋯⋯"（DSY 访谈材料，2010 年 7 月 18 日）

在妇幼专干的访谈和问卷调查中，大家都不约而同对使用通俗易懂的方法、互动交流的技巧、精神鼓励、社区对话等方法表示认同。如一位妇幼专干所说：

"进入社区实践活动，在参与式工作方法指导下，人人参与，掌握社区对话技巧，采用群众喜闻乐见、易于接受的工作方法，如讲故事、快速反应、小组讨论、角色扮演，使广大人民群众在看演戏、讲故事、听病例的过程中不知不觉学到妇幼儿童的保健知识⋯⋯增加自我保健知识⋯⋯"（DQL 问卷调查，2009 年 12 月 13 日）

研究者对县乡妇幼卫生工作者的调查反映，工作者对参与性的理解有比较高的一致性和准确性。大多数参与者能详细地回忆当初项目实施中的主要的项目要求、项目工作经历，以及项目产生的影响。这些基层工作者对项目工作的回忆和讨论充满激情、生动形象，并且都非常热情地拿出了大量反映当初事实的文字材料、图片、模型等历史记录。这使笔者了解到他们当初对项目工作的认识程度和对项目工作的投入和感情。

（2）自我决定程度

由于 JC 县政府在中加项目实施中较大地放权给县妇幼保健院开展项目工作，

县妇幼保健院工作团队获得了较大的自我决定空间。这表现为县妇幼保健院在具体项目事务中不仅拥有了更高的决策权，也获得了更大的行动权。县妇幼保健院能够与下属一起对大部分乡村活动的形式和内容做出决定和行动，而不必事无巨细地向县政府或卫生局请示。并且，县妇幼保健院能够自主地用社区参与的自下而上的方式开展工作，而没有得到外界的干涉和阻止。随着活动取得的成功渐多，县妇幼保健院在决策和实施方面的自我决定程度和空间进一步提高。

在这个过程中，本着"谁都不是全能的，不能包办一切"，以及"让下属决定自己的事情"的思想（JC 县妇幼保健院档案资料 15），县妇幼保健院有意识地培养和锻炼了作为下属的乡镇妇幼专干。妇幼专干很快感受到她们在乡级项目工作的开展中获得了相当程度的决策权和社区行动实施权。妇幼专干可以根据各自不同的乡镇和所辖村落的实际情况，探索符合各自地区自我依靠和自我发展的社区工作道路。妇幼专干在工作中都能够充分运用本乡镇的村级社区的实例，用参与式的方式解决问题。她们在组织社区活动方面，虽然受到了县妇幼保健院的指导，但是大多都是从本社区出发，发现问题，然后制定相应的社区行动计划，并影响村医，发动村级力量开展相应活动，实现目标的。

对县妇幼保健院团队成员来说，让下属拥有决策权的一个好处就是帮助下属发挥个人专长和潜能，通过积极主动的自我依靠来处理和应对工作中的各种情况，解决实际问题。这种模式实施一段时间后，县妇幼保健院获得了明显收益。这包括帮助县妇幼保健院避免了原先不符合基层实际情况的一些主观认识，并能够对原计划中不完善之处进行必要的修正，从而防止了很多无效果的干预。例如，在第一批村医培训后，乡妇幼专干反映，这次培训在人员的选择、实践的安排等方面存在不足。这些不足造成了一些培训后的学员回到社区开展工作时因方法不熟练而面临压力。因此，县妇幼保健院在后面三次针对村级服务提供者的培训中有针对性地改进了第一批村医培训中的不足，从而提高了后面培训的效果。由于成效显著，县妇幼保健院热衷于这种由下属决定的"自下而上"的决策和行动模式。

这一结果进一步通过妇幼专干的行为产生了对村医和社区的影响。因为，在活动和交流中，妇幼专干都同样"尽量放更多的实践和机会，'生长'来自社区的'自然'智慧"，从而推广'自下而上'的各种尝试（JC 县妇幼保健院档案资料 15）。因此，在其后的社区增权中，村医也因此拥有了决定自己社区干预行动的主动权，包括社区活动安排和向社区提供的服务类型。当时具有轰动效应的 DN 乡 TY 村饮用水问题的大型社区活动就是由该乡妇幼专干和村医自行设计和组织实施[①]。

---

① 关于该例子将在社区增权中详细说明。

（3）工作能力评价

中加项目的组织增权实践对每个县乡工作者提供了"发挥个人能力的一个平台"。在这个平台上，县妇幼保健院工作团队和乡镇卫生院妇幼专干的多种能力得到了培养和提高。这包括识别社区问题并进行分析的能力、工作安排和计划的能力、自我依靠解决问题的能力、应急反应的能力、与领导交流的能力，以及与村民沟通的能力（DSY 问卷访谈，2009 年 12 月 13 日）。

在识别社区问题并进行分析方面，县乡妇幼卫生工作者因为有了参与式工作方法，她们能够深入社区，开展广泛的社区对话、社区诊断等活动。因为所使用的手段和方式符合社区村民的意愿，社区村民能够配合工作者做出相应的行动。结果，对社区问题的诊断与实际情况更为吻合。

因为能够准确地发现社区存在的实际问题，县乡工作者在制定有针对性的工作计划和干预路径方面有了更高的能力。这很好地帮助克服了基层工作脱离实际需求的现象。事实上，县乡工作者根据社区发现的大量实际问题，不断修改原本制定的各种干预路线和计划，包括培训计划、社区活动计划和针对性政策。

在切实的干预计划和行动之下，县乡妇幼卫生工作者帮助社区通过自我依靠和自我发展的方式解决内部问题的能力也不断提高。不仅如此，县乡工作者还能与外界进行积极沟通，从而帮助社区获得更大的外部力量的帮助。这对解决社区自身难以解决的问题有重要的意义。

由于县乡工作网络的组建和工作理念的一致性，再加上快速有效的沟通、畅通的反馈渠道，这一切都使县乡两级工作队伍在应急反应方面的能力开始提高。这突出表现在危急孕产妇、高危儿童的识别和适时转诊方面取得的明显成效。县乡两级都能在村级发生危急情况时，以快速、有效的方式实行抢救，以降低意外发生的概率。

随着县妇幼保健院团队成员和妇幼专干在工作中与两级政府部门领导建立密切沟通，县乡两级工作人员与领导的交流和沟通的技巧能力有重要的突破。采访中，很多妇幼专干都表示中加项目的实施帮助她们提高了与政府领导交往的能力，从而使她们的工作更容易得到外界的帮助。SX 乡妇幼专干在采访中多次表示自己在工作中取得的成绩与自己在中加项目中培养起来的与领导沟通、交流和协调的能力有很大关系。MD 乡妇幼专干在参加项目工作一段时间后感叹："现在已不像以前那样畏惧与领导和群众交流了。"（JC 县妇幼保健院档案资料 15）这样的想法在大多数妇幼专干中很普遍（县级师资座谈材料，2009 年 12 月 13 日）。因为，在中加项目的组织增权中，她们被赋予机会增加了自己在这方面的能力。而这方面的能力对她们获得政府的支持是至关重要的。

随着组织增权实践的深入，县乡妇幼卫生工作者与社区村民的交流能力也开始增长。工作者通过进入社区开展社区观察、社区诊断、社区对话等活动，向社区村民了解社区问题和他们的认识，并进行共同探讨。这些行为都充分考虑对村民的尊重及思考的激发，从村民的实际状况出发考虑村民的实际需求和存在的问题。因此，能够获得村民的接受和认同。这对下一步工作的开展有重要的作用。

一位妇幼专干在问卷调查中的一段话生动地说明了中加项目对其个人能力的长期影响：

> "'中加项目'对我个人的影响：①提高了与上级领导等关系部门的沟通、交流、协调能力；②培育了自信心；③掌握了与社区群众交流的技能、方法；④学会如何做一名小主持人。…通过项目的培训后，自己在必要时可以直接与上级领导特别是政府领导交流、沟通，征得支持；自己能独立组织村医开展儿童体检、孕检、社区活动（活动中还得到村干部、村中威望较高人员支持）等，组织的活动过程效果还多次得到了领导、群众的好评，还分别荣获了国家级、省级、州级、县级'先进工作者'称号。项目实施四年后，自己能担任院领导，并且较成功地领导医院的全面发展，领导期间医院的社会效益、经济效益得到了明显提高，也深得领导、群众好评。如果没有'中加项目'，今天我仍然是个埋头苦干的妇幼医生，和别人说话就会脸红的妇幼医生。这就是'中加项目'对我的影响。"（DQL 问卷调查，2009 年 12 月 13 日）

伴随着个人技能的提高及对参与式工作方法更熟练的运用，县乡工作人员的自信心不断增长。通过交流和总结，县乡工作人员取长补短，从而对以后工作的安排有了更大的把握，并不再畏惧困难。

（4）工作影响力

随着组织增权干预实践的深入，县妇幼保健院的团队成员开始意识到他们影响决策、管理和实际活动开展的能力在无形中有了提高。县妇幼保健院认为其自身能在培训工作中有效地安排项目计划并组织实施。通过选择学员、培训计划、课程安排、实习安排和社区实践上的周密的部署，能够实现对下属和社区的更大的影响能力。县妇幼保健院领导感叹："事实上，我们的苦心没有白费，每当在一次次社区评估中，看到学员能自如地运用知识技能和社区工作方法开展社区服务，作为师资大家都感到无比的欣慰。"

对妇幼专干来说，她们对自我的影响力的提高也有着相似的认识。她们不仅感到自己可以通过讨论的方式向保健院提供自己的意见和建议，从而影响保健院对乡级工作的各项决策，而且，她们通过学习保健院针对乡镇卫生院的工作模式而改变了自己对村医的行为，这使她们对村医的影响有了增加。他们认为，随着项目的开展，村医更愿意与妇幼专干交流、更愿意接受妇幼专干的建议、更愿意与妇幼专干一起合作在村级开展工作（县级师资座谈材料，2009 年 12 月 13 日）。并且，村医在村级的工作能力也因为受"妇幼专干"的影响而获得逐步提高。村医能够用妇幼专干的社区工作方法在基层社区开展"角色扮演"等具有影响的社区活动。BSM 村和 SGD 村等村医组织的社区活动就是妇幼专干认为其对村医影响加大的最好的证明①。

在妇幼专干访谈中，SX 乡妇幼专干转述了该乡 LH 村的一位村医对中加项目中县、乡、村各级工作者的影响的评价。该村医的评价形象地说明了县乡工作者与在他们影响下的村医在这个活动中及妇幼卫生促进事业中的作用和影响：

> "加方、中方的专家是发电站，骨干师资、县级师资是电线（传导电），村医是电灯泡，老百姓是光明的享受者（电站发出的电源通过电线传导到电灯泡，灯泡就亮了，老百姓不再黑暗，有了光明）。"（DQL 问卷调查，2009 年 12 月 13 日）

该乡的妇幼专干对这段话加了解释：

> "专家是项目的知识库，专家培训了骨干师资，骨干师资培训了县级师资，县级师资培训了乡村医生，最后乡村医生把所学知识培训了老百姓，老百姓受益，自我保健意识得到了提高。"（DQL 问卷调查，2009 年 12 月 13 日）

妇幼专干所说的"专家"就是中加项目省级项目管理人员，"骨干师资"和"县级师资"都是县乡妇幼卫生工作者。县乡妇幼卫生工作者就像电线那样，将代表"科学"的妇幼卫生知识、信息和服务的"电"首先传递给村医，然后传递给了村民，从而不仅影响了村医，也影响了社区村民的意识和健康。村医的形象比喻和妇幼专干的解读反映了经过增权实践的县乡妇幼卫生工作者对周围的人和事的影响力的提高②。

（5）工作态度

组织增权实践对县乡妇幼机构工作员工对待工作的态度产生了影响。这表现在两个方面：第一是员工对工作的满意度；第二是员工对工作的承诺程度。在中加项目开展中，JC 县妇幼保健院领导和员工及乡镇卫生院的妇幼专干对基层妇幼卫生工作的满意程度与承诺程度较先前比都出现了提高。

在工作满意度方面，保健院和妇幼专干大都对经自己和同事共同开展的项目工作感到满意（县级师资问卷访谈，2009 年 12 月 13 日）。总结问卷结果，大家

---

① 关于村医行动的说明将在第 5 章社区增权中详细展开。
② 由于加拿大专家并不直接深入到村级开展工作（除了特殊考察以外），而是通过指导省级专家及（后备）骨干师资来带领乡村社区活动，村民的视野中主要是县乡级工作者的形象及由县乡级工作者传递的更上一级专家的形象。因此，村民多数并不能直接区分外方专家和省级专家各自的角色，而笼统将他们概括为"专家"。

的满意感来自以下三个方面。第一，他们都认为自己在不同程度上实现了对人的影响。这包括县妇幼保健院心目中对妇幼专干和村医的影响，以及妇幼专干心目中对县妇幼保健院和村医的影响。而这种影响不仅包括业务技能，还包括工作方法、工作思路和对基层实际情况的了解等方面。这些都是影响项目实施结果的重要方面。第二，他们认为自己都按时按量地完成了项目任务，并在很大程度上实现了项目预期的结果。在这个工作群体对项目工作结果的评估中，他们对大部分的内容都给出了"笑脸"的回答，即表示很满意。第三，他们认为他们的工作是在一个和谐与合作的团队中进行的。良好的工作关系对他们实现工作目标起了很好的润滑作用。

在工作承诺方面，由于项目中变革性领导模式的使用，妇幼专干这群基层卫生工作者获得了更高的批判性认识能力，并有机会参与决策。同时，她们的需求也得到了上级领导的认识。这些结果都激发了妇幼专干对工作的更大的承诺性。这体现在对项目目标和价值的更高的信仰和接受、愿意为项目付出更大的努力，以及愿意成为组织成员的明确性。

首先，妇幼专干都认可中加项目开展中使用的社区参与等增权干预模式的重要作用，因为它们对影响村医和村级社区具有巨大的潜力。妇幼专干因此都在工作中广泛使用这些方法和工具。这种影响一直延伸到项目结束之后。虽然没有项目资助款，但是项目实施中被广泛实践的"社区参与"模式却留在了 JC 县的妇幼卫生工作者的意识中，并在很大程度上影响着她们在工作中的行为和选择。就像当初的一位乡妇幼专干（调查时的卫生管理部门领导）感叹：中加项目的参与式工作方法"值得在我们今后的妇幼卫生保健工作中推广、应用。目前我县在临床实际工作中仍然沿用这些工作方法"（DQL 问卷调查，2009 年 12 月 13 日）。不仅如此，参与式工作方法还影响人们在妇幼卫生工作以外的行为。一位妇幼专干在她的访谈问卷中是这样写的，"如今，我虽已不再从事妇幼保健工作，但在'中加项目'中所学到的那些知识和技能依然指导着我的日常工作和生活，它们将伴随着我的一生"（DDL 问卷调查，2009 年 12 月 13 日）。而这样的感慨几乎可以在大多数当年参与中加项目的受访者（包括村医）口中听到。

其次，妇幼专干大都以作为中加项目的一名工作人员而感到自豪。因为，他们在这个群体中不仅得到了重视，而且能力得到了提高。并且，这个群体在基层工作中发挥出重要的作用使他们感到身为其中一员代表着自己作用的体现。因此，他们都积极地以项目工作者的身份在基层推动项目进展（县级师资座谈，2009 年12 月 13 日）。

最后，她们在项目中都忠实于妇幼专干的身份，并保持在这个工作岗位上。虽然有政府文件要求他们保持工作的稳定性，但是，在采访她们时，她们都强调了项目工作非常有意义，自己当时有强烈的愿望留在工作岗位上，开展项目和基层工作。在项目结束很多年，原先的这个妇幼专干团队仍然有一半人员保持在工作岗位上。一部分人员离开岗位的主要原因是转入了领导职位，如乡卫生院长，或者卫生管理部门领导。

（6）工作行为

JC 县乡妇幼卫生机构的增权实践对工作人员的行为产生了明显的影响。这主要表现在团队成员取得的工作成效及他们在工作中的各种创新行为。

最能反映保健院和妇幼专干在项目中工作绩效突出的方面首先是他们对各种参与式工作的方法和工具在基层的有效运用。那些体现社区参与特色的基本工具被县妇幼保健院和妇幼专干较普遍而熟练地运用在基层工作中。并且，这些方法和工具后来成为妇幼专干影响村医思想和行为并带动村医用同样的方法进行村级社区增权干预活动的重要手段。在机构访谈中，受访者向研究者详细介绍了他们在项目实施中使用的有代表性的方法和工具①。

并且，因为这些方法和工具在项目中的有效使用，县妇幼保健院和妇幼专干在工作中应用这些方法和工具并不是短期行为。事实上，在项目结束后，这些工具和方法大都被继续运用在日常妇幼卫生工作中。在项目结束后的另一项工作的开展中②，妇幼卫生工作者对项目的发动和宣传等工作均在很大程度上借鉴了中加项目的参与式工作模式。对项目中广受服务提供者和利用者欢迎的参与性监测评估工具，如满意度曲线、社区图、矩阵图等都成为工作者经常使用的工具。事实上，在进行本次实地调查中，当地工作人员经常用这些工具来介绍情况和解释问题。

县级师资座谈（2009 年 12 月 13 日）中，有妇幼专干表示，这些方法在"目前工作中、生活中仍然使用……"；"如今，我虽已不再从事妇幼保健工作，但在'中加项目'中所学到的那些知识和技能依然指导着我的日常工作和生活。他们将伴随着我的一生。"这应和了另一位妇幼专干所说的，"虽然'中加项目'早已结束，但项目中好的东西将会在我们妇幼工作中永远延续，这些好的东西不仅在妇幼工作中使用，而且还会在目前我工作中使用。"这从一个方面说明了中加项目的增权干预实践对 JC 县妇幼卫生工作者的行为改变是长期的。

组织增权结果对团队成员行为方面的第二个影响是对创新行为的激发。项目培训和实际工作开展大大地激发了这群基层工作者的工作主动性、创造力和想象力。他们从基层出发，开发了很多适合当地使用并有成效的工作工具。这其中具有代表性的包括对健康教育材料的开发，以及对社区评估工具的创新。

---

① 第 5 章社区增权将详细解说这些工具被如何运用到实际的村级工作中。
② 即国家发起的妇幼卫生"降低孕产妇死亡和消除婴儿破伤风"项目。

在健康教育材料开发中，县妇幼保健院和妇幼专干积极探索适合本地使用的方式。他们自己设计了针对本地农村居民的"健康处方"，即将疾病预防和健康保健等内容用村民能够接受的通俗简短的语言表达出来，印制在各种颜色的小纸上，就像医生开出的"处方"那样，然后散发到各村的每家每户，供人们在茶余饭后阅读和了解。村医也有很多这样的"处方"。在他们为患者治疗时，他们就能方便地介绍给患者并加以宣传和解释。这种方式成本低，但是简洁明了。患者感觉是"处方"，通常会认为对治病有好处，由此就增加几分想看的欲望。

在对村医的培训教学中，师资还致力于教材工具的开发。他们自己动手用纸制作骨盆教学模型，既没有成本，又形象生动，使学员对深奥的生理医学概念一目了然。县妇幼保健院团队成员普遍认为，因为有了这个工具，他们向村医介绍很难讲清楚的骨盆概念时就变得并不困难。他们对此感到创新对工作带来的益处非常明显。解剖学图谱投影片的设计和使用也是县乡师资在进行教学中的一次创新。

社区评估工具的创新也反映了县乡工作者的工作积极性和创造性的增长。其中最突出的例子就是"问题苹果树图"工具在监测评估工作中的开发和大量运用。前文已经提到，团队领导 DSY 在 PM&E 培训和基层工作中获得了灵感，设计创造了"问题苹果树"评估工具。该图是一棵结了果实的苹果树。不过，果实中既有好的红苹果，也有长虫的坏苹果。红苹果代表所评估的事件或活动的积极的方面，而长虫的苹果则代表问题及原因所在。该工具在基层运用的一个最大的好处就是立即能吸引村民，因为他们大都了解苹果树，并就此感到亲切和能够理解。这个工具的开发被运用在各个村级评估活动中。而省级培训专家和外方专家也很快发现了这个工具的长处，并将其吸收到培训教材中，成为一种固定的形式。来自 JC 县基层的创新得到了上层和专家的认可。

4.3.2 组织层面的增权结果

JC 县的组织增权实践在个人层面产生的影响进一步延伸到了对妇幼机构的总体能力的影响上。这既表现为机构在基层联系、资源动员和政策影响三方面能力的增强，还体现在不同级别组织之间的价值一致性（value congruence）程度的提高。在这些方面成果的支持下，JC 县妇幼卫生机构的服务能力得到了提高。

（1）基层联系能力

在 JC 县中加项目实施中，县、乡、村妇幼卫生领域存在一张工作联络网①。

① 需要指出，中国基层卫生服务和管理体系（包括妇幼卫生服务管理体系）通常被称为"三级医疗服务网"。但是，这个"网"主要指代覆盖县乡村三级基层服务机构的意思，并非西方网络理论（network theory）中的"网"的意思。

这张网覆盖了从平原到山区的各个村落。

在网络的最上面一层是 8 名县级工作人员。他们都是县项目技术指导组的成员。这个组的核心力量是县妇幼保健院，本次项目工作的核心领导是前文介绍过的副院长 DSY。县妇幼保健院内部的分工按照个人的特长设置。院长负责总体后勤安排，包括培训和实践的场地、住宿、餐饮和资金供应等；DSY 负责与技术有关的各种活动，包括方案设计、活动组织和监测评估等。另一位后备骨干师资熟悉项目的整体要求和方法，因此，她主要协助 DSY 一起做各种技术安排。院里还有两位县级师资。一位擅长写文章，因此，他主要承担了材料整理、报告撰写等工作[①]；另一位医生口才好且有活力，因此，他主要担当在课堂和现场的宣传和发动工作[②]。

网络的中间层是 8 个乡卫生院的妇幼专干。他们负责乡级项目开展的具体事务。网络的最低一层是包括了大约 350 名村医的庞大的基层队伍。平均而言，每个乡约有 45 名村医在 1 名妇幼专干和全体县级工作者的带领和帮助下开展工作。

其实，这张网的构成本身并没有什么特殊之处。因为，在中加项目之前，从县妇幼保健院、乡卫生院到村卫生室这样的机构和人员设置原本就存在。不过，这原是一张松散的网。县、乡、村三级之间缺乏紧密的联系、有效的沟通及合作的机制（见附录 2）。

但是，在中加项目实施后，这个现象发生了变化。县、乡、村三级之间的联系变得紧密起来。他们不仅实现了上一层对下一层的有效培训，而且，各层之间实现了良好的合作关系。这一积极的现象保证了县级妇幼卫生工作者将社区参与的理念传递给乡级妇幼卫生工作者，并实现这个群体的个人增权结果。然后通过县、乡两级工作团队共同努力，进一步将社区参与的增权理念和方法传递给村医，促使村医开始个人增权实践。在此基础上，县、乡、村三级工作者进一步共同合作，通过村医在社区的直接行动推动实现社区增权实践，并在社区增权实践展开的过程中，帮助村民完成了个人的增权实践，从而促使村民改变原本不利于健康的妇幼卫生意识、习惯和风俗。（关于社区增权和个人增权的内容将在第 5 章和第 6 章展开分析。）前文曾经提到 SX 乡一位村医对县、乡、村三级卫生工作者的关系的描述，即经过专家培训的县级工作者有效地培训和影响乡妇幼专干；乡妇幼专干有效地培训和影响村医；村医这个"电灯泡"最终为村民带来了"光明"。这个总结其实反映了县级机构的影响最终凭借基层网络有效地延伸到了村级社区。

---

① 得益于这个成员的文字能力，研究者在 JC 县妇幼保健院获得了关于该项目历史进展的详细的文字记录。他对项目工作的详细、清晰记录也从一个方面反映了当年他作为县妇幼保健院领导和"中加项目"领导之一对"中加项目"的投入程度。

② 在研究者访问 JC 时，这一位在当年"中加项目"实施中相当活跃的骨干分子能够栩栩如生、风趣形象地向笔者介绍当年的项目实施经过，使笔者对项目的了解更加直观。

一个反映县乡与基层广泛联系的具体例子就是项目中通过合作建立和运转起来的县、乡、村三级高危孕产妇和高危儿童转诊制度与转诊小组。在这个转诊制度中，县医院、县妇幼保健院为全县最高转诊机构。这两个机构都设立了行政值班和开通 24 小时呼叫电话，并对值班情况进行详细记录。他们一旦接到乡或村的紧急呼叫，就立即通知有关人员到场，必要时还可以直接呼叫县卫生局组织急救和出诊。县医院和县妇幼保健院的临床科室业务人员不得以任何原因和借口推诿下级（乡、村）的紧急出诊抢救呼叫。同时，县级成立"高危孕产妇抢救小组"和"高危儿童抢救小组"。两个小组的成员在接到出诊和抢救通知后，15 分钟内必然到达指定地点接受抢救、出诊任务。救护车随时处于良好的待命状态。一有呼救立即于 30 分钟以内出诊（JC 县妇幼保健院档案资料 15）。

在县级行动的带动下，各乡卫生院作为面向村级的二级转诊机构，也成立了两个死亡抢救技术小组，并有效地建立了行政急救电话值班制度，且向社区公布急救电话。值班人员在接到村级呼叫及转诊时，立即向院领导报告，并通知乡级抢救组成员和院内业务人员做好抢救和转诊准备工作，30 分钟内组织人员和药械奔赴施救现场，并及时向县级抢救技术组呼叫联系。如果发现疑难问题，立即与县级专家进行远程电话咨询或会诊。凡乡级遇到重大抢救且不能立即转院的人，他们立即向县级机构呼叫，请求出诊，协助抢救。在转诊前，乡级都会与欲转入的县级机构电话联系，以便做好救治准备。如果发生孕产妇死亡现象，乡级会立即向县妇幼保健院和卫生局报告。县级危急抢救组有关人员迅速到场，并对死亡病例及时组织讨论（县级师资座谈，2009 年 12 月 13 日）。

县、乡两级的抢救网络进一步延伸到村级社区。村级成立了由原先的接生员、计生宣传者、妇联干部和村社领导参加的危急抢救组织和转诊组织。这两个组织通常都妥善地安排好日常转诊的交通工具。一旦遇到危急情况就马上组织和协调车辆、人员，并立即向乡卫生院呼叫，请求出诊或帮助转诊。在遇到留卫生室处理的特殊情况（如估计转诊途中可能发生病情恶化或死亡现象），村卫生室立即向就近的医疗机构呼叫，请求出诊。村级转诊中，村医都全程陪送，并携带产包、吸痰器等药械，以备途中应急。平时，村级组织帮助做好孕产妇高危因素的筛查，并建立高危孕产妇档案，对高危产妇按照要求做好产前检查，并对所有高危孕妇动员住院分娩。这个方面的表现体现了社区增权的成果，因此，将在后文作进一步阐述。

通过这个联系县、乡、村三级的紧急转诊系统，县级服务机构能够更好地获知基层的危急情况并迅速做出抢救和技术支持等行动。这在原先的状态中很难实现。那也正是很多基层危急情况无法获得抢救从而酿成悲剧的重要原因之一。从基层来说，村级发生危急情况时能够迅速地联系到乡级机构，甚至县级机构。乡级也自然能迅速联系到县级机构。这帮助实现了三方在最短时间内的沟通与合作。这样，自下而上和自上而下的联系速度、联系广度、联系深度都得到了明显的提高[①]。相应地，生命抢救的实际效果也很明显。项目统计数据反映，这些抢救的成功率达到 98.23%（JC 县妇幼保健院档案资料 15）。

事实上，分析县、乡、村三级转诊系统可以发现，这是一个强调首先从基层开始自下而上逐级行动的模式，即村级首先向上级（主要是乡级）发出呼叫；随后，乡级处理呼叫，或继续向县级呼叫；县级接到呼叫后立即给予处理，或继续向上级及其他横向机构呼叫。这个模式的基本要求是乡、村两级都有明确意愿与上级沟通、联络，而不是就地处理或听之任之。能否实现这样的要求实际就反映出县、乡能否激励下级完成最初的转诊呼叫，以及县、乡、村的联系程度究竟是否紧密。项目统计数据表明，这个转诊系统在项目中得到了成功的建立和运转。县、乡与基层之间的联系也明显增加。

在调查中，县、乡、村工作者都高度评价了这个三级转诊制度和小组对加强县、乡、村的联系与合作及健康促进结果产生了非常突出的作用。县妇幼保健院工作者表示，这个制度带来的多方密切联系在项目结束后依然存在，且不断得到完善和加强。这也反映了项目带来的 JC 县妇幼卫生工作者的基层联系具有持久性，而其产生的效果也具有长期性（县级师资座谈，2009 年 12 月 13 日；DSY 访谈材料，2009 年 12 月 15 日）。

（2）资源动员能力

分析机构的资源动员能力，可以从对政府资源及基层资源的动员能力两个方面入手。从对政府资源的动员能力来看，县、乡妇幼机构的行动均显示了他们通过项目开展在这个方面取得了一些突破。专栏 4.2 给出了三个例子。这三个事例反映，县妇幼保健院在项目中能够动员政府提供资金支持、政策支持、活动协调和精神支持等多种形式的资源。这些资源对帮助县妇幼保健院减轻资金压力、获得有利的政策环境、推动活动开展及扩大活动影响都有重要的作用。

另外，除了县妇幼保健院在县级层面广泛开展资源动员之外，乡卫生院也在院领导和妇幼专干的努力下积极争取获得来自乡级政府的各种支持。中加项目领导管理模式中将乡政府领导纳入项目领导群体，这使乡卫生院和妇幼专干有机会在工作中直接争取获得与乡政府领导接触和交流的机会。这既帮助改善了妇幼专干与乡政府的关系，也使其更容易地争取到乡政府对项目的支持和帮助。

---

① 在项目实施期间，县乡村各级转诊达到 457 例，其中，村转乡为 287 例，乡转县为 170 例；对儿童的转诊为 128 例，对孕产妇的抢救为 58 例（JC 县妇幼保健院档案资料 15）。根据访问结果，这个转诊体系在项目结束后得以持续存在并一直运转良好。

专栏 4.2 中加项目中县妇幼保健院动员政府资源的事例

事例之一： 县妇幼保健院在建立"爱幼中心"过程中积极动员政府提供支持。1997 年 9 月，经过县妇幼保健院的多次建议，县政府和县项目办专门召开会议，就"爱幼中心"选址问题进行讨论，并最后决定购买与县妇幼保健院紧邻的县农机公司永丰街全宗房产，并制定分管副县长负责该房产转让的协调、动员工作。经过县政府出面协调，双方终于以合适的价格成交。为了让"爱幼中心"早日投入使用，县妇幼保健院又说服县政府出面向当地银行贷款 10 万元，使"爱幼中心"按期开始服务。"爱幼中心"成立后，其围绕儿童生长发育监测、健康指导、疾病诊治和儿童心理、儿童口腔等方面积极开展服务。该中心后来成为保健院的常设机构，并持久向辖区儿童提供直接的服务、指导全县儿童保健工作。

事例之二： 县妇幼保健院的积极行动使其在建立贫困救助基金的过程中得到了政府的支持。项目中，经过县妇幼保健院的意见陈述，县卫生局最终同意出台了《贫困救助资金筹集管理办法》。按照这个办法，政府承诺每年提供救助资金 2500 元。在 2000~2002 年政府实际共拨付了7000 元作为贫困救助的启动资金。这批资金使 33 位贫困孕产妇获得了救助。（关于贫困救助资金制度将在后文的政策影响中具体分析）。

事例之三： 县妇幼保健院积极邀请政府官员出席其组织的活动，并通过领导发言等形式表达政府对项目的支持。在很多县妇幼保健院组织的活动中，其经常能动员到县政府、县计委、县妇联、县财政或者县卫生局领导出席并对活动给予积极的评价和支持。这是县妇幼保健院对来自政府的精神支持资源的成功动员。

资料来源：JC 县妇幼保健院档案资料综合

在项目实施前，乡卫生院的妇幼专干乃至院长在调用当地人员和车辆等方面通常是"无能为力"的。但是，在项目实施后，这种情况有了明显的改善。调查中，妇幼专干表示，在项目中，她们在必要时可以直接与上级领导特别是乡政府领导进行交流、沟通，取得支持。就像一位妇幼专干在采访中清晰地回忆她当初在紧急情况下向政府请求帮助的亲身经历：

"2001 年 12 月 30 日，SX 乡 SL 村（最远的一个村），一名（产妇）产后胎盘滞留 3 小时，村医呼救我，在那瞬间满脑子都是产妇生命危险。（我）直接电话联系镇党委书记派车急救。镇党委书记当即派了车辆。在3 分钟内解决了交通工具。接到电话的 5 分钟后急救小组直奔 SL 村。一路上与村医联系，给产妇开通两管输液，监测好产妇生命体征。30 分钟，急救小组到了产妇家中，大体看了产妇的情况，开始进入抢救（手取胎盘，对症处理等），2 分钟后产妇情况逐渐好转。一颗悬挂的心终于放下了。因中加项目给我带来了交流技巧，又得到了政府领导的支持，在短短的 40 分钟挽救了一条生命。"（DQL 问卷调查，2009 年 12 月 13 日）

一名原本腼腆的基层技术人员能实现在 3 分钟内通过镇党委书记实现紧急车辆的调用，这对一个人及一个机构的触动必然是深刻的。正如该妇幼专干的自我总结："这是'中加项目'给农村妇幼卫生工作带来的'真正好处'。"（DQL 问卷调查，2009 年 12 月 13 日）

在项目实施中，妇幼专干还能动员乡政府提供其他方面的一些支持，如出席会议、给予发言，或者对乡、村项目活动的开展提供一些实质性的支持，包括提供活动场所、设备，以及通过妇女组织或其他政府渠道帮助开展村民发动等。例如，在项目的社区健康教育中，一些卫生院与乡领导保持积极的沟通，从而获得乡电台的帮助。电台经常播放与项目有关的妇幼卫生知识专题讲座。这对扩大辖区内的宣传教育很有帮助。采访中，一位妇幼专干认为，"开展任何工作得到政府领导支持是核心"（DQL 问卷调查，2009 年 12 月 13 日）。对这一点，很多妇幼专干都颇有同感。因为，这对曾经影响力非常弱的乡卫生院妇幼专干来说是望尘莫及的事。

县、乡两级之所以能够在动员政府资源上有重要的突破与很多因素有关。其中最重要的因素是内部拥有一致的意愿，并进行多方出力、集体行动。在一些对政府的说服过程中，县、乡机构经常通过不同人员以正式或非正式途径在会议、讨论和私下交流等各种场合开展动员。这样的行动在很大程度上得益于机构采用变革性领导所带来的内部团结及员工的交流和沟通能力的提高。另外，合作的力量使全县妇幼卫生工作团队有了更大的号召力和更强的组织能力。

在县、乡两级积极动员本级政府资源支持项目开展的同时，这两级机构还广泛合作，将影响扩大到村级社区，与村医合作动员更广泛的村级资源加入中加项目的实施中。县、乡两级帮助村医建立村级"合作伙伴"的行动就是一个例子。这一行动使 JC 县中加项目的实践在村级层面广泛地获得了村领导等关键人物对项目工作和妇幼卫生工作的认同与支持。这些村级"合作伙伴"是保证中加项目在基层有效地展开增权干预活动的重要力量。他们不仅对中加项目的村级活动有积极的认识，还能对发动村民、提供场地和设施、参加讨论、给予决策意见，甚至发动号召和行动有重要的推动作用①。

---

① 关于这个方面的分析将在社区增权中展开。

（3）政策影响能力

随着 JC 县妇幼卫生机构借助中加项目开展增权干预活动的深入，保健院在妇幼卫生领域对政府的相关政策制定有了一定的发言权和影响力。县妇幼保健院影响和推动政府制定贫困救助基金制度就是一个例子（JC 县妇幼保健院档案资料 15）。

根据中加项目的大量基层实践，县妇幼保健院发现，政府虽然建立了针对高危孕产妇与儿童的转诊和危急抢救体系，但是，如果患者因为贫困而不进行呼救，因而无法利用这两个体系，那么，这两个体系的建立就形同虚设。因为孕产妇死亡率和儿童死亡率的高发人群往往就是这个弱势群体。为了使贫困家庭能够进入这个体系，并享受到服务，应当成立针对贫困人口服务利用的救助制度。为此，县妇幼保健院向县政府提出了针对性建议，并提供了丰富的基层事实。经过县妇幼保健院向县政府的多次汇报和沟通，县政府最后同意筹集资金，成立贫困救助基金，以解决贫困孕产妇没有钱利用高危转诊和危急抢救体系的问题。该政策提议于 2000 年经过县人大审议并通过。在 2000～2002 年，政府共拨付了 7000 元作为启动资金①。根据县妇幼保健院资料，这一救助资金在项目期间共救助了 33 位贫困孕产妇（县妇幼保健院档案资料 15）。县妇幼保健院认为，力量虽小，但作用明显。这个结果直接地促进了 JC 县的两个高危转诊和危急抢救体系的正常运作②。

在中加项目实施中，县妇幼保健院甚至能够通过自己良好的枢纽作用将一些来自村民社区的声音自下而上传递给政府，并使政府的决策吸纳这些基层意见。县政府对贫困救助基金的管理模式的调整就是这样一个例子。自从 2000 年县政府出台县级"贫困救助措施"后，救助资金的发放直接由县卫生局统管审批。这意味着，服务利用者要想获得这一补助，需要亲自到县卫生局进行审批及领取。但实际情况是，绝大多数需要救助的对象居住在远离县城的边远山区。对贫困家庭来说，往返于住地与县城之间的路费、人力和时间是一笔不小的开支。正如老百姓所说："我们为百来块钱往返县城，耽误了一天的农活不算，光路上就要花费五六十元，真有点'得不偿失'"（县妇幼保健院档案资料 15）。以参与式在基层社区广泛开展活动的县妇幼保健院工作人员很快通过村医听到了村民的声音。县妇幼保健院认为这的确是一个问题，于是向政府部门做了详细的汇报，并建议县卫生局放弃一手抓的思想，将相关管理权下放到乡级。经过多次协商，县卫生局最

---

① 当然，这样的政府投入资金并不充足。这显示了政府支持的局限性和县妇幼保健院影响力的有限性。但是，作为原本力量薄弱的县妇幼保健院能够使注重经济发展的县政府专门拨出资金支持妇幼卫生工作，这已经能够说明县妇幼保健院在影响政府行为中的能力有了重要的突破。

② 当然，如果县妇幼保健院的影响力更大，政府投入得更多，那么，这项政策的结果可能会有更大的积极影响。

后终于采纳了县妇幼保健院的建议，决定改变救助资金的管理方式。从 2001 年初开始，原先由县卫生局统管审批的方法改为由乡卫生院根据实际情况审批和支付。乡卫生院每季度向县卫生局报账一次。政府这一改变免除了救助对象往返县城的车费开支和时间花费，也简化了操作程序，从而使被救助者获得了更大的实惠。而这一个结果的意义还在于它的实现是通过项目组用自下而上的方式发现、确定、提议和获得批准的（县妇幼保健院档案资料 15）。

类似通过县妇幼保健院的政策提议影响政府决策的例子在项目中还有不少，如对乡、村妇幼卫生队伍稳定性的管理。JC 县妇幼卫生人员原先面临的各种社会、经济问题导致其队伍具有很大的不稳定性（见附录 2）。这对中加项目的开展是一个重要的障碍。基于此，县妇幼保健院领导通过报告、会议、实地情况介绍等多种方式与县卫生局多次沟通，并终于使县卫生局意识到这个问题的重要性，且专门颁发文件，改变乡镇妇幼专干的任免由乡卫生院决定的方式，而统一由县卫生局任免，并明确在一段时间内不对妇幼专干进行工作调动。这一决定很好地维持了基层妇幼工作队伍的稳定性（JC 县妇幼保健院档案资料 15）。

同样，对村医给予工作补助也是政府采纳县妇幼保健院的多次建议后出台的政策。以往，村医对政府下派的公共卫生和妇幼卫生工作的积极性不高的一个原因就是从事这部分工作没有获得相应的劳动报酬，而是作为其获得行医资格的交换条件。但是，事实上，这部分工作挤占了他们个人行医的时间，也因此使这部分工作流于形式。这种现象使县妇幼保健院很焦急。因为，中加项目中的一个重要内容就是基层参与。没有村医的合作，就没有最后的成果。因此，县妇幼保健院开始了与县政府和县卫生局的积极沟通与建议，希望政府通过相应的政策明确对村医的工作给予相应的报酬，从而激励村医参与到项目工作中。这一次，县妇幼保健院又成功了。县卫生局发布文件，对此做出了明确规定。各地在按每村 3～5 人加强村医队伍，对村医提供每月 40 元的防保经费，并对防保村医免收管理费用（JC 县妇幼保健院档案资料 15）。虽然，每月 40 元的经费与村医的工作投入量并不完全对称。但是，从零到有的政策显示了县妇幼保健院的政策影响力，也反映了政府支持项目工作的姿态。

县妇幼保健院对县卫生局的影响还表现在对边远山区村医"绿卡"制度的灵活调整建议上。县妇幼保健院在项目的实际操作中发现，根据县里的既定政策规定，村医需有行医资格（也就是当地人所说的"绿卡"）才能开展工作。但是，在经过项目培训的第一批村医和新上岗村医中有部分边远山区来的学员没有获得"绿卡"。而那些山区实际缺乏拥有"绿卡"的村医，这意味着那些山区村落没有可以提供妇幼卫生服务的工作者。如果要专门调配其他乡村具备"绿卡"的人员到这些村落去工作，都会存在工作队伍不稳定的现象。因此，为了使边远山区的妇幼卫生工作能够很快地在这几位受过培训的学员的带动下开展起来，县妇幼保健院一方面加大对这些没有"绿卡"的工作者的培训，一方面与县卫生局多次商议。最后县卫生局在县妇幼保健院工作情况核准后，特批了这几位没有"绿卡"但受过培训且责任心强的山区村医回到本村开展妇幼卫生工作（JC县妇幼保健院档案资料15）。

另外，为了激励村医不断提高工作水平，县妇幼保健院还向政府提出建议对乡村医生接受培训提供一系列优惠政策。这些政策包括县内学习机会、进修不收费，鼓励边工作边学习、边服务边提高，以达到自我提高，自学成才的目的。例如，县卫生局明确对乡妇幼专干每年实施两次以会代训的培训；并由县卫生局每年安排每乡的产、儿科业务人员的进修。县卫生局采纳这些建议，从而促进了基层服务技术和工作能力的持续提高（JC县妇幼保健院档案资料15）。

县妇幼保健院为什么在中加项目中获得了更大的政策影响力？原因是多方面的。从县妇幼保健院自身来说，县妇幼保健院的组织增权过程使其领导者和员工能够发现工作中的真正问题，并且他们有很强的责任心去实施影响。他们的个人沟通和行动能力也在项目中有明显的提高，这使他们获得与政府官员的成功交流有了基本保证。另外，县妇幼保健院在项目中非常注重积极地与政府领导增加接触。他们通过请示、汇报、会议、活动等方式尽可能多地使政府了解项目工作进展，增进政府对项目的认识和熟悉程度。这对获得政府的认同有很好的促进作用。从政府的角度来看，因为有中加项目的资金援助，因此，他们对项目工作的态度是支持的。另外，县妇幼保健院初期工作取得的成效也促使了政府进一步放手项目实施。

当然，县妇幼保健院的政策影响力的发挥仍然具有局限性。不可忽视，县妇幼保健院的很多提议被采纳都与其同时能够获得项目资金或其他渠道资金的支持有关。例如，在贫困救助基金制度的确立上，除了政府的投入外，县妇幼保健院实际答应从其他渠道同时筹集资金。这甚至包括了保健院职工的资源捐款方式[①]。另外，政府对县妇幼保健院的一些提议并没有给出迅速的反馈。贫困救助措施就因为需要经过层层讨论，包括县人大的讨论，因而导致启动较晚的现象。这些都反映了JC妇幼卫生领域的组织增权活动对政府行为的影响仍存在着局限。

（4）价值一致性

领导与其追随者的价值一致性（value congruence）可以被看作领导的价值与追随者的价值一致的程度（Krishnan，2005）。价值一致性表明领导和下属之间的和谐关系，并因此能导致更大的长期满意度（Krishnan，2002）。JC县组织增权结

---

① 当时，县妇幼保健院领导等及员工提供了几十到几百元的捐款，当然，这也说明了组织成员对项目的支持。

果在机构层面产生的另一个重要影响就是县、乡两级妇幼卫生工作者在价值方面的逐渐趋同。这个价值就是参与式社区工作理念及其在基层工作中的运用。

按照前文的分析，JC 县妇幼卫生工作者最初受到参与式社区工作理念启蒙的是县级师资培训。当然这一次启蒙是不完全的启蒙。因为当时产生的效果非常有限。效果更明显的启蒙则是县妇幼保健院领导 DSY 在"后备骨干师资培训"中获得的启蒙。她其实是 JC 县第一个真正拥有明确的参与式理念和社区意识的项目工作者。并且，获得启蒙后的她迅速地将这种思想进行传播和推广，帮助 JC 县乡级妇幼卫生工作者拥有相似的理念，并继而推广到村级工作者群体。

这并非一个简单的过程。不过，凭借着热情、方法和个人影响，DSY 很快带领县妇幼保健院实现了这个想法。乡镇卫生院的妇幼专干很快在县妇幼保健院带领的培训和社区实践中建立了对参与式社区工作理念和方法的认同，并积极加入对这种理念和方法的实践中，努力在村级社区进行推广。在实践中，他们不仅确信只有深入社区、走访社区才能发现社区潜在的妇女儿童健康问题和影响因素，而且在实践中发现了许多原来预想不到的社区问题，并由此认识到健康促进"任重而道远"（JC 县妇幼保健院档案资料 15）。

带着一致的价值观念，妇幼专干和县妇幼保健院领导一起，在村医的积极配合下，共同合作，深入社区和家庭，充分利用当地的卫生资源，共同探讨社区中影响妇女儿童健康的主要因素，激发村民的热情。项目中，在乡卫生院直接指导下开展社区活动达到 46 次。这继而带动了 26 次村医自发组织的社区活动。这些行动很好地说明了围绕参与式社区工作理念展开的社区增权实践的效果。因为，它们既提高了乡、村卫生人员对社区卫生问题的分析和解决能力及他们的工作满意度，同时也有效地将知识和信息传递给村民，并激励村民根据社区实际情况，探索自我依靠和自我发展的社区干预道路。相应地，社区的健康意识和自我保健与行动意识都得到了提高（JC 县妇幼保健院档案资料 15）。

县妇幼保健院与乡卫生院能够很快地实现对参与式社区工作理念的一致认同和共同实践的原因，不能忽视项目中县妇幼保健院与乡卫生院之间形成的和谐关系。同时，县妇幼保健院在工作中坚定而持久的价值宣传和引导也是重要的方面。另外，乡卫生院在项目中获得的具有自主性的基层实践机会也强化了他们的自我控制感，从而使他们对社区参与的认识更可能发自内心。

（5）服务提供能力

JC 县妇幼卫生领域组织增权实践带来的对机构整体能力的结果性影响是全县妇幼卫生机构的服务提供能力的提高。下文从基层妇幼卫生投入、工作团队建设及服务系统三方面对此加以考察。

首先，在基层妇幼卫生投入方面，JC 县在农村广泛开展的妇幼卫生工作获得了更大的经济资源。项目资助款及政府支持通过设备配备、活动经费、劳动补贴等多种形式沉淀到 8 个乡和几百个村落中（JC 县妇幼保健院档案资料 15）。

在设备配备方面，项目为 6 个普通乡卫生院和 2 个中心乡卫生院配备了 519 件妇幼卫生服务基础设备，包括产床、产包、基本服务手术包、产儿科急救设备、显微镜等基础设备和成套产儿科设备。总价值超过 17 万元（JC 县妇幼保健院档案资料 15）。这在当时是相当可观的投入[①]。项目还为村卫生所发放了 1902 件基础设备，包括 262 个产包、88 个消毒锅。价值超过 15 万元。同时还保证了村医学会使用这些设备（JC 县妇幼保健院档案资料 15）。

这些设备投入使 JC 县乡妇幼卫生机构的产、儿科级村级妇幼保健服务条件得到了明显的改善。从对比来看，在项目开展前，JC 县的妇幼卫生服务能力相当低：病床与人口比例是 1∶530，全县医疗机构中只有 4 个能开展三大常规检查[②]，只有县医院有输血条件，5 个乡卫生院开展生理产科，能开展剖宫产的只有一个机构。在项目实施后，凭借项目资助，服务机构的服务能力有了明显的提高。病床与人口比例改善为 1∶430，全县医疗机构中有 11 个能开展三大常规检查，2 个机构有输血条件，8 个乡卫生院全部能开展生理产科，能开展剖宫产的上升为 4 个机构（JC 县妇幼保健院档案资料 15）[③]。

在县对乡和行政村进行的监督指导中，工作者还能获得专用车辆的支持，因而大大提高了办事效率。在 1996 年项目开展前，所有的下乡均需要借助公共交通。项目中，虽然仍然需要部分借助公共交通，但是，专用车辆帮助运输开展下乡指导和社区服务人员的情况大大增加，在 2002 年达到 36 次，行程为 1.2 万公里。这对加强县乡两级对社区的指导力度、提高指导次数和内容都有明显促进。同时，借助项目对急救车辆的配备，急救的次数和成功率也明显增长。项目期间抢救孕产妇 58 例，其中使用项目车辆提供急救的达到 29 例，抢救和转诊行程达到 4300 公里，覆盖全县 90 个行政村，抢救成功率达到 100%（JC 县妇幼保健院档案资料 15）。调查中了解到，该急救体系之后一直存在并发挥作用（DSY 访谈材料，2009 年 12 月 15 日）。

县妇幼保健院和各乡卫生院为工作人员下乡提供了社区活动和监督指导经费。这一举措明显地促进了县乡两级工作者深入农村基层开展社区活动和监督指导的积极性、频率与地理覆盖面积。以 2002 年上半年数据为例，县级师资下乡村有 4 轮，共 35 乡次、148 村次，平均每村 1.6 次。相应地，县乡两级对村的指导

---

① 一些乡镇卫生院在开展项目前甚至都没有产房，接生是在病房里开展，更不用说接生设备的缺乏。某乡的妇幼专干 DDL 对此在他的问卷访谈中感慨万千。
② 三项常规检查包括"血常规检查""尿常规检查"和"大便常规检查"。
③ 调查中了解到，这些机构在调查时仍然保持着类似的工作能力，且在服务项目上有进一步提高（DSY 访谈材料，2009 年 12 月 15 日）。

力度和强度都有明显加强。相比而言，在项目开展前的 1996 年，县乡两级下乡指导只有 27 乡次、54 村次。在村级层面，村医的劳动也获得了每月 40 元的报酬（JC 县妇幼保健院档案资料 15）[①]。

其次，组织增权实践对机构服务能力的积极影响还表现在基层工作团队建设方面，因为，技术和工作方法的培训是项目中的一项重要内容。在县乡层面，全县获得培训的县、乡级妇幼卫生工作人员达到 15 人。项目还为 18 名乡卫生院产儿科业务人员提供了临床进修机会，从而提高乡级产儿科服务能力和危急抢救能力。同时也组织社区方法学培训，专门提高工作人员的社区工作能力（JC 县妇幼保健院档案资料 15）。

在村级层面，培训是项目提高人力资源质量的一项重要内容。在项目中，受到培训的村医达到 250 人，其中，女村医有 179 人。这支受到培训的基层队伍后来成为项目中广泛开展社区增权活动的重要基层力量（JC 县妇幼保健院档案资料 15）。

最后，组织增权实践对机构服务能力的积极影响还表现在服务系统的建立。例如，服务系统之一是前文提到的综合性转诊系统。项目中成立了县级转诊、抢救小组，并出台了相关的转诊技术规程、各级转诊职责；设立县、乡危急呼叫电话值班制度；健全县、乡、村级转诊组织。并制定了三个卫生院为乡级转诊急救中心，以保证急救效率。这个系统使全县危急孕产妇和危急儿童的急救与转诊功能得到强化。所设立的转诊技术规程也为各级实施转诊和抢救提供了科学的依据，从而规范了综合性转诊机制（JC 县妇幼保健院档案资料 15）。调查中，县级受访的管理人员表示，项目中 JC 县孕产妇和儿童死亡率比项目前有较大幅度的下降，这说明了转诊系统所发挥的积极作用（关于健康水平的提高将在第 6 章中重点阐述）。

服务系统之二就是出台了贫困救助的政策和措施制度。这为贫困孕产妇获得住院分娩和新法接生及贫困的 7 岁以下儿童获得生长监测提供了必要的支持。同时，它也对全县的两个高危转诊和危急抢救体系的运作有重大的支持。因为，凭借贫困救助基金，那些高危的贫困孕产妇和儿童在遇到紧急情况时就能够通过基金的救助而得到抢救。这意味着 JC 县保健系统对弱势人群的帮扶能力出现了提高[②]。

---

① 这个数额虽然小，但是对当时当地农民人均年收入只有 945 元的水平来说（即每月平均不到 80 元），可以说是一个重要补充。

② 在项目结束十多年后的调查展开之时，项目中建立的一些制度仍然发挥作用，如对当地妇幼卫生发展至关重要的两个危急抢救体系。

4.4 总 结

本章对 JC 县在妇幼卫生领域凭借中加项目开展的第一阶段增权实践——组织增权的过程进行了详细的阐述。重点围绕推动组织增权实践的社会环境因素、组织增权的重要表现及组织增权的主要结果这三方面展开。

JC 县实践反映，在一个嵌套的社会系统中，特定的社会背景因素不仅能够影响组织增权的实践过程，而且也是组织增权得以开始的重要前提。从 JC 县中加项目启动和开展的实际情况来审视，三个社会背景因素不容忽视，即地方政府的角色、外部资助方的角色，以及组织内部的领导特征。JC 县政府对县妇幼保健院准备项目申请所提供的支持和帮助是该县赢得项目实施机会的重要保证。并且，政府的作用还超出为项目申请的准备工作。它实际上为整个组织增权乃至后面的社区增权和个体增权提供了政治支持和宽松的实施环境。作为外部资助方代表CIDA 不仅为 JC 县以增权促进健康的过程提供了社区参与、社区合作、自我依靠等的关键的增权理念，而且还以介入式的管理方式帮助 JC 县运用这些理念逐步展开全面的实践。增权理念首先在全县妇幼卫生工作团队的领导层得到接受和吸纳，这使全县的增权实践形成了一个明确的领导核心。

在上述有利的社会背景支持下，JC 县成功地在县、乡两级妇幼卫生服务管理和提供部门之间开展了增权活动，即一次扩大各相关组织在健康促进事务中的自主性、控制力和影响力的过程。这个过程总体上从三个维度展开，即变革式领导模式的引入和实践、不同层级的组织开展有效的跨层合作，以及在整个项目实践中对妇幼保健的新知识和增权理念的广泛而有效的传播。

JC 县中加项目中的组织增权活动在组织成员层面和组织整体层面都引起了重大的变化。在成员层面，它有效地帮助成员在一定程度上实现了个体增权的结果。这表现在成员对项目任务的理解更加准确；在工作中的自我决定感得到增强；对自我工作能力的认识更加明确；对自身在项目中的影响也有了更积极的评价。相应地，他们的工作态度和工作能力都有了积极的改变。在组织整体层面，组织增权的实践过程有效帮助组织在基层联系、资源动员和政策影响三个重要方面提高了能力，并实现了更高程度的组织间的价值一致性。通过这些方面的成果，JC 县妇幼卫生机构的服务和管理能力得到了明显的提高。

从这个角度看，中加项目对 JC 县妇幼卫生发展的作用远非为该县提供当时看来非常关键的项目资金。这个项目的重大意义在于在该县妇幼卫生服务和管理的组织层面有效地实现了一次增权实践，即令一个原先没有很强的能力带领全县妇幼卫生工作团队推进健康发展事业的县乡组织在知识、能力和意识方面都得到了较明显的改观，从而为后面进一步的社区增权和个体增权提供有利的组织保障。当然，这个过程需要首先得益于一系列社会背景因素，包括地方政府的态度、外部力量的推动，以及内部领导的特征，尤其是外部力量首先对增权理念的引入和推动。可以说，根据当时的情况，如果没有加方对增权理念的最初倡导，原本缺乏增权理念和方法的 JC 县妇幼工作团队很难自行走上类似的实践道路。但是，这并不说明，只要外部力量存在对运用增权理念的要求，当地的实践就必然能够按照一种增权的思路进行。事实上，JC 县实践反映出，外部力量的作用主要体现在推动、督促和技术支持方面，而持续有效的实践则需要依靠当地政府的作用和工作团队及内部领导自身的特征。而在项目出现之前 JC 县之所以不能形成类似项目实施中的这种组织增权状况，主要是因为当地的团队领导和主干力量并没有形成对增权理念、方法的认识与认同，以及对实践的热情。

|第5章| 社 区 增 权

JC 县中加项目实施的第二个阶段主要围绕社区行动展开。这正是本研究的"社区增权"阶段。根据前面分析框架的设定,"社区"在这里特指村级社区,也是中国农村地区民间交流最密切的自然聚集区①。相应地,"社区增权"即指村级社区在健康促进中的自主性、控制力和集体行动能力的实践总和。这一章的重点是以再现 JC 县中加项目第二阶段的实践过程为基础,详细展示社区增权得以展开的必要条件、各阶段的核心构成与社区增权的结果及影响。

本章的结构为:第一部分陈述社区增权的必要条件;第二部分阐述社区增权过程的第一阶段,即村医的个体增权过程及结果;第三部分是对社区增权的第二阶段过程的阐述,即社区参与行动;第四部分是对社区增权的结果和影响的阐述;最后是本章总结。

5.1 社区增权的必要条件

在 JC 县中加项目开展到一定程度后,该县在妇幼卫生领域的增权行动逐步从组织内部向社区延伸,并形成了更大范围的社区增权实践。这一社区增权实践显示了社区作为健康促进行动的主角之一的巨大活力,但同时也显示了它的开展在很大程度上得益于前期组织增权实践结果所提供的各种关键性支持。其中最重要的是推动社区增权行动的工作团队、组织对社区增权行动提供的各种制度性支持,以及组织增权带来的政府的积极态度。

5.1.1 增权实践的工作团队

根据前文的阐述,JC 县组织增权实践的重要结果是为全县妇幼卫生系统创造了一支有能力且有热情去推动社区增权实践的核心工作团队。这个核心团队对社区增权实践的展开有明显的促进作用。第一,经过组织增权,这个团队的成员都已经通过培训和社区实践在一定程度上拥有了比较一致的社区参与、自我依靠和

---

① 关于具体的说明和解释,详见分析框架一章关于一个嵌套的社会系统的相关阐述。

激发自主性等增权理念。这为社区增权实践做了较好的思想准备。第二，这个团队很好地掌握了讲求社区参与等基层增权实践的实际工作方法。因此，他们不仅能够从技术上也能从方法上指导基层工作。这为社区增权实践做了方法上的准备。第三，这个团队在工作中采纳了的变革性领导模式，这使团队成员的领导能力、沟通能力和协调能力都有明显的提高，并因此使他们对基层的影响力有了提高。这为社区增权实践提供了信心方面的准备。第四，这个团队在工作中广泛开展合作与分工，并形成了良好的工作氛围，因此，团队的凝聚力和行动力都有所增长。这对社区增权实践创造了良好的工作环境和氛围。第五，这个团队从总体上已经形成了一定的政策影响力，他们更可能获得来自上层的帮助。这为基层实践做了有利的政策环境准备。第六，这个团队通过社区实践已经拥有了初步的社区实践经验和教训。因此，他们对在基层开展工作有了一定的认识。这为社区实践的开展做了经验方面的准备。第七，这个团队形成了高涨的工作热情及对基层实践的期待。这种工作"激情"对社区增权的开展提供了非常关键的精神准备。正是这支团队成为 JC 县妇幼卫生领域实施大面积社区增权行动的核心力量。

5.1.2 制度性支持

组织增权实践在很大程度上实现了 JC 县妇幼卫生机构的能力建设。这实际上从组织上为社区增权提供了制度支持。根据前文的分析，制度支持主要表现在三个方面。制度支持的第一个表现是有利的资金投入状况。自从中加项目资金进入后，JC 县基层妇幼卫生系统获得了一笔可观的投入。这不仅促进了基层机构的设备更新，也为基层工作提供了必要的活动经费，同时也为基层工作者提供了基本的劳动补贴。这意味着全县几百个村落的卫生室都获得了基本的妇幼卫生服务器材、活动组织的经费及村医从事妇幼卫生促进工作的津贴[①]。这为基层开展社区增权实践提供了必要的设备和经费上的准备[②]。

制度支持的第二个表现是初步完善了县、乡服务提供系统。JC 县的组织增权为妇幼卫生领域创造了三个重要的支持系统，即前文已经阐述过的综合性转诊系统、贫困救助系统、进修培训系统。这些系统不仅为县乡两级的服务提供和管理建立了基本的架构，同时也搭建了从县乡两级向村级服务延伸的通道和平台。事实上，这三大系统后来成为项目中和项目后 JC 县、乡、村三级之间的紧急救护、

---

① 例如，在覆盖 JC 县三百多名村级妇幼卫生服务提供者的四次关键培训中，村医在县城的食宿费、材料费和活动费全部由项目和政府资助，而不需要自己支付，并且，村医还获得了因培训而耽误诊疗工作的误工补贴（JC 县妇幼保健院档案资料 15）。

② 在项目实施前，县财政对妇幼卫生的投入非常有限（见附录 2）。

人力资源培养和帮扶模式的关键性制度。

制度支持的第三个表现是更为理想的县乡管理机构之间的互动和运行效率。由于县乡机构之间形成了较高的价值一致性，县乡机构内部和机构之间的互动更为迅速和有效。团队成员之间的关系更为坦诚、积极和相互支持，并在集体行动中有更一致的认识和行动。这使县乡妇幼卫生系统在信息传播、工作安排和任务执行中的效率有了明显提高。这为增权行动向基层延伸时所需要拥有的组织效率奠定了基础。

5.1.3　政府的积极态度

组织增权实践的结果还增强了 JC 县政府对中加项目工作的信任，并因此对社区增权实践的开展表示了积极的态度。在中加项目实践的第一阶段，JC 县政府从不同方面对县乡机构的增权实践给予了不同程度的肯定、支持和帮助。随着组织增权实践带来了一系列具有积极影响的结果[①]，政府对县、乡组织开展中加项目有了更多的认识和更积极的态度。这个结果无形中使政府对项目中期和后期工作建立了更大的信心和更高的信任度。在项目中后期的实践中，政府基本放手让县妇幼保健院在基层从事各种相关的社区参与实践活动。这对 JC 县社区增权的较全面的实践创造了一种相对宽松和积极的社会政治环境。

5.2　社区增权第一阶段：村医的个体增权

得益于中加项目实施的第一阶段，即组织增权所实现的上述有利条件，JC 县妇幼卫生工作团队摸索着开始了项目实施的第二个阶段，即独特的社区增权实践过程。这是一次追求社区在妇幼健康促进中的自主性和控制力的尝试。犹如项目的整个增权实践是分阶段进行的，这一次的社区增权实践同样是分步展开的。社区增权实践迈出的第一步是村级社区从事妇幼卫生工作的关键人——村医的个体增权实践过程。这个过程以村医接受参与式培训为起点，以村医职责的确认为中心，以建立村医在社区中的合作伙伴为关键。

5.2.1　村医的参与式培训

从 1999 年 4 月到 2002 年 5 月，JC 县妇幼卫生系统通过中加项目在全县范围

---

① 如县、乡机构的政策影响能力和资源动员能力的提高等。

分四次对三百多名村医进行了培训。这个过程让每一个未经（新近）培训的村医都参加了培训。培训的目的是帮助村医更新知识和技能，掌握社区参与的工作方法，从而提高村医向农村居民提供医疗保健服务的质量。这一大规模的村医培训不仅聚焦当时已经具有村医身份的群体，而且考虑到边远山区缺少女村医的情况，因此，专门培训了 30 位新上岗的女村医。另外，由于一些自然村落缺乏村医和接生员，县、乡机构在这些自然村落特别选择留得住的、热爱新法接生工作的 73 位初中以上学历人员进行了女接生员的培训（JC 县妇幼保健院档案资料 15）。

JC 县全面、深入的村医培训为社区增权实践培养了一支具有增权思想和工作方法的社区工作团队。它之所以能够获得这样的结果，是因为这四批村医培训与以往的培训有明显不同。它是一次比较全面的"参与式培训"。之所以叫做"参与式培训"，是因为它有三个重要特点。其一，培训对"社区参与"等相关理念进行了重点传授；其二，培训本身使用了参与式学习方法；其三，培训还开展了"参与式教学评估"[1]。

（1）学习"参与"理念

旨在为社区增权实践培养社区工作团队的 JC 县中加项目村医培训不是局限在提高村医专业技能的一次技术培训。它的一个独特之处就是对社区参与等增权理念的传授。

培训旨在帮助村医理解并认同：要做好社区妇幼卫生促进工作，必须深入社区，发现社区的关键性问题，并对这些问题进行分析。在社区成员共同分析的基础上形成集体解决方法，并发动社区力量进行干预。在这样的培训中，村医第一次接触到重要的社区增权概念，这包括社区评价、社区对话、社区参与、社区合作伙伴、社区活动、角色扮演、参与式监测评估，以及社区集体行动等[2]。

传授这些概念的意义是帮助村医明白，社区村民在村医的健康促进工作中有重要的作用。也就是说，村医要做好社区妇幼健康工作，就必须从社区村民的角度出发，用村民的眼光发现和分析问题，并依靠村民的力量通过集体行动解决问题。同时，通过村民的参与，达到村民自我教育和自我转变的影响目的[3]。

为了帮助村医掌握社区参与等基本理念及其在社区的具体运用，村医培训不仅采用理论授课的模式，而且结合了有针对性的社区实践活动及安排在社区中开展的强化培训。表 5.1 给出了 JC 县中加项目各次培训中理论学习和社区实践的时间安排。这样的结果显示了社区实践在项目培训中的重要性。村医被敦促着、鼓励着深入社区去发现问题和解决问题。"到老百姓中去吧，同他们一块生活，虚心

---

① 见下文关于"参与式教学评估"的详细说明。
② 关于相关内容的解释参见表 4.2。
③ 对相关的参与概念的解释，参见第 4 章 4.2.2 节的相关内容。

向他们学习，并且爱他们，以你所知道为基础，取他人之所长"（JC 县妇幼保健院档案资料 7）在社区实践中成为村医工作的方向。

表 5.1　JC 县中加项目培训实践安排　　（单位：天）

培训类别 ＼ 培训方式	理论学习时间	实习时间	社区实践时间	强化培训时间
县级师资培训	71	—	7	
第一批村医培训	17	—	70	7
第二批村医培训	27	60	120	17
新上岗女村医培训	40	55	3	3
接生员培训培训	24	50	合并于理论培训	4
PM&E 培训	5	—	4	
CIDA 方法培训	16	—	3	

资料来源：DSY 工作笔记

通过理论与实践的结合，JC 县乡妇幼卫生工作团队有效地将社区参与的理论和方法在村医群体中进行了传播。村医的工作视角中对社区村民的作用有了更大的认识。在研究者开展的村医访谈中，尽管与当年培训时间相隔了数十年，但大多数受访的村医都谈到了这些参与性的基本元素。这对一个欠发达地区的农村服务提供者群体来说并非寻常的现象。这反映了当年中加项目实施中有关参与性增权理念对村医产生的实质影响。

（2）"参与式"地学习

JC 县中加项目针对村医的参与性培训不仅反映了培训对参与性增权理念的传播，而且体现了培训中的授课和学习方式是不同以往的参与式教学模式。参与式教学模式的一个特点就是强调受训村医的看法和认识，以及村医在教学中的积极参与。

对这个特点，理论培训不仅要求村医积极反映自己社区的实际情况，而且鼓励村医对此提出自己的看法和解决方法。在社区实践中，村医也不能等着师资做好了全部活动方案后去照搬执行，而是需要和师资共同交流，商议如何深入社区发现问题，并共同确定活动方案。村医发现，授课老师总是在课堂上给大家留出足够的时间让大家对相关问题进行讨论和设计。而要找到答案，则必须充分结合自己在社区开展工作的各种经历和认识。因此，很多知识点的掌握，都建立在自己对授课内容和以往工作经历的对照之上。他们原先已经习惯了当一个被动的"下级"。但是，这次，他们的"下级"身份似乎被大大弱化。相应地，"被动"接受的行为模式也不得不改变为"主动"的参与模式。这样的情况对村医来说是以往培训所没有经历的（村医访谈资料，2009 年 12 月）。

培训进行一段时间后，村医的参与性学习能力获得了明显提高。他们在课堂上的表现也变得活跃起来。很多村医都能从自己的社区出发积极参与讨论。例如，在"产后大出血"课堂上，SX 乡学员激情讲述了村民 LL 的母亲产后出血，村医和家属抱着侥幸的心理在家里用"止血针"治疗，结果延误了转送医院而导致产妇死亡的故事。DN 乡学员在"小儿合理用药"课堂上动情地讲述 8 岁的男孩在 6 个月大时使用"链霉素"治疗肺炎，结果导致聋哑的事例。村医之所以有积极表现，是因为他们感到课堂上的内容与他们的社区生活紧密联系："虽身在课堂，但所学所做的一切都像在他们自己的社区"（JC 县妇幼保健院档案资料 12）。

从本社区出发思考问题和解决问题的教学模式很大地促进了村医对新知识和技能的掌握。调查中接受采访的村医和乡镇卫生院领导大都表示，通常的培训由于教学方法和教学内容的局限，村医能够真正接受并在实际工作中运用的知识和方法非常有限。学过就忘，或者学的时候就根本不懂的现象大量存在。结果，培训后的村医回到村里，往往仍然沿用自己老一套方法开展工作。但是，中加项目中的村医培训因为使用了参与式的培训方法，结果，培训效果有了明显改善。一个村医对使用了参与式教学的培训效果这样总结：

> "过去的学习中老师满堂灌注给予的知识至今已一点记不住了，而今天的'肺炎识别'和'感冒不用抗生素'我却记得很牢，而且我相信会永远记住的。"（JC 县妇幼保健院档案资料 12）

（3）参与式教学评估

参与式教学模式的另一个特点是强调村医学员参与教学评估。村医在培训中被要求在每天的培训课程结束后对"今天的课程怎么样"做出反馈，即对教师的授课内容的理解、教授方法及知识运用进行评估。另外，村医被要求每周写一篇周记，对培训的总体情况和个人体会与评价进行总结和记录。这些评估都被集中传递给授课教师，形成对教师教学方式和内容的修正意见。

刚开始，村医以为那只是一种形式化的表现。但他们很快发现，骨干师资和县级师资对他们在评估和周记中反映的情况进行了仔细总结，并在后一周利用每天上午、下午课前的 5～10 分钟选读学员的周记，并进行点评和反馈。相关的授课教师还根据他们提出的意见和想法在其后的培训中做出相应的调整和改变，使授课更符合村医的要求和希望。

从教学者出发，这一方法对提高教学质量有很大的作用。但是，这个方法在村医培训中的意义远不是单纯的教学质量提高一个方面。参与式教学评估的重要意义在于对村医个人价值和作用的充分尊重与体现。村医实际能够通过课堂评估和周记的形式很好地反映自己的认识、观点和心得。而作为以往的"上级领导"或者课堂的老师都能聆听他们的意见，并对之做出积极反应。这表达了一种最基本的尊重的思想，以及从基层工作者和实际情况出发的工作思路。这使村医感受到自身的价值获得了承认，他们的想法也得到了重视，他们的意见成为影响上级行为的重要因素。

为此，质朴的村医越来越多地在评估和周记中敞露胸怀，将自己的感想、意见和体会直截了当地表达了出来。用 SX 乡 DT 村村医的话：

"想说什么，就说什么，不能说就画！"（ZLX 村医访谈资料，2009年9月9日）

事实上，县级师资在培训前制定这些规则时并不能确定村医就一定能够很好地完成这些要求，也不完全清楚这些评估和周记究竟能够为培训带来多少实质性的收益。可是，实践中，这样的做法因为体现了对村医的尊重而很快获得了村医的积极回应。

这种参与式评估方法不仅激发了村医的智慧、活力和热情。更为重要的是，在这个过程中，村医意识到：既然自己的提高得益于一个合作的环境，以及积极主动参与，那么，要影响自己的服务对象同样也需要有一个合作的环境及村民的积极主动参与（ZLX 村医访谈资料，2009年9月9日）。这一点直接影响了村医回到社区后致力于社区增权实践的行为。

5.2.2　界定新职责

在 JC 县中加项目开展前的很长一段时期，村医在村里开展的妇幼卫生活动就是用各种简陋的方法从事接生服务。这种情况一方面增加了不安全接生的隐患，另一方面也阻碍了一些重要的保健服务（如孕产妇产前检查和产后访视等）在村里的提供。这样的现象在一定程度上源于县里当时没有对村医在妇幼保健领域的职责进行明确界定。因此，JC 县中加项目村医增权实践的第二步就是对村医职责加以明确。为了更好地说明新职责的作用，在此首先介绍一下村医在村里的传统接生行为。

（1）村医的传统接生行为

对20世纪90年代中期的大部分 JC 县村医来说，他们对农村妇幼保健服务的边界并不明确。例如，对一些存在较大风险的服务（如没有科学指导的分娩接生），村医一直在从事；但是，对一些非常需要开展的工作（如产前检查和产后访视），村医却很少有作为。

笔者在对 SX 乡 DT 村的村医采访中得知，该村医在县上职业高中的乡村医士班学了两年，然后在村里实习了一年，之后又在乡卫生院妇产科实习了 3 个月。此后，她就开始接生了。20 世纪 90 年代中期的她只有二十岁出头，但已经接生超过 20 人。她为之感到非常高兴，是因为"我接生了，明天（产妇家）就提一篮子鸡蛋、红糖来了，鸡蛋吃不完。"。不过，由于经济落后、设备不足及意识落后，村医使用的接生技术、工具和程序都不符合规范。政府倡导的四消毒的新法接生在这些村级接生中很少得到严格的执行，更不用说住院分娩的普及。正如该村医所说，"我当时没有多大的消毒意识。只是用酒精洗洗手，没有手套，只有一个自制产包，用后就洗一下，蒸一下就算消毒。"（ZLX 村医访谈资料，2009 年 9 月 9 日）

同样，1995 年从职业高中医士班毕业的 DN 乡 SGD 村的村医告诉研究者，在中加项目开展前，他对妇幼保健和分娩接生的知识很少，但是，"正是因为知识少，反倒使自己的胆子很大。对不合标准的接生方法没有多少畏惧和担心。"（LFC 村医访谈资料，2009 年 9 月 8 日）1986 年就开始在卫生所工作的 DN 乡 XZ 村村医也有同样的经历。在 1986~1993 年，XZ 村里的妇女分娩都是该村医接生的。"我当时胆子大。没有技术，胆子就大。当时不卫生，产包和四消毒都达不到。"（WYZ 村医访谈资料，2009 年 9 月 8 日）

JC 县大部分的村医都有着与上述村医相似的经历。当这些经历被作为常态来看待时，村医都不会认为它们有什么不正确。但是，当这些经历在中加项目的村医培训中由村医自己回忆起来、表达出来，并与标准的要求和危险因素的分析相互对照后，村医才恍然意识到自己在"边界"之外的行为存在的高风险性。

因风险意识不足而导致重大事故的现象在村医以往的经历中并不罕见。19 岁就开始学医的 SX 乡 CL 村的村医虽然有很长的"学医经历"[①]，不过，这些学习似乎都没有使他拥有系统的妇幼保健服务知识。用他的话说，"学的也忘记了"。在中加项目开展之前，他一直在村里接生。可是，技法有限的他在面对突发危机时，几乎没有办法处理。1998 年，他为村里一位产妇接生后，产妇流血不止。产妇家里的电话不巧因欠费停机而无法对外联系。当时又没有手机。他推断是胎盘滞留，却没有好的解决办法，只有打止血针。但是，止血针根本不管用。最后，产妇还是死了。这个事件当时使他对接生产生了恐惧。但是，时间稍长，这种恐惧心理似乎又减弱了，村里的接生还是继续进行（ZTS 村医访谈资料，2009 年 9 月 9 日）。

在采访中显得非常能干的 DT 村村医也道出了相似的故事。虽然当年在村里从事接生服务并不使她感到害怕，但是，1997 年的两次接生意外给她留下了极为深刻的印象。一例是发生产后癫痫。最初，她并不害怕，为患者进行了常规的处

---

① 他 1969 年在合作医疗盛行时参加了卫校学习。后来参军后又在部队上学习，之后还在大理卫校学习了一年。各种学习和培训内容众多，包括血吸虫、鼠疫防治等各种方面。

理，但是，10 分钟后症状并未消除。这时，她感到害怕。因为，她对此已经没有办法。好在她当时很快找到了一辆手扶拖拉机并匆忙将产妇送到了乡镇卫生院。经过抢救，产妇才脱险，之后又在医院住了两三天后才回村里。就在这次险遇后不久，该村医又在村里做了一例接生。晚上十点钟顺利分娩，两小时后为产妇测量血压正常后，村医便回去了。可是，第二天凌晨两点不到，产妇家人就来叫村医。产妇右腿胀痛，浑身大汗，嘴唇乌青，血压已经明显下降。这一切显示产妇可能发生了内出血症状。对这样的情况，这位村医毫无办法。好在思想清醒的她马上找了车子送产妇去了医院。经过抢救才脱险。访谈中，她告诉研究者，如果当时送晚了，产妇的生命就很难保证（ZLX 村医访谈资料，2009 年 9 月 9 日）。

两次险遇对这位村医明显产生了触动，正如她在采访中不无感慨地说，"现在想起来还怕，怕极了！"但是，没有明确的职责规范，缺乏有效的影响方式，村医很难轻易放弃已经习惯了的行为模式。与 CL 村村医一样，经历了两度险遇的 DT村村医依然没有停止在村里的接生服务。

（2）界定村医的新职责

在中加项目开始后，村医在妇幼卫生领域的工作要求被明确地进行了界定（见专栏 5.1）。这份针对村医的工作要求对妇幼卫生发展长期停滞不前的 JC 县农村来说，具有重要的意义。这包括对村级负责的具体服务内容的明确；基层与上级服务体系的链接；对立足社区、从社区问题出发的要求；服务提供的各级人员的合作和共同参与等要求。

专栏 5.1：JC 县中加妇幼合作项目村医工作要求

村医在无偿接受项目培训后，应明确职责，积极投入社区卫生服务中，发挥提高社区妇女、儿童健康水平的主力作用，村医只有不断运用所学知识开展社区妇幼卫生工作，才能取得丰富的社区工作经验，得到自身的工作能力的提高及精神提高。

1）与村领导组织好危急孕产妇、高危儿童转诊小组，负责协助组织转诊工作，小组成员熟悉呼叫电话，转诊组织充分运转，减少孕产妇及儿童死亡发生。

2）充分运用项目培训知识技能，并经常深入社区发现影响妇女、儿童健康的因素，针对发现的问题，取得县级师资支持，共同制定活动方案并实施社区活动；采取多种活动形式，每季度进行一次社区健康教育活动。

3）掌握孕产妇、儿童的高危因素，定时对本村孕产妇进行孕期检查和儿童体检及保健知识宣教，及时筛出高危孕妇、高危儿童，并及时上

报乡卫生院，确定需要转诊的及时护送转诊。

4）注意信息收集，每月按时参与乡级例会，做到不缺席；并在每月例会时及时上报各种数据，有疑问的及时提出解决，并交流社区工作经验，相互取长补短；对孕产妇死亡者要求24小时内上报乡卫生院。

5）正确及时填写台账及孕产妇保健手册，减少错漏项发生，注意逻辑关系，做到台账日清月结。

6）正确合理防治妇女、儿童常见病、多发病，治疗记录必须有处方，做到不乱用抗生素、激素。

7）正确合理使用项目设备，充分发挥资源优势为社区妇幼卫生服务，对设备闲置村必要时进行调配。

8）对社区工作中诊治、抢救的典型病例认真做好记录，及时上报县级师资，以便交流。

9）各种村级工作做好痕迹记录，体现工作状况，做到检查有资料依据。

JC县中加项目办公室

资料来源：JC县妇幼保健院档案资料20

根据中加项目的培训，以及由中加项目办公室颁发的对村医的具体工作要求，受到激励和鼓舞的村医在妇幼卫生领域拥有了明确的方向。很显然，原先大多数村医一直从事的接生服务并没有进入工作要求，而组织村里的孕产妇、高危儿童向上级逐级转诊的任务却明确地落在了村医的身上。另外，村医原先未曾广泛开展的健康宣教、高危筛查、孕期检查和儿童体检、信息收集和上报等工作被明确为村医需要完成的任务。这一全县统一的新要求使村医找到了农村妇幼卫生工作的边界。一位村医在工作笔记中记录[1]：

"我担负全村妇幼（女）儿童工作职责。一定要努力学习、谨慎工作，决不能损害妇幼（女）儿童的身心健康。这是我的职责和任务。"（WYZ村医中加项目村医日记，2003年2月28）

村医职责明确对村医意识的改变产生了影响。SX乡CL村的村医逐步意识到，像自己这样技术和设备不足的村级服务者是不应该在村里从事接生服务的。在项目其他活动的推动下，自中加项目培训后，该村医再没有在村里进行接生服务（ZTS村医访谈资料，2009年9月9日）。DT村村医在采访中也表示之后就不再接生。其他受访的村医都有同样的经历。

---

① 笔者在对XZ村的访问中发现，该村的村医完好保留着当年"中加项目"实施中个人所写的全部村医日记。这位村医允许笔者对日记内容做了复印。下面的引用来自该村医于2003年2月28日的一篇日记。

村医为什么能在中加项目中按照村医职责规定来做出行为调整? 事实上, 这份职责规定显示了村医需要从事一些额外工作。对县、乡、村的实地访谈使笔者发现了多方面的原因。

第一, 村医在培训中受到的尊重和鼓励帮助激发了他们的积极性和主动性。人的积极性和主体性一旦被激发起来, 很多原先不可想象的事情就可能做到。用 DT 村村医的话说, "'中加项目'最重要的是发挥(人们的)积极性。"(ZLX 村医访谈资料, 2009 年 9 月 9 日)同样, SGD 村医发自内心的声音凸显了中加项目对人的关注的意义: "'中加项目'对改变人的观念的作用是无可替代、无法比拟的。它的核心是教育方法的形象与参与式"(LFC 村医访谈资料, 2009 年 9 月 8 日)[1]。这样具有现代意识的话是在中国边远落后的山区农村一位皮肤黝黑、衣服上沾染着土星的年轻男村医口中说出来的, 且是在项目结束的十多年后。这从一个方面说明了中加项目的增权实践对 JC 县基层妇幼卫生工作者的影响之深刻与持久。

第二, 虽然最后形成的工作要求由项目办公室正式发文, 但是, 村医在村里要做什么、能做什么并不是简单的由培训师资和上级领导制定后传达给村医的。这样的方法就是原先的传统做法, 也是收效甚微的方法。中加项目中的特殊之处在于村医在村里的职责是在培训中经过师资的启发, 由村医自己回忆和阐述自己的经历, 并通过讨论、交流和对照后自己逐步形成的。通过主动参与达成的共识使村医回到村里开展这些"增加"了的工作时并不感觉那是上级强加的要求, 而是自己认为必须要开展的工作。

第三, 自中加项目开展以来, 项目逐步为村卫生室配备了与妇幼卫生相关的一批重要的基础性设备。村医大都认为这是上级领导真正关心和支持基层的实质性表现。他们大都为这种以往几乎没有享受到的上级关心而感动。因此, 当他们面对新增的工作任务时, 没有感到压力, 反而有一种回报心理。

第四, 村医培训中由师资和村医共同设计完成的各种社区实践也使村医感受到, 自己在这些工作的开展中依靠各方力量, 可以使自己在社区中有所作为, 也可以使自己的社区获得发展。期待中的成就感促使村医对这些原本不属于自己的工作充满热情。每一批村医培训结束后, 甚至是在培训中期的社区实践中, 大多数村医都开始为自己回到社区开展有明确界定的工作而跃跃欲试。

5.2.3 建立社区合作伙伴

20 世纪 90 年代中期以前, JC 县的村医大多在一种孤立状况下开展医疗服务

---

[1] 这位村医与其他 5 位村医在培训中期就自发到一个偏僻的山村开展参与式社区实践。对此将在后文展开阐述。

提供。孤立，主要指其在工作开展中，很少主动与社区里的其他群体（如村领导）联系，并且获得他们的帮助和支持。相应地，社区里包括村领导在内的其他有社会影响的群体也很少顾及村医的工作，很少与村医进行交流和合作。这样的情况这在一定程度上归咎于 JC 县乡妇幼卫生工作者和村医在这个方面的意识不足。

然而，JC 县妇幼卫生系统的组织增权实践使县乡妇幼卫生工作者意识到，社区妇幼卫生工作的开展离不开社区力量的支持。因此，一个新的概念在培训和实践活动中被明确地提了出来，即"社区合作伙伴"。"社区合作伙伴"，指基层社会中能对村医工作提供帮助的社会力量，包括村干部、村里有威信的长老或村民代表在内的社区力量。"合作"意味着健康促进工作不是仅仅通过服务提供者来完成的，而是要与社会/社区力量一同进行；"伙伴"意味着追求双方的平等、融洽关系（马图克和朱亚屏，1997）。为此，村医个体增权实践的第三个重要方面就是在村级建立村医的"合作伙伴"。在阐述"合作伙伴"的建立过程之前，首先介绍一下项目实施前村医的工作状态。

（1）项目实施前村医的工作状态

JC 县中加项目在村级开展的参与式监测评估结果反映，中加项目实施前，JC 县村医在村级的工作开展比较孤立，即很少与村里其他群体或力量进行联系，也很少获得这些力量的帮助。

在 JY 镇 LS 村的村主任描画的他的工作关系图表明（图5.1）[①]，村里与这位村主任保持密切工作联系的群体有十多个，包括治安调解人员、农经人员、农电人员、生产合作社、村委会、民兵、计生工作人员、妇联和党支部、团支部等。但是，村里的合作医疗工作人员（即村医）却没有显示与这位村主任有直接接触。并且，根据工作关系图原则，代表村主任的圆圈与代表各个群体的圆圈的距离越靠近，意味着村主任在工作中与这个群体接触越多、关系越近；反之，距离越远，则意味着村主任与该群体的接触越少、关系越远。在村主任的关系图中，村主任与合作医疗工作人员之间的距离颇远。这反映了两者关系的疏远。对此的原因主要为：很多村干部都认为村医是个体行医者，其如何开展工作是村医自己的事（JC 县妇幼保健院档案资料 21）。

一般来讲，每个村都有负责妇女工作和计划生育工作的委员。很多情况下，一人兼任两职。也有情况是村医兼任计划生育工作的。由于妇幼卫生与妇女工作有关，也与计划生育工作有关，妇女委员或计划生育专干与村医的联系理应比较密切。但是，JC 县农村的情况并不如此。在 SX 乡 DT 村妇女委员提供的工作关系图中，该村的妇女主任兼计划生育专干在工作联系中最密切的利益相关者是村

[①] 工作关系图是"中加项目"中开展参与式监测评估活动的一个重要工具。一般通过当事人用图的形式反映平时与自己有工作联系的各主要对象，并通过在图上表现当事人与工作联系对象的距离来区分实际工作中当事人与工作联系对象的关系密切程度。

委会、育龄妇女、计划生育服务站、乡政府、乡镇卫生院、县医院和县妇幼保健院。县妇联和县政府虽然也出现在其工作关系图中，但属于较远的关系。作为村级社区重要的卫生服务提供者的村医居然没有出现在妇女委员的工作联系图中（图 5.2）。据县妇幼保健院领导反映，具有这样特征的村并不在少数。

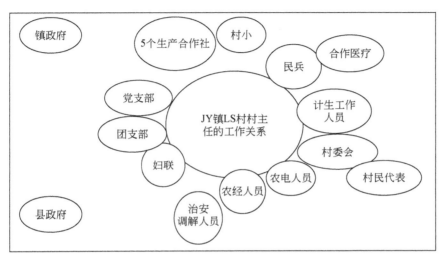

图 5.1　JY 镇 LS 村村主任的工作关系（2002 年 6 月 18 日制作）

资料来源：JC 县妇幼保健院档案资料 21

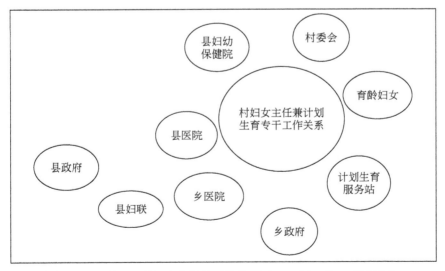

图 5.2　SX 乡 DT 村妇女主任的工作关系（2002 年 6 月 17 日制作）

资料来源：SX 乡档案资料 2

不过，上述现象并不意味着 JC 县的村医与妇女委员或计划生育专干之间都没有任何联系。调查发现，村医与村里的计划生育专干在关于村里孕产妇的统计数据整理方面存在相互询问的现象。一些村医在向上级部门上报孕产妇数据时会去询问计划生育专干。计划生育专干在上报数据时，也会去村医那里核对。但是，这样的情况并不发生在每个村，也并不总是发生。即使发生，村医和计划生育专干之间的联系也主要局限在数字互对这种行为，而对工作中的其他合作，如联合举行有关妇幼健康方面的活动等，却少有发生。

（2）建立合作伙伴：TY 村个案

JC 县乡妇幼卫生工作者凭借村医培训将建立"社区合作伙伴"的思想传输给了散布在 JC 县各个村落的村医。由于培训方式和方法的可接受性、该思想与村级情况的相符性，以及其可能给村医带来的便利性，村医很快接受了该思想。

但是，即使村医有了这样的意识，他们仍然缺乏建立合作伙伴的能力。因为，村医在村里并不属于"领导层"，而更像是一个凭手艺吃饭的"匠人"。因此，要接近并获得有影响的"领导层"的帮助，并不是村医想做就能做到的。因此，JC 县妇幼保健院工作人员和乡卫生院妇幼专干陪同村医一起进入村级社区，三方人员共同确定并走访"社区合作伙伴"，与他们共同讨论社区问题，用合作的方式帮助村医建立村级"合作伙伴"。这就是 JC 县村医建立村级合作伙伴的基本模式。

为了说明 JC 县中加项目期间村医建立村级合作伙伴的具体过程和特点，下文提供了 DN 乡 TY 村相关行动的实例（JC 县妇幼保健院档案资料 25）。

JC 县 DN 乡 TY 村地处 SX、YC、DN 三乡交界处，离县城约 17 公里，属于经济贫困的半山区村。全村共有 179 户村民，总人口为 774 人。其中，14 岁以下儿童 238 人，5 岁以下儿童 88 人。这个村自然资源贫乏，耕地面积少，经济来源主要靠烧炭和卖柴。中加项目开始实施的前两年，该村的人均粮食产量为 150～200 千克，人均年收入不足 300 元。有 40%的家庭不能自足。由于经济落后，每年几乎没有任何资金投放在卫生和保健方面。村里的卫生条件很差。

在中加项目第一批村医培训的八周社区活动中，TY 村村医发现其所在的这个村存在严重的饮水问题。该村几十年来一直存在饮用水不洁的现象，具体的表现主要是人畜共饮和儿童喝生水现象。该现象导致儿童腹泻的发生非常普遍。腹泻发病次数达到人均 5～6 次/年。村卫生室腹泻患者占就诊患者的 50%左右，同时，儿童营养不良发生率也较高，达到 30%。诸多现象表明，TY 村存在的饮水问题是影响儿童健康的重要因素（JC 县妇幼保健院档案资料 21）。

项目评估小组在项目实施中访问该村后给予的描述是：

> "农户家中井干枯无水源，而村里唯一的一条河水浑浊，河沿建有十多个简便的私家厕所，河里依然有人在洗衣、洗菜。""我们看到村内一

条供人们饮水的河里，有五六个人聚集在一起洗衣服，同时，其间一人带着约 3 岁小孩在洗洋玉（芋）和菜蔬，上游有一牲口正在河里饮水的不可理喻的现象。"（JC 县妇幼保健院档案资料 21）

对此，受到培训的村医提议在自己的社区开展社区活动来促进这一状况的改善。但是，培训中的启发让村医和师资都意识到，村医的个人力量是有限的，要实现这个影响全村人健康的目的，必须建立"社区合作伙伴"，并依靠他们的支持和帮助，共同合作来推动。

于是，该村村医和另一名村医在 2 名后备骨干师资和 1 名县级师资陪同下，一同拜访了该村中对村事务有一定影响的人。在这次行动中，后备骨干师资和县级师资都以"技术指导"的身份前往，而不是上级领导的身份参加①。这次行动的受访者是该村的村长、村老年协会委员和热心的村民。这次访问行动的主题是就初步发现的该村饮用水不洁导致儿童腹泻高发的现象进行共同商讨。

在共同的商议中，该村村长认同了该问题，并反映了 20 世纪 80 年代村公所曾经筹资架设水管以改变饮水质量，但终因经费不足而停止。直至商议之际，村里对此仍无良策。但是，村长表示，如果能获得一定的外部支持，他们愿意自筹部分资金，出工出力解决该问题。这种愿望与村医一行的初衷完全吻合，也是一种有意于自我依靠的想法。基于此，村医一行适时地邀请村长等受访者成为村医在村级开展健康促进工作的"合作伙伴"。这意味着这些"合作伙伴"将与村医一起为改善现状而采取联合行动。由于问题在社区切实存在，又关乎每个家庭和个人的健康，还得到县、乡上级卫生部门的关心，并且，村医一行和受访者进行了良好的沟通，这些村里有影响的社会力量均答应成为村医工作的"合作伙伴"，支持村医开展相应的活动来推动问题的解决。

"合作伙伴"初步建立后，村医在技术指导的协助下，制定了立足社区的改善方案，并在"合作伙伴"的大力支持与合作下，组织了一次较大规模的村级健康促进活动。关于这次社区活动的具体内容将在后文的社区行动中进一步阐述。在中加项目四次村级妇幼卫生工作者的培训中，大多数村医都有了如 TY 村村医一般的经历。

建立村医的"合作伙伴"的意义在于将村医与村里的其他社会力量联系起来。这种联系的作用在于以下三方面：第一，增进"合作伙伴"对村里的妇幼卫生问题的认识；第二，增加"合作伙伴"对村医正在开展的工作的认同；第三，促进"合作伙伴"为村医的工作提供各种支持和帮助。后文关于"合作伙伴"的参与一节将对他们的具体行动作进一步介绍。

---

① 这意味着，他们对活动提供建议，并一同参与，但是，他们并不主导和设计活动开展的过程，而是让村医成为活动的主角。

当然，村医要建立"合作伙伴"并获得他们的持续支持，这并不是一件简单的事情。JC 县的村医也不是每个人都能成功地在村里建立"合作伙伴"，并得到他们的支持。调查走访的 LJS 乡 XH 村的两位村医显然在这个方面遇到过挑战。虽然他们也尝试与村干部进行交流，争取村干部对村卫生室发展的支持。但是，虽然村干部并不完全排斥妇幼卫生发展的观念，但要让村里为卫生所提供经济支持就出现了困难（OYQ 村医和 SYL 村医访谈资料，2009 年 9 月 11 日）。另外，村干部也不能理解村医在工作中使用培训所学的 PM&E 工具①。因此，村医与村干部之间的疏离无法消除。根据中加项目村级评估的结果，即使中加项目做了很大的努力，但是，仍然存在少数乡村领导对村医工作的支持和重视程度不够的现象。

县、乡受访人员表示，村医能否在村里建立关系良好的"社区合作伙伴"要受很多因素的影响，包括个人因素和社区内部社会关系与风土人情等。要使全部村庄在短时间内全部达到理想状态并不是一种现实的想法。但是，中加项目的一个基本贡献在于它使 JC 县很大一批县、乡、村妇幼卫生工作者达成共识，即希望村医与村领导多沟通，经常反映情况，让领导充分认识到基层妇幼卫生工作者在做什么、为谁而做、谁在做，并力争得到他们的重视和各方面的支持（JC 县妇幼保健院档案资料 20）。调查中发现，在社区妇幼卫生发展状况良好的那些村，村医都会强调他们在工作中积极地与村干部进行交流，并获得了村干部的支持。

5.2.4　村医个体增权的结果

随着村医作为社区内生的妇幼卫生服务提供者在中加项目中获得参与式培训、得到明确的责任界定，以及在社区内部成功建立"合作伙伴"，JC 县的村医在一定程度上实现了他们的个体增权。这体现在他们逐步转变为社区内部健康促进的"自然助人者"。与组织增权中组织成员的个体增权结果的阐述相一致，我们也可以从村医对项目任务的认识、自我决定感、个人能力和工作影响力四个维度对村医的个体增权结果加以审视。

（1）村医对项目任务的认识

经过村医的个体增权过程，村医对社区妇幼卫生发展及社区参与理念有了比较明确的了解。村医访谈结果显示，村医对项目中要求运用的一系列增权理念有较强的理解。这突出表现在三个方面。

首先，关于社区的力量及合作伙伴的意义。村医表示，他们在项目中的工作

---

① 关于 PM&E 的概念参见第 4 章关于"参与式监测评估培训"一节的详细说明。

显然不能依靠个人力量完成。他们必须借助社区的力量开展社区活动。因此，与村级其他力量的"合作"是他们工作的重要部分。SGD 村医告诉研究者："光我们自己村医的力量至多在患者来看病的时候帮助治病。要做全村的健康教育，没有村干部的帮助，影响就比较小。"（LFC 村医访谈资料，2009 年 9 月 8 日）DT 村村医的话表达的是同样的意思："今后不论做什么工作或到哪里学习回来都要及时向村领导汇报。"（ZLX 村医访谈资料，2009 年 9 月 9 日）村医这样做的目的就是要充分获得村干部的支持。因为他们具有号召和动员社区力量的能量。在 SX 乡培训小组的总结中，村医的评价非常具有代表性：

> "我们的经验是，光依靠我们的力量是不行的，要做好宣传教育，必须依靠社区领导、妇联，利用他们来发动社区群众，和他们结成友好的合作伙伴，我们才能有更多的社区群众来接受我们的知识宣传。"（SX 乡卫生院档案资料 3）

其次，关于村民参与活动中的意义。村医通过理论学习和实践，认识到村民参与活动中对促进村民自我思考、分析乃至由此引起的思想和行为转变都有重要的作用。村医过去苦于自己的建议不能为深受传统影响的村民接收。但是，村医发现，经过形象生动的角色扮演等社区活动的方式，村民能够很好地进行故事情节和自我行为的对照，因而产生积极的思考。并且，当村民积极地参与讨论中时，他们其实是在进行自我反思并自行寻找问题的答案。这些过程都对村民改变自我行为有重要的促进作用。并且，当村民参加集体决策和集体行动中后，他们改变行为的自信心会进一步增强。这对村医在村级开展健康促进行动有重要的促进作用[①]。CL 村的村医感慨：

> "群众一起参加活动当然效果好。如果村医引导得好，群众在活动中会主动地参加，他们会提问，我们就能给他们回答。群众就比较相信。现场效果也好。如果光是我们村医讲，没有群众参加，群众很难受到影响。"（ZTS 村医访谈资料，2009 年 9 月 9 日）

最后，关于从社区和村民的需求出发开展工作。村医认识到不了解社区和村民需求很难搞好社区卫生工作。他们认为，为村民提供的服务或者开展的活动都必须首先了解村民的需求。如果活动主题和形式不能与村民的需求密切结合，就不能达到活动的目的（JC 县妇幼保健院档案资料 21）。走访中的 LF 村村医告诉我："搞活动必须首先找到村里存在的问题。要从村里的实际情况出发。"（LF 村村医访谈资料：2009 年 12 月 15 日）这表明，村医对村民的健康促进行动已经不是脱离服务利用者需求的单纯的服务提供行为。他们的行动首先建立在社区或村

---

① 关于村民的行为将在第 6 章展开分析。

民需要的基础上。这与中加项目中设定的关于服务满足村民需求的要求有很好的吻合。XZ 村村医对此很有感悟：

> "村里的群众对我的工作很重要。我要首先知道他们的要求。我在开展社区活动之前都要了解群众的需要。"（WYZ 村医访谈资料，2009 年 9 月 8 日）

（2）自我决定感

由于县、乡妇幼机构和其工作人员在项目中始终坚持"让下属决定自己的事情"的原则，村医感觉他们有更大的可能性决定自己在村级的行为。笔者在调查中着重了解了村医在自我决定方面的三项内容：第一，村医能够决定什么；第二，村医的决定有什么作用；第三，村医的自我决定行为是否能够长久。

对第一个问题，总结受访村医提供的回答发现，村医在村级活动中的具有较大自我决定权的方面包括：①活动时间的安排；②活动主题的确定；③活动形式的设计；④活动动员的开展。

村医在上述四个方面具有较大自我决定权表明村医在村级活动安排中拥有了较大的自我行动空间。他们的实践活动安排大多从村民的作息规律出发；他们的活动主题主要根据本社区的主要问题出发；他们的活动形式主要依据村民能够接受并喜爱的方式展开；另外，他们的动员情况也主要根据他们对村级资源掌握情况而定。

对第二个问题，由于村医在村级工作中具有的上述自我决定空间，很多村医都感到他们能够比较自如地处理和应对工作要求，并发挥自己的专长和潜能。也就是说，更大的自我决定空间带来的最明显的好处就是村医工作积极性的调动。他们感到工作更是为自己而做，而不是因为要完成上级的指令。随着村医对项目工作提出的反馈意见和实践经验得到县乡卫生机构的采纳和重视，村医开展自主性较强的社区健康促进工作的动机和积极性有进一步增强。相应地，工作取得的成效也带给了村医更大的个人满意度、成就感和自信心（村医访谈资料，2009 年 9 月和 12 月）。

对第三个问题，受访时的村医大都表示，即使是项目结束的十多年后，他们在村级工作中仍然能够比较自由地决定上述事务。这是因为上级卫生部门实际上仍然积极地鼓励村医在上述领域开展自我决定，而不是依赖上级部门的安排（村医访谈资料，2009 年 9 月和 12 月）。

（3）个人能力

经过四轮有针对性的培训后，全县绝大部分在村级社区开展医疗和保健服务的村医都得到了系统的培训。村医的培训覆盖率达到 96%，接生员培训覆盖率达到 94%。并保证了每个行政村都有女村医、边远自然村拥有通过各类新法接生技术培训的接生员（JC 县妇幼保健院档案资料 15）。

新的授课模式和要求激发了村医的智慧、活力和热情。师资对此的评价是，那些平时在比较封闭的基层环境中孤立地开展医疗服务的村医在掌握知识的能力、探求知识的冲动，以及深入社区的热情等方面都发生了明显的增长（县级师资座谈会，2009 年 12 月 13 日）。村医自己则发现，授课一段时间后，他们的自我工作能力出现了提高。这不仅表现在他们对新知识的掌握能力有明显提高，而且，他们在实际中运用这些知识的能力也出现了增长（村医访谈资料，2009 年 9 月和 12 月）。他们感到自己对新知识的运用能力集中体现在他们对新的服务内容的开展及对社区工作方法的运用。村医认为，与开展项目之前比较，培训后的他们在社区里能提供更多妇幼保健服务，而且服务领域也有了明显拓宽。例如，他们很多人都认为他们能够开展多种形式的参与性健康教育，并主要以社区参与活动为主。

另外，村医感到他们自身的交流能力也有了提高。在村级活动中，村医表示他们能够进行参与式交流，语言通俗，内容切合村民生活、易于接受。对此，DSY 在采访中认为，在培训刚开始时，由于村医个人能力的局限及与县、乡保健工作人员的隔阂，很多村医反应不积极，羞于表达。但是，这种情况在培训中逐渐改变。"昨天还是学生的村医今天已经实践了教师的角色，他们在社区活动中的交流技巧有了不同程度的提高，成就感也相应得到增强"（DSY 访谈材料，2009 年 9 月 9 日）。

这样的认识还不仅来自妇幼卫生工作者。当村医培训结束后回到社区，社区村民也对村医的表现给予了积极的评价。例如，很多村民反映，"三个月不见的村医突然变得能说会道，而且知道很多知识"；村医的服务能力有较大提高，工作热情也高，认真负责，态度较好；"每一位村医都能做到随叫随到"（JC 县妇幼保健院档案资料 15）。

村医还感到，培训提高了村医对社区卫生问题的分析和处理能力。他们对处理村级危急孕产妇、高危儿童事务中的识别和转诊能力都得到了加强。并且，村医认为，他们在项目中逐渐能够根据各自社区的实际情况，探索自我依靠、自我发展的社区卫生工作方法，如社区实例运用、参与式解决问题的方法等。而充分利用"角色扮演"等形象生动的方法开展的社区活动更为村医提供了大量展示他们才智的机会。

（4）工作影响力

获得个体增权的村医就个人对社区卫生的影响给予了比较积极的评价。他们认为，因为他们对社区参与的理念有了较强的理解，能够有更大的空间决定自我在村级的行动，并且，通过培训获得了开展社区工作的基本能力，他们对社区的影响力有所增长（村医访谈资料，2009 年 9 月和 2012 年 12 月）。

村医对社区的影响力表现在三个方面，首先，村医对村领导的影响力增强。得益于建立"社区合作伙伴"行动，村医能够通过与"合作伙伴"的交流和商讨，向"合作伙伴"表达自己对社区妇幼卫生促进方面的意见和建议，从而增进村里其他力量对社区卫生的理解和认同。这对号召集体行动有重要的作用。其次，村医对村民的影响力也得到了增强。村医面对村民不再只是进行"治病"的服务提供者，他们更主要的角色是通过开展健康教育活动促进村民的健康意识和行为向更理想的方向转变。而他们拥有的参与性社区工作方法使他们有能力完成这样的过程、实现这样的目标。最后，村医感到他们对县乡妇幼卫生机构的领导也有了一定的影响力。因为，他们提供的基于社区现实的很多意见和建议得到了领导的采纳。

村医自我感觉的影响力的上升给他们带来了工作成就感。他们因此也对参与中加项目工作有非常积极的态度和承诺。在研究者进行村医调查的过程中，大多数村医对当初参加中加项目的经历给予积极的评价，并显示了高涨的热情。他们认为，那样的经历很特殊，他们的收获也非常丰厚。正如 SGD 村医所说：

"我很庆幸我参加了中加项目。因为，我感到我可以为社区做一些事情。"（LFC 村医访谈资料，2009 年 12 与 13 日）

（5）小结："自然助人者"角色

在健康促进文献中，"自然助人者"是对一个特定人群的概括，即某一人群中的一些内生成员，他们为个体和群体提供健康促进的社会支持（Bergstrom，1982）。这些拥有一定经验和知识的"自然助人者"通过在他们的社会网络内开展知识传播、帮扶和组织社区建设行动来促进他们社区的健康和能力。根据自然助人者模型，通过一系列干预行动，"自然助人者"能够获得更多促进健康的知识和观念、提供更合适的服务、使卫生机构更了解社区需求并做出反应、促进社区团结、提高认识社区问题并作出行动的能力。在这些基础上，自然助人者行为将最终促进社区卫生服务的提供、为卫生机构提供更高的协调，以及提高社区能力。

根据上文对村医的个体增权过程和结果的分析，JC 县中加项目实施后的村医角色非常吻合自然助人者模型中的"自然助人者"角色。获得个体增权的 JC 县村医在健康知识和技能方面有了明显的提高。为此，他们有能力在社区开展更有针对性的妇幼卫生服务和健康促进活动。并且，作为基层服务提供群体，村医在村级社区的活动及他们向县乡工作团队提供的各种信息反馈都很大程度上帮助 JC 县的县乡服务机构更准确地了解基层的实际情况和需求。这为县、乡机构制定更有针对性的基层干预计划有重要的促进作用。另外，增权之后的村医开展的最重要活动就是社区参与活动。这些活动在很大程度上促进了社区作为整体的团结性和凝聚性，并因此大大提高了社区在妇幼卫生方面的影响力①。这些结果显示，经过个体增权的村医实际上逐步成为 JC 县村级社区妇幼健康促进领域的"自然助人者"，也是 JC 县全面的社区增权实践和融于其中的村民个体增权的主力团队。

一位村医在日记中对自己在中加项目中的表现的总结恰如其分地体现了她作为一个被增权的"自然助人者"的角色形象：

"……自己认为：①在技能方面提高。如能识别筛查高危孕妇和儿童、能识别小儿腹泻和肺炎、能做到孕妇产前产后处理和转诊、新生儿的处理和急救。②这五年内自己对村民服务态度有很大的转变。从群众中来，到群众中去。热心为村民服务，能做到与村民交谈心里话。村民也对自己信任和爱戴。以前村医工作只局限于看病打针、输液等群众主动上门的方式，与领导交流少。现在在原来的基础上，服务项目增加，如高危（孕产妇）筛查管理、高危儿童的管理、协助陪同转诊、儿童体检、产前检查、产后访视。工作方法、态度观念大有改变。改被动为主动上门服务，召集村民宣教健康知识、小组讨论，与村民谈心，与群众达成共识，主动与领导交流，取得领导的支持和帮助。在社区满足群众的需求。在这五年的学习过程，服务工作大有转变。工作成绩取得一定的成果。深受领导和村民的好评。"（WYZ 村医的中加项目村医日记，2002 年 9 月 8 日）

5.3 社区增权的第二阶段：广泛的社区参与行动

在县乡两级项目工作团队的推动下，具有"自然助人者"角色的村医在"社区合作伙伴"的帮助下带领 JC 县农村社区在妇幼健康促进领域开始了全面的社区参与活动。这一全面的社区参与过程在笔者的研究框架中被看作社区增权的第二个阶段。这个阶段的代表性活动有三类，即社区合作伙伴的参与行动、参与式社区活动，以及参与式监测评估活动。

5.3.1 社区合作伙伴的参与行动

由于村医在村级建立了他们的"合作伙伴"，村医的工作获得了社区其他力量的合作与帮助。村医与社区其他力量的合作有两种主要的表现。一是村医从"合作伙伴"那里直接寻求帮助，二是村医通过"合作伙伴"的帮助，建立相关的社区支持网络，并用社区支持网络的形式开展相应的健康促进行动。

---

① 这在后文将有进一步分析。

（1）社区合作伙伴的直接性支持

项目中，社区合作伙伴对村医在村级的健康促进工作提供了大量直接性帮助。仍然以 DN 乡 TY 村的经历为例。上文已经介绍了该村村医建立村级合作伙伴的经过。当这个行动完成后，村医在技术指导的协助下，制定了立足社区的改善方案，包括：在 TY 村组织一次"预防腹泻，促进健康"的宣传活动；在社区组织动员村民参与保护现有水源活动；与该村所属的乡政府领导进行社区对话，争取获得上级政府的支持。但是，这三项计划显然都无法由村医一人完成。这时，社区"合作伙伴"就成了村医在动员社区内外资源并开展集体行动方面的重要支持力量。经过村医与"合作伙伴"的合作，这三项计划都顺利完成，并且，TY 村的饮水问题得到了明显的改善（JC 县妇幼保健院档案资料 21）。

在后来 DT 村、LS 村和 XH 村等开展监测评估时，29 位当地村领导均反映，在村医开展社区活动中，村里都给予了相当的支持，包括妇女主任协助发动村民、村领导协调解决活动场地、提供黑板和广播、进行政策宣传、开展法制教育、在各种村级会议中传达相关精神，以及进行集体行动的动员（JC 县妇幼保健院档案资料 21）。

总结起来，各村对村医的直接帮助形式包括提供活动场地、扩大动员渠道、扩大信息的人际传播途径、参与活动组织、在活动中增加鼓动力量、对后期干预给予支持等。这些帮助对村医在村级开展社区增权干预实践至关重要。大部分村医都对获得这样的支持表示非常积极的态度。正如 DT 村的村医在采访中说：

> "村干部很重要。作为社区的妇幼工作者和宣传员，要与村干部搞好关系。即使自己有功劳，还要得到他们的帮助。他们能帮助宣传，提供场地等。我们村的领导都很好，都很重视。"（ZLX 村医访谈资料，2009年9月9日）

（2）建立社区支持网络

村领导对村医工作的支持还表现为他们对建立妇幼卫生村级社区支持系统的帮助。这个村级社区支持系统重点表现在村级"危急孕产妇及儿童转诊治疗的领导组"的建立上。

工作积极、村里人缘关系好的 XZ 村村医在中加项目开展初期，凭借自己是村里的妇女委员兼计划生育专干的便利，与成为"合作伙伴"的村领导积极商议，探讨在村里成立"危急孕产妇及儿童转诊治疗的领导组"。村医的说服行动获得了成功。村公所很快发文，决定成立村级领导小组。并且，村长担任小组的组长，村医担任副组长，其他村干部和积极的村民代表共 6 人成为该小组组员。这个村级领导小组负责在本村妇女儿童健康出现危急情况时帮助转诊和护送。

各村建立并有效运转的转诊领导小组使村医在村级的工作不再只是依靠个人力量，而充分调动了集体力量。而这个集体力量的来源是村医建立的村级"合作伙伴"。受访的大多数村医表示，如果没有村干部等"合作伙伴"的支持和合作，在村级建立妇幼卫生的转诊小组是不太可能的。因为，转诊小组动员的力量是社区内部的"社会性力量"。对"社会性力量"的动员需要社区内部有影响的人物出面组织、协调和发动。并且，因为"合作伙伴"大多数都是村领导，他们有可能对转诊小组提供一定的经济支持。虽然经济支持的程度在大多数情况下都是有限的，但是，这对鼓励人们参加工作、形成集体成就感不无促进作用。事实上，由于村领导和村医在村级转诊小组工作中的合作，社区关系和凝聚力都有进一步的改善和增强。受访的村医大都反映他们通过项目工作的开展与村领导的关系进一步和谐和顺畅。并且，两者之间更容易对社区健康促进达成一致意见。

更有意义的是，项目中村医与"合作伙伴"开展合作的行为影响了村医的长期行为。在研究者对村医进行采访中，村医被要求描画自己在村级的工作关系图。这些图反映，村医的工作伙伴中，村领导大多数都是密切合作的对象。这与项目开展前的情况形成了对比。这因此也从一个方面反映了增权干预的项目实践对村医形成的影响具有持续性[①]。

5.3.2　参与式社区活动

参与式社区活动是村医在社区开展增权实践中最普遍、效果最明显的一种表现。它的一般形式是村医在县乡工作者的启发和协助下，找到村里的主要健康问题，设计好干预行动，然后在村级社区组织有针对性的主题活动。在活动中，村医通常首先进行故事演说、角色扮演、事例分析，然后引导参加的村民进行讨论。在这个过程中，村医针对村民的疑惑给出回答，帮助村民理解事例的意义，认识到存在的问题。在活动的最后，村医在村领导的协助下，通常会与村民一起形成对解决问题的集体决策，甚至集体行动，以通过集体力量解决社区问题。下文将首先通过 BSM 村行动和 SGD 村社区活动两个实例说明村医在社区进行的这一增权实践过程，并在此基础上阐述 JC 县、乡、村工作者自我总结的"经典社区参与模型"。

（1）BSM 村行动个案

继 JC 县第一批村医培训中县乡工作者指导村医开展社区参与实践成功后，在第二批村医培训中，DL 乡和 DN 乡 6 名受到启发和鼓舞的村医学员在没有

---

① 对工作关系图的分析见 5.2.3 节的相关内容。

县乡工作者介入的情况下，自发组成小组，到全县最贫困的 BSM 村开展走入村民、发动村民参与的妇幼卫生社区实践活动①。当时活动的发起人之一 SGD 村的村医告诉研究者，课堂培训使村医非常兴奋，并很想按照所学的知识和思想开展实际工作。几个村医商量后，认为 BSM 村比较近，但条件恶劣，又缺医少药，于是就选择了 BSM 作为自发实践的地方（LFC 村医访谈资料，2009 年 9 月 8 日）。

6 位村医到了当地后与村民同吃同住两个星期。在这两个星期中，他们首先试着与当地的妇女主任、村支书和村长联系。向他们介绍村里的卫生问题、他们的想法和他们能够发挥的作用，同时也希望获得村领导的信任和支持。他们的坦诚和热情对这个条件差、信息少的村来说无疑是一种求之不得的好事。村领导很快成为"合作伙伴"，并答应给予积极支持。于是，这 6 位热情的年轻村医开始到每村每户进行宣传。

刚开始的时候，村民并不能马上接受 6 位村医的行为。但是，村医坚持尝试。他们如果发现有孕产妇，就主动帮助进行检查；如果发现村民存在困惑和问题，就和村民拉家常，并一起讨论和分析。每个村医都坚持记录与村民交流、讨论的经历，并每晚进行总结，第二天则根据笔记对活动进行调整。他们真诚、投入和贴近村民的行为渐渐地得到了当地村民的认可，并逐渐受到大家的欢迎。村民发现，这群年轻人是从村民的角度来帮助自己的。六位村医感到，如果村民也能像村医那样参加工作或活动，村民的意识将很快获得改变②。

（2）SGD 村行动个案

在 BSM 行动后的两个星期，6 位村医结合 BSM 村的经验和教训，尝试着在相邻的 SGD 村开展了一次以"加强围产保健，提倡住院分娩"为内容的特色教育活动。在活动中，他们把村里的村民都发动出来，然后请村里的老接生婆给大家演示她们经历的接生过程。例如，孩子生下后，胎盘掉不下来，老接生婆让产妇对着一个空瓶使劲地吹气，再拿草鞋的带子扎在脐带上，然后试图将胎盘拉出来。这就是民间使用的帮助胎盘娩出的"草鞋拽脐带，产妇吹空瓶"的方法。但是，这样的方法非常容易造成产妇大出血，因而危及产妇生命。老接生婆还演示了在婴儿生下后让其在地上打几个滚，即民间的"落地打三滚"，意味着"土生土长"，以保平安。在接生婆向村民演示了自己的接生方法后，6 位村医开始演示在培训中学习到的住院分娩科学接生的规范过程。他们有人扮演医生，有人扮演孕妇，

---

① 对这两个个案的介绍主要基于对 LFC 村医的访谈（2009 年 9 月 8 日）及 JC 县妇幼保健院档案资料 22 的介绍。

② 当村医进行这类社区活动的时候，同属一个行政村但不同自然村的其他村医将为这些参加活动的村医所在村的村民提供基本医疗服务。从事这样的社区活动的村医并没有为此获得报酬和补偿，而完全是受培训激励而产生的自发行为（LFC 村医访谈资料，2009 年 9 月 8 日）。

有人扮演家人，很形象地展示了在医院开展的安全的接生方法（LFC村医访谈资料，2009年9月8日）。

当村民观看了接生婆和村医分别演示的两种分娩接生过程后，村民中就像炸开了的锅。人们开始议论纷纷。尽管村民其实都熟悉老法接生的过程，但是，当看到了老法接生和新法接生的对比后，村民大都表示了对老法接生的紧张和担心。项目总结中有一处对当时村民发出感慨的描述：

"像那样的老法接生令我们不寒而栗，像这样的科学接生让人一百个放心。"（JC县妇幼保健院档案资料15）

项目总结报告中还形象地描述了接下来的情况：趁着村民热情高涨的时机，村医将村民分成多个小组，分别请大家畅谈自己的理解、需求和存在的疑惑。村医则参加到不同小组一起讨论。村民中大量身为婆婆者都带着家里的小娃娃争先恐后地挤进讨论的人群里，并明显表示了对新法接生的接受。这次活动开展的效果使村医和所有县乡妇幼卫生工作者都感到兴奋（JC县妇幼保健院档案资料15）。

随着中加项目的深入开展，像上述6位村医经过培训的启发，自发走入社区，利用社区参与方法开展工作的情况不再是少数。而这种形式对影响村民的意识和行为都产生了效果。同时，受访者表示，这样的工作开展进一步增强了村医的社区参与意识。

（3）小结："经典社区活动模式"

如果说村医的初期尝试主要是受到项目培训的启发，那么，他们的后期尝试则主要受到前期成效的激励。"社区参与活动"逐渐成为一种村医在基层从事健康促进的工作模式。项目工作者将之总结为"经典社区活动模式"（JC县妇幼保健院档案资料15）。

JC县的这个"经典社区活动模式"有一个当地人自行设计、实践并总结的特定的工作程序。图5.3是基于这个程序的总结。

这个图示反映，JC县妇幼健康促进者心里的"经典社区活动模式"包含的主要内容是：村医与村民代表环顾社区、交流访谈，发现社区健康问题；村医针对所发现的社区健康问题设计社区主题活动；村医、"合作伙伴"及村民代表将社区健康主题用"角色扮演"等方式加以表演，并组织村民观摩[①]；村民在观摩村医和村民代表的主题表演后，进行自由发言和提问；村医对村民的提问给予回答和讨论；村医和村民对活动主题涉及的问题形成一致看法。模式最经常使用的方法包括"角色扮演"、村民现身说法、村领导和村民的共同讨论等。从这一"经典社

---

① 由于"角色扮演"要求的人力、技术、准备时间都比较高，并不是每次社区参与活动都使用这种方式。一些社区参与活动将这部分省略，而通过村医讲故事、介绍事例等方式直接引导村民讨论，效果同样显著。

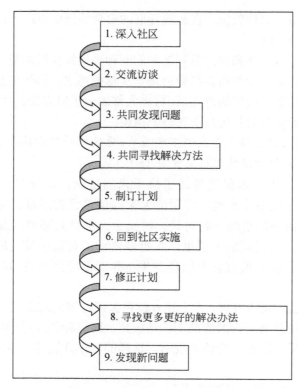

图 5.3　JC 县 "经典社区活动模式"

资料来源：JC 县妇幼保健院档案资料 15

区活动模式"的形式和内容可以看出其本质，即问题来自社区；分析问题的方法是通过社区成员的集体讨论展开；问题的解决也主要依靠村民的集体决策和自我依靠来实现。这正是社区在受到外部力量启发后自行发展并完善的一种社区增权实践。

通过以经典社区活动模式表现的社区增权实践，村医一方面帮助社区形成了集体价值观，并发挥集体力量促进社区健康发展，另一方面也影响村民自我转变健康观念和行为。关于村民个体行为的转变将在第 6 章阐述。SGD 村医对效果的总结通俗而形象："让村民也参加进来的活动开展后，他们那里的接生婆就不敢再接生了。"（LFC 村医访谈资料，2009 年 12 月 13 日）

5.3.3　参与式监测评估活动

随着项目的深入开展，村医在村级的社区增权实践有了进一步推进，那就是对参与式监测评估方法的结合运用①。参与式监测评估活动的主要内容是：村医组织村领导和村民对其提供的妇幼健康服务内容、健康教育的质量和工作方法提出看法和期望。同时，村医还对自身的服务提供情况进行自评估，并对村领导及村民的评价结果进行面向社区的反馈和交流。参与式监测评估活动的目的一方面是立足村民的角度考察服务提供的实际状况，另一方面也锻炼村医应用参与式社区工作方法发现社区内部问题并解决问题的能力和程度。2001 年 DN 乡 XZ 村由村医推动并组织的参与式监测评估活动是 JC 县村级参与式妇幼卫生工作的一个生动的例子②。下文将以此例阐述 JC 县参与式监测评估活动的具体过程。

（1）参与者和参与程序

经过一天的准备，XZ 村村医 WYZ 成功地说服了村里的主要领导人（包括村支书、村主任和副主任）参加第二天的参与性监测评估活动。村领导还同意将村委会作为活动的地点。另外，她还发动了村里 8 名有了孩子的年轻母亲和 4 名当婆婆的老人作为村民参加第二天的活动。6 名县级师资和另一个村的村医作为辅导员也参加活动。另外，XZ 村所属的 DN 乡卫生院的院长也参加了活动。虽然村医对活动的安排受到了县乡师资的启发和引导，但是，活动的具体发动和组织都是依靠村医及其"社区合作伙伴"的行动来完成③。

第二天早上 9 点之前，村医就赶到了即将举行监测评估活动的村委会活动现场。发动来的村领导和村民很快也都聚集到村委会。村医于是首先用 10 分钟向参加活动的村民介绍了活动的目的及大家将开展的具体工作。然后，村医将参加者分成村领导组、村民母亲组及村民婆婆组三个小组。之后，各组用两个半小时分别对村医服务的内容、质量和方法等方面开展评估工作。评估结束后，村医收集了评估意见。在各组继续进行开放式交流的同时，村医迅速对评估结果进行了整理，然后向所有参与者进行了当场反馈。自由交流之后，活动结束。下午，在各种评估意见的基础上，村医对整个活动进行了总结，并形成了初步的活动报告。这个报告之后被递交给乡卫生院，作为县乡了解基层工作的重要参考④。

---

① 尽管由于参与式监测评估方法在全省和剑川县的中加项目实践中引入较晚，没有来得及在全县各村全面铺开，但是，调查找到的历史记录、参与人员回忆和活动实物保存均表明，在重点开展的 5 个试点村和后来扩展到 9 个村的实践结果反映了村医及村民对参与式方法的接受、欢迎和使用（研究访谈了 5 个试点村中的 3 个试点村的村医）。

② 在 WYZ 村医的访谈中，研究者获得了该村医保存着的 2001 年评估活动的原始情况介绍和评估报告。后面的分析是基于这些文字资料和对 WYZ 村医的采访资料而成。

③ 由村医发动村民的方法存在一定的局限性。例如，评估人选的确定可能对评估结果产生影响。但是，这与没有村民参与的上级评估相比明显融入了村民参与的考虑，并且，在活动中的村民反馈过程中，村民可以自由加入活动现场，并提出问题。因此，这一方法的局限在一定程度上得到了弥补。

④ 调查中，研究者获得了保存完好的当年的报告。该村医还保存了当年项目开展中的其他一些原始资料，包括教材、培训笔记、转诊记录等。她说："这些材料，我一直在翻阅，因为，它们至今都对我的工作有用。"

（2）评估组

根据村医的安排，XZ 村的参与式监测评估活动包含了三个组对村级妇幼卫生提供的评估。

第一，村民组的评估。被召集起来的年轻妈妈和年长的婆婆显得非常兴奋，因为她们从来没有被邀请来对村医的工作进行评价。并且，这次还有这么多乡里和县上的领导要听她们的意见。于是，她们像拉家常那样对各种问题作出了自己的回答和判断，并由识字的代表在村医提供的大白纸上作了记录。她们的信息包括她们所了解的已经开展健康教育和医疗服务的自然村、她们所知道的村医为村民提供的健康服务、她们对村医使用的各种健康教育方式的满意程度（包括黑板报、小组讨论、广播、入户宣传等）、她们对各种妇幼卫生知识的知晓程度（包括产前检查、产后访视等）、她们对村医工作的期望、她们对村医过去和现在的社区服务情况的评价，以及她们对未来的期望。由于村民反映的情况都是她们自己的经历，并且，评估用的方法大都是画图等非常直观和形象的方法，她们大多感觉既新奇又有趣，七嘴八舌中把她们的真实想法很好地反映了出来。

第二，村领导组的评估。这个组的评估内容另有特色。这些村医的最重要的合作伙伴评价了他们给村医提供的帮助、村医在社区开展活动中遇到的困难、有利的条件及解决困难的能力、村医为村领导和村民提供的服务项目，以及村领导对村医今后工作的期望。这是村领导第一次参与对村里由村医负责的妇幼卫生工作进行较为全面和具体的评价。

第三，村医的自我评估。在村民和村领导进行评估的同时，村医也认真地反思了一些重要的问题，并对自己的工作作出了自我评价①。她总结了在 XZ 村开展参与式社区活动的各个自然村的覆盖范围等基本情况、自己在社区中提供的服务、自己在社区中得到的帮助，并通过"问题树图"反映了影响 XZ 村社区健康的主要因素和原因。在此基础上，她通过培训中学习到的"逻辑框架图"分析了解决健康问题的路径，还用"帆船-礁石图"指出了 XZ 社区工作中的有利条件、不利因素和解决方法。作为总结，她用"过去-现在-将来图"对自己从事村里的妇幼卫生工作的发展状况进行了总结，并提出了自己的期望②。

（3）评估结果

村领导、村民和村医三组人员对村里妇幼卫生工作发展的评估结果显示，村医在社区中开展的工作取得了明显的进步，并且得到了村民和村领导的认可；以

---

① 村医组织对自己的评估，这似乎与一般情况不同。但需要说明，虽然在活动层面上显示的是村医在村级自行组织对自己的评估，但在管理层面上，这样的活动最初是由县级层面推动并提供指导和帮助的（如有县乡工作者同时参加活动）。

② 对各种工具的介绍见表 4.3。

往村医的工作方式主要局限在看病、打针、输液等村民主动上门的方式，但在中加项目开展后，村医在村里能够提供的服务项目增加，如高危孕产妇和儿童的筛查与管理、协助或陪同转诊、儿童体检、产前检查和产后访视等；村医的服务不仅覆盖辖区内的 5 个自然村，还能为周边的行政村提供帮助；村医以往的被动工作方法也改为了主动上门服务的方式；村医过去与领导的交流比较少，项目开展后，村医在社区工作中与领导主动沟通与交流，建立合作伙伴关系，获得领导的支持和帮助；村医还能开展更广范围的社区对话，召集村民宣教、开展小组讨论、与村民打成一片并达成共识①。

村民评估的结果也暴露了村医目前开展的服务中面临的一些问题。例如，村医提供的服务项目增多后，出现无法全面顾及的问题；传统观念仍然在一定程度上存在，如近亲结婚、重男轻女等思想；另外，村里的饮水问题还没有得到彻底解决；村医在业务上仍然需要得到上级的指导。

经过上述一天的村民参与式评估活动，村医获得了丰富的评估结果。为此，村医在个人总结中提出了四项有针对性的建议：第一，争取培养一名年轻的女村医生共同开展工作；第二，对村民进一步开展消除不利的传统观念的宣教；第三，对饮水问题向上级有关部门呼吁，争取支持；第四，要求上级有关部门对村医提供更多的业务技术指导和帮助（WYZ 村医保留历史资料 2）。

经过上述评估活动，村医感慨万千。她在评估报告的结尾端正地写上了自己的八点体会（WYZ 村医保留历史资料 2）：①选择目标人群很重要；②村医的工作离不开村领导的支持；③建立社区合作伙伴很重要；④小组成员积极参与，合理选择 PM&E 工具②；⑤整个评估过程条例清楚，现场反馈效果达到预期的目的；⑥在今后类似的活动中，评估指标不能太多，以免影响评估结果；⑦在交流中仍存在一些诱导式问题，进一步提高交流技巧（多用开放式问题，尽量避免封闭式问题）；⑧参与式工作方法在社区工作中的运用存在一定的阻力。

对上述最后一条，社区工作运用参与式工作方法存在什么阻力，村医没有在评估报告中反映。研究者在第二次对该村医进行访谈中对此进行了有针对性的提问。村医谈到，参与式评估工作需要大众的集中参加，这仍然需要有一定的组织和发动，还要考虑村民的劳动作息时间，因此，需要花费村医较多的时间和精力。如果医疗工作比较繁忙，就可能影响参与式社区活动的组织次数和范围。从这个角度看，仅仅依靠个别村医的力量来组织持续的、有效的参与式评估，尤其是针对自身工作的评估可能存在实际限制，即使村医和村民对这种形式并不具有"排

---

① 这与项目开展前村医的行为形成了一定对比。这事实上反映了良好的知识传授、有效的方法指导和积极的鼓励参与对克服村医原先在知识、能力和意识等方面的局限所具有的重要的影响。
② 小组成员在这里主要指参加监测评估活动设计的村医和辅导员等人。

斥"心理。但是，扩展县、乡、村各级的综合力量来开展有组织的参与式监测评估也许是一个更实际的方法。

（4）参与式监测评估的特征

上述 XZ 村开展的参与式监测评估活动是村民参与社区卫生工作的一次基层实践。这样的活动有三个明显的特征。第一是强调村民参与，第二是评估过程改变了传统的自上而下的方式，而是强调自下而上的作用；第三是强调社区内部自我依靠、共同合作、集体发现问题、分析问题，甚至解决问题。

2002 年，JC 县 9 个点相继开展了上述参与式监测评估实践。在这些实践中，活动的参与者非常广泛，包括各村的婆婆、妈妈、孕妇、村干部和村医群体（表 5.2）。

表 5.2　2002 年 6 月 JC 县中加项目参与式监测评估活动中各村的参与者分布

（单位：人）

小组	地点	DM 村	LS 村	XZ 村	DT 村	SD 村	XH 村	XH 村	XZH 村	XD 村
村民组	婆婆	4	6	4	7	5	4	6	3	5
	妈妈	6	10	8	8	8	6	8	8	5
	孕妇	0	4	2	2	2	0	2	2	0
领导组	男	2	3	3	3	2	2	4	3	4
	女	0	1	1	1	0	0	0	0	0
村医组	男	0	1	0	1	0	1	1	2	1
	女	1	0	1	1	1	1	1	0	1
合计		13	25	19	23	18	14	22	18	16

资料来源：JC 县妇幼保健院档案资料 21

在这些实践活动中，村医作为"自然助人者"的作用不可忽视。他们是县妇幼保健院确定的"把权利赋予别人，信任当地人"（JC 县妇幼保健院档案资料 15）的思想的一线实践者。并且，这种参与性工作思路对村医工作产生的影响是长期的。虽然一些村医表达了参与性工作的开展要受时间、人力等诸多外界因素的影响，因而并不是一件简单的事情。但是，他们都对这种方法的效果给予了积极的评价，并且在之后的工作中，都力争将这种方法在不同程度上结合到日常工作中。

5.4　社区增权的结果

在社区增权第一阶段实现了"被增权"的村医作为"自然助人者"在县乡两级妇幼卫生工作者的支持与帮助下成为基层最重要的"使增权者"。这些基层"使增权者"联合"社区合作伙伴"的力量带领社区在妇幼健康促进领域开展了一系列"经典社区活动"和参与性监测评估，并通过这些活动有效地帮助了 JC 县农村实现了妇幼健康促进的社区能力建设，从而达到了一定程度的社区增权效果。这一节将对 JC 县中加项目中的总体社区增权结果给予阐述。

5.4.1　社区参与平台

在社区增权实践过程中，随着村医在县乡妇幼卫生工作者的推动和帮助下大量使用"社区参与活动"方式进行社区健康促进活动，"社区参与活动"逐渐成为各村村民参与社区健康促进活动的重要平台。

（1）XR 村实例

XR 村"社区参与活动"的一个实例反映，社区参与平台给了村民一个自由轻松但是效果明显的学习场所和机会。在 XR 村的一次社区参与活动中，好奇的村民早早来到活动所在地村公所。年轻的妈妈怀里抱着幼儿，婆婆拽着孩子，三两成群地来到村公所。一些老年男子和一些没有出工的年轻男子也好奇地跟着婆婆妈妈进了村公所的院子。村公所不大，而来的人渐渐多起来。很快，村公所就挤满了人。一时间，里面热闹非凡，就好像是一个村民大集市（JC 县妇幼保健院档案资料 23）。

这时，本村的村医和其他几个村民不熟悉的人都穿着白色的工作服出现。他们在村民嘈杂的议论声中开始介绍活动内容。原来是"预防产褥感染"的宣传活动。村医用方言向村民耐心地解释了产妇产褥感染就是产妇产后发生的各种因分娩接生引起的感染。村民的议论声一下子高了起来。很显然，他们从来没有在公共场合公开讨论过这个对大部分人来说都比较隐秘的问题。一些人明显露出了害羞的表情，一些人则似乎有点不屑一顾，而另一些人显然为这样的活动感到奇怪。一时间，笑声、疑问声和唏嘘声在村公所响成一片。

可是，渐渐地，人群中的声音开始低了下去，人们似乎都开始聚精会神起来。原来，前台一个穿白大褂的医生开始讲故事，而故事恰恰是前几天刚刚发生在这个村里的一起产妇死亡事件。那可是村民身边的事，也是让很多村民为之伤心但又感到无可奈何的事情。医生娓娓地讲解了故事的始末。当村民还沉浸在惋惜又茫然的情绪中时，另一位穿白大褂的医生马上接着话题开始给大家分析产妇死亡的原因。这个时候，村民大多数都不再出声，因为，他们发现，穿白大褂的医生所提到的一些原因似乎是他们大都熟悉的一些情况，如接生中用的方法、接生后的个人卫生等。如果这些人人熟悉的情况实际上都存在着引发产妇死亡的隐患，那么，每个人或每个家庭都必须要好好地检查一下他们自己的生活。这时，本村的村医很快接过那位白大褂医生的话题，转入给大家介绍如何避免的方法，包括住院分娩、产前和产后的检查等。

对村医所说的方法，村民似乎并没有完全弄明白。不过，这个时候，好几位白大褂和本村的村医一起开始表演节目。他们用村民自己的白族方言和俗语演示着村里人从怀孕到生产的过程。由于有男医生扮演孕妇形象：扎着头巾、挺着大肚子（衣服里面塞了毛巾），很多场景都让村民捧腹大笑。大胆的医生最后还用非常简单的方法演示了一个村民不太熟悉的住院分娩的接生过程。尽管大多数村民显然无法马上去除那种民间存在的认为住院分娩有伤风化的想法（见第 6 章的详细说明），但是，村医的讲解和表演却使村民头脑中很直观地建立了住院分娩与避免那个产妇死亡发生之间的某种联系。

活动很直观，很形象，也完全贴近村民的生活。老老少少的村民挤在村公所里看着、听着、说笑着，思考着，就好比隔壁邻居家办婚事，或者族里举行节日庆典活动一样，每个参与的人都感到轻松、有趣又有道理。表演结束，村民围着村公所，开始与那几位"白大褂"热烈地交谈，了解各种信息和知识。几个婆婆甚至想请村医马上给她们家怀孕的媳妇看看是否一切正常。这正是村民进行信息交流、观点对照、行为反思的一个气氛良好时机。

（2）社区参与平台的功能

在社区参与平台上，村民可以与村医及村领导一起交流和讨论健康问题、学习健康知识、形成健康共识。社区参与平台的功能是使不同群体得到不同的收获。村医的收获是，他们有机会将健康促进的知识通过形象、生动的方式传递给村民，并促进村民的自我思考和反省。村领导的收获是，他们获得了凝聚集体智慧、发动集体力量的机会，并在此基础上形成促进社区发展的集体行动，以及在此过程中增进了社区内部的团结与和谐。

村民的收获则是得到机会参与村级健康问题的分析和讨论，以及对社区事务的共同商议和决策。在研究者进行村级调查时，受访的村民代表纷纷对社区参与活动提供的参与平台表现出高涨的热情。很多人表示，他们之所以喜欢它，是因为它不仅为村民提供了友好的交流空间，而且创造了轻松的学习氛围。在这个平台上，村民不仅可以看到组织者形象的表演、听到组织者生动的讲解，也可以向组织者提出疑问，并相互探讨。并且，那些有些距离的村干部在活动中往往也都积极地参加讨论。这增加了村民与村干部的接触和交流。从而无形中增强了社区的凝聚和团结。社区参与活动提供的平台对村民的影响是深刻的。因为，在这个平台上，村民不仅受到了对健康行为的良好的引导和启发，并且，还获得了平等对待及自由表达的机会。这对增强社区成员的归属管和荣誉感有积极的作用。

5.4.2　社区参与技能：表达

随着社区增权实践的深入，村民的社区参与技能逐步提高。这个方面的一个重要表现就是社区成员能够在社区健康问题、服务满意度及社区活动满意度等方面进行更明确的表达。

（1）表达社区问题

在一次村级社区活动中（JC 县妇幼保健院档案资料 23），村医用"角色扮演"的方式引出故事：一位母亲怀抱因腹泻脱水濒临死亡的婴儿到村卫生室向村医发出凄楚的呼叫，显出一脸焦急、悲怆……"角色扮演"结束后，主持人向村民解释了为什么进行当日的活动及"角色扮演"。村医刚说完，一位七十多岁的老人就主动站出来，说出了他内心的感受和对如何解决村里饮水问题的想法……这一切都没有刻意的安排和布置，但是，村民一下子争先恐后地踊跃发言，纷纷提出了他们的意见和建议。场上气氛十分活跃。这令在场的乡村干部、参加活动的县乡师资都感到非常感动。该活动最后在村医、村领导和村民之间达成共识，由村干部带头，用社区行动改善社区的健康问题。JC 县社区活动中这样的自我表达的场景一点都不罕见。社区村民往往跃跃欲试、争先恐后地表达自我意见（JC 县妇幼保健院档案资料 23）。

（2）表达服务满意度

当参与性监测评估活动开展后，村民的表达机会和技能都有进一步提高。在 LS 村、XZ 村等 9 个村开展的参与性监测与评估活动中（JC 县妇幼保健院档案资料 21），村民对村医在村里使用的各种健康教育工作方法表达的看法真实地体现了村民不同于服务提供者的声音。在活动中，村医将各村开展健康教育的近十来种方法列入了一个矩阵图中（包括表演节目、讲故事、广播、电视、小组讨论、面对面介绍、黑板报、发资料、走访社区等），并用粉笔画在了活动的场地中央。然后，村医请参加活动的村民按照"喜欢""一般"和"不喜欢"三种程度对各种形式给出判断。为了激发村民的兴趣，村医形象地用三种表情的脸来表示三种不同的评价程度（JC 县妇幼保健院档案资料 21）。

这样的评价生动、形象而有趣，因此，村民的反响非常热烈。他们纷纷给出了自己的评价（表 5.3）。结果表明，大部分村民都比较喜欢表演节目（角色扮演）、面对面交流及一些简单的 PM&E 工具。他们认为，这些方法通俗易懂，容易记忆。而一些 PM&E 工具，如社区图、关系图、太阳图和帮助图等非常形象、直观和生动，画起来并不麻烦，一学就会。但是，他们大都表示不太喜欢广播宣传，因为很多人都听不清楚广播的内容，也不容易集中注意力。对电视节目，虽然比较形象，但是，农村经常会忙农活，因此，很难按时收看电视。对发放资料这样的方式，村民中很多人都表示他们不太识字，因此，理解起来比较困难（JC 县妇幼保健院档案资料 22）。

表 5.3　JC 县 9 村参与式监测评估活动中村民和村医对不同社区工作方法的看法

工作方法 / 喜欢程度	表演节目	讲故事	广播	电视	小组讨论	面对面介绍	黑板报	发资料	走访社区	社区图	关系图	其他
😊	★	▲			▲	★	▲		▲★	▲★	▲★	▲
😐		★	▲	▲	★	▲	★	▲				★
😞	▲		★	★				★				

▲：村医看法（参与总数 14 人）；★：村民看法（参与总数 125 人）

资料来源：JC 县妇幼保健院档案资料 21

村民畅所欲言表达的上述观点反映出了他们与村医等服务提供者意见一致及不一致的方面。例如，一致的方面是：村民和村医都认为走访社区和一些 PM&E 工具是他们所喜欢的方式。不一致的方面则是：村民最喜欢"表演节目"形式，村医则表示了工作有一定困难性。因为这样的活动在很多时候需要几个村医一起合作完成，因此，比较费时和费工。另外，村民最不喜欢广播、电视和发资料方式。对此，村医虽然没有表示是他们最喜欢的方式，但也不属于他们最不喜欢的方式。还有，村民不太喜欢的黑板报方式，村医却表示最喜欢，因为它操作起来比较简单。这些表现出来的差别对村医未来的服务行为有重要的修正作用。

（3）表达社区活动满意度

随着社区参与活动的广泛开展，社区村民甚至能够表达自己对活动本身的看法和评价。DL 乡 XR 村活动后，村民提供的评估结果生动地说明了这一点。图 5.4 展示了活动中该村一位村民自己画的"满意度曲线"[①]。

_____

① 这是中加项目社区活动和评估活动开展中使用的满意曲线图。该图利用坐标曲线的高低反映人们对事物的看法。

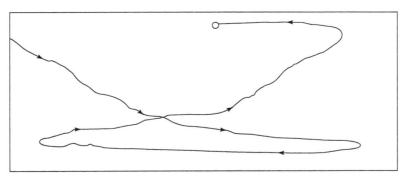

图 5.4　一条由村民描画的对村级社区活动开展的满意曲线

资料来源：JC 县妇幼保健院档案资料 15

这条出自一位参加活动的村民之手的曲线并不如人们通常理解的曲线。参加活动的县、乡、村三级妇幼保健工作者刚看到这条曲线时都为之感到不解。于是，他们找到了画这一曲线图的村民"作者"，并进行了访谈。曲线图作者的一番话表达了他在活动中的心理变化及对活动的评价。

"我是一个旁观者，路过村公所门口，听到里面热闹非凡，带着好奇我进入了活动场所，进门慢慢往里走，我看到人群中有穿白工作服的人在说话——声音小、人数多、纪律乱，不知道她们在做什么，兴趣由高涨到低落，当折返到大门口准备离去时，忽然听到了一个医生在讲故事：是我们村前几天刚发生的一件事。于是就站定仔细听了起来，越听越觉得故事讲的还有点味，就情不自禁往里走，陡然来了兴趣，接着还观看了她们表演的节目。那节目还真贴近我们的生活，表演简明易懂，极富说服力，当觉得兴趣大增时，不知不觉已来到院子中央，直到所有的活动结束，还依依不忍离开（JC 县妇幼保健院档案资料 15）。"

上述村民对活动感受的表达对 JC 县妇幼卫生工作者的触动非常大。JC 县的中加项目实践者因此对"实践要源于社区"和"群众参与"等要求更加重视。他们成为 JC 县、乡、村妇幼卫生工作者进一步实践社区参与模式的方向。就像县妇幼保健院在活动终期总结中所说那样：

"虽然时隔数年，时过境迁，但这条曲线却深刻地印在了我们的脑海中。在之后的每次社区活动组织前，我们总想着这条曲线。在每次社区活动过程中，我们印着'曲线'影子的思维深处，总在期盼着发现更多'曲线'一样凝重的收获（JC 县妇幼保健院档案资料 15）。"

5.4.3　社区学习机制：公众讨论

随着社区参与活动的深入，以及参与式监测评估活动的开展，公众讨论成为村医和村民提高批判性认识和吸收健康知识的关键学习机制。

JY 镇 LS 村村民对该村村医提供的服务进行讨论的例子很好地说明了社区的学习和分析能力的提高（JC 县妇幼保健院档案资料 21）。该讨论的背景是，县、乡妇幼卫生工作者发现，该村村医用太阳图评估工具反映出其为村里提供的服务明显少于其他村。该村医提供的服务主要局限在"测体温、看病打针、抓中药、及时打预防针、上门注射催产素、上门输液、动员转诊"方面。而其他村医往往还有健康宣教、妇科检查、儿童体检、高危筛查和管理、产前检查和产后访视等服务，甚至还有"帮助群众解决一些实际问题""帮助特困户"等服务（WYZ 村医保留历史资料 2）。这对一个中专毕业且参加过项目的第一批村医培训的村医来说并不寻常。因此，带着疑问，县、乡、村服务者一起到该村开展评估活动，用问题树的方法在村民中展开调查。结果，村民进行了热烈的讨论。讨论结果揭示，村民不习惯到该村医处寻求服务。他们之所以不习惯去，是因为存在很多原因，包括：①该村的男村医在提供妇幼保健服务时有害羞的情绪；②该男村医比较年轻，没有接生过，因此，村民不太确信他究竟是否会检查胎位和接生；③村上正好有一位老接生员，因此，大家遇到问题都喜欢叫这个老接生员而不是村医；④村医很少进行妇幼卫生宣传；⑤诊所没有能够检查胎儿发育的设备。

通过讨论及对原因的分析，妇幼卫生工作者、村医和村民对村里服务状况的认识更加清楚。大家都意识到，该村服务提供少的根源在于多方面。其中既有村民的传统观念困扰，也有村医自身的观念问题；既有村医与村民缺乏交流的因素，也有村医宣传不力的因素；既有村里老接生员的影响，也有村医技能和设备局限等问题（JC 县妇幼保健院档案资料 21）。县妇幼保健院用项目中研发的问题苹果树图来总结和反映这些因素。

其实，上述这些问题长期存在于很多社区中。但是，由于社区缺乏公众讨论的渠道，工作者和社区成员都没有对这些问题进行认真的思考。但是，随着社区增权中社区参与平台的形成、社区参与技能的提高，以及公众讨论机制的形成，服务提供者和社区村民有了很多机会认识这些问题并分析问题的原因。这对社区成员学习健康知识、改善社区卫生状况和转变个人健康行为有重要的作用。关于这一方面对个人行为的影响将在第 6 章分析。

5.4.4 社区内部关系

JC 县的村民原先虽然都生活在一个个村级社区里，但是，村民在妇幼卫生领域的相关活动和行为几乎都是个人或家庭行为，而非社区行为①。村里除了村医或者接生婆从事一些接生活动以外，村民社区网络并没有延伸到对村级妇幼卫生领域的支持与帮助。

中加项目社区增权实践开始后，由于村医与"合作伙伴"的合作加强，村级社区内部很快形成自己的在健康促进方面的社会支持力量，即村级危急孕产妇及儿童转诊小组。这一社会支持力量很快就对社区内部的健康促进产生了积极的效应。相应地，社区内部的社会关系也得到改善。

XZ 村的村医通过该村级危急孕产妇及儿童转诊小组用社区力量帮助了危急中的村民 SXM 及时进入全县的危急抢救体系并获得抢救就是一个典型的例子（WYZ 村医保留历史资料 3）。1999 年 6 月的一个晚上，XZ 村村民 SXM 家人找到村医，请村医速去 SXM 家里为其接生。因为她有了流血现象。当村医赶到 SXM 家里，检查情况后，受过培训的村医马上意识到自己无法在村里为 SXM 进行接生，因为这样做的风险太大。但是，仅仅靠村医一人的力量很难立即将 SXM 送去医院。这种情况在以往就很危险。但是，社区增权实践开始后，XZ 村已经拥有了自己的转诊小组。因此，该村医首先想到获得转诊小组的帮助。于是，她迅速找来村里另一位转诊小组成员。两人一起行动，很快为 SXM 找到了一辆车子。村医与这位转诊小组成员一路陪同将 SXM 送到了县妇幼保健院。SXM 到了以后就发生了大流血现象。为了不耽搁抢救，村医一行继续将 SXM 转送到县医院。经过县医院的紧急抢救，SXM 生下了一个女婴，并且母女平安（WYZ 村医保留历史资料 3）。

自从 XZ 村在中加项目开展中成立了村级危急孕产妇及儿童转诊小组后，上述例子并不罕见。一天天黑后，村民 YGH 找到村医。原来她家 4 岁的小孩吃过晚饭后就出现鼻子肿大的现象。小孩哭个不停，不想吃饭，说是鼻子痛。村民 YGH 慌了手脚，而村医也不能诊断是什么原因。但是，村里当时有了村级危急孕产妇及儿童转诊小组。于是，村医召集了几个村民一起很快找来一辆车，并在诊所门口的小卖部借了 40 元钱，然后立刻赶到县医院。经过检查，原来小孩的鼻孔中卡了一个异物，取出发现是一颗豌豆。紧急处理后，小孩平安地回到了村里。那时已是深夜 12 点。YGH 对 XZ 村的村医及村民的帮助非常感激。村医也为之感到

---

① 关于这个方面的原因，见第 6 章的详细解析。

欣慰。她在自己的转诊记录中说，这"也算是做了一件好事"（WYZ 村医保留历史资料 3）。

村级转诊小组作为一种社区支持力量除了帮助危急孕产妇和儿童获得及时救治以外，还对贫困村民获得政府救助提供帮助。很多农村家庭经济很困难。住院分娩费用对他们来讲是一笔不小的开支。中加项目启动后，县里对此成立了救助资金。但是，很多文化程度很低的贫困家庭实际上对获得救助资金的方法和程序并不了解。在这种情况下，村级转诊小组提供的帮助对这些家庭来说意义非常重大（WYZ 村医访谈资料，2009 年 9 月 8 日）。

XZ 村的村民 YJX 在预产期前两天被村医诊断出血压高的情况。村医前来说服村民 YJX 去医院检查。村民 YJX 家里终于同意转诊去上级医院。在医院获得了治疗后，村民 YJX 的病情有了转变，并且顺利生下了孩子。但是，村民 YJX 家的确非常困难。住院治疗给这个家庭造成了不小的经济压力。而文化程度很低的村民 YJX 对如何申请救助资金非常迷茫。为此，身为村级转诊小组负责人之一的村医仔细思考了如何在这个方面帮助村民 YJX 一家。于是，她帮助村民 YJX 写了申请书，请求获得救助资金。这个申请通过县、乡、村转诊小组逐级呈递上去，最后获得了批准。村民 YJX 在医院获得了安全的分娩服务后，还获得了困难补助，缓解了经济压力。村民 YJX 一家都感到无比高兴。他们为社区内部给予的帮助表示感谢，也为自己身为社区的一员而感到欣慰。而村医自然也非常高兴。她感觉自己又"做了一件好事"（WYZ 村医保留历史资料 3）。

因为村民不断地获得村级力量的帮助，他们对社区的集体力量形成越来越多的信任。相应地，他们与集体之间的和谐程度也不断增强。获得帮助的村民更容易在他人遇到困难时提供帮助。这样，无论是村民与村医的关系、村医与村级转诊小组的关系、村医和村民及村领导的关系都在无形中得到积极的促进。村级社区内部的和谐关系获得增强。

5.4.5 社区资源动员能力

经过社区增权实践过程，村医经常向村、乡领导汇报工作、进行沟通，因此，村乡领导能够及时了解村医的工作，并促使大部分村、乡领导达成了支持村医工作的共识，从而使 JC 县村级社区在健康促进方面的资源动员能力有了提高。这不仅表现在村医对社区内部资源的动员方面，还表现在对社区外部资源的寻求上。

（1）动员社区内部资源

以 DN 乡 TY 村为例（JC 县妇幼保健院档案资料 25）。上文介绍了该村村医制定了详细的社区健康促进方案。为了完成计划目标，村医与"合作伙伴"一起积极行动，在社区内外寻找有帮助的资源。在社区内部，作为合作伙伴的村领导充分利用村里的广播、会议和人际传播等方式将村里对该问题的重视及将要组织的活动进行了广泛的传播和发动。这些行动有效地帮助了随后组织的"预防腹泻，促进健康"社区宣传活动吸引了大量的村民。村领导、老年协会成员，甚至是发动起来的幼儿班师生等群体在宣传活动中积极交流和互动，从而在村民中产生了较强的引导效果。村民因此对村里的问题有了较一致的认识。

受到活动效果的激励，作为"合作伙伴"的村领导还主动倡导了有针对性的集体行动。村长在集体讨论中建议，村里可以通过集体行动，在 5 天之内清理沟道；15 天之内拆除河边私家厕所；对河水进行分段饮用的规定，并做相应标记，且在供人饮用的河段建立防护栏。

由于大量村民参加了讨论，他们大都形成了对问题的一致认识。所以，当村领导提出倡议后，村民大都支持村领导的倡导。接着，村民自愿出工出力，积极参与了村里改善水源的集体活动。这些行动包括以下两方面：一是改善饮水状况的短期行动。主要包括：①拆除了饮水沟边的厕所、畜圈；②在河中加隔断设施，人口饮水、生活用水和牲口饮水按上、中、下游分段饮用；③倡议不喝生水。二是解决居民饮水问题的长远计划。主要包括：①村民捐款改善水源状况；②向上级部门申请资金，引入清洁自来水。

在另一些例子中，很多村的村公所还通过为村级转诊小组提供经济支持而为社区健康促进贡献社区资源。在 XZ 村，村长表示，对因护送转诊而引起的误工情况，村公所将提供每次 4 元的误工补助。因为有村组织的这一支持，该村的村级小组从成立后一直处于积极的工作状态。它实实在在地为 XZ 村妇女儿童健康促进发挥了作用（WYZ 村医保留历史资料 3）。该村领导为了帮助村里贫困孕产妇和儿童得到服务，还带头成立了村民自筹贫困救助资金。村里每户出资 5 元，集合成为全村贫困孕产妇住院分娩基金，主要用于贫困家庭住院分娩时的应急之用（WYZ 村医保留历史资料 4；JC 县妇幼保健院档案资料 21）。这些例子都说明，在 JC 的社区增权中，村级社区的资源动员能力有明显的提高。

前文已经分析过，JC 县的中加项目增权实践中强调的一个重要方面就是对社区自我力量的依靠。而社区内部资源动员能力的提高很好地反映了社区自我依靠能力的提高。

（2）动员社区外部资源

除了依靠集体内部的力量，村医还尝试与"合作伙伴"一起寻找社区以外的资源。外部资源之一就是获得县乡妇幼卫生机构及其工作团队的支持。这个方面的资源主要表现为对传播健康知识方面的援助，如信息的提供、人力资源的协助、资金的援助等。另外，还有对村医服务条件的持续改善、村医服务技能的指导等。村医甚至通过向县乡妇幼机构反映基层情况而影响县级领导对某些基层政策设计进行调整。上文提到的政府对贫困救助措施进行调整的例子正反映了村级社区动员上层资源实现社区目的的效果。

外部资源之二就是对政府支持力量的争取。TY 村的村医与"合作伙伴"一起在县乡技术指导的帮助下，与 DN 乡的乡长和分管卫生的副乡长进行了对话（JC县妇幼保健院档案资料 25）。对话中，村医反映社区情况，并介绍在社区与合作伙伴共同开展的活动情况。这使乡领导了解到社区的实际问题，以及社区积极地致力于自我改善的行动。乡长为社区积极的自我行动感染，于是很快做出具有支持和鼓励性的决定：将 TY 村的水源问题纳入当地政府工作计划加以解决。经过上述社区内外资源的动员及社区集体行动，该村的健康问题逐步得到解决。

无论是动员社区内部资源还是社区外部资源，村医的行动都是重要纽带。因为，他们通过社区自然助人者的身份既能够帮助实现社区村民与社区领导之间的连接，也能促进社区与社区外部的技术及政府部门的联系。当然，村医的作用在很大程度上必须通过村级"合作伙伴"的有力支持才能形成。另外，在资源动员的过程中，社区力量是核心的构成。没有社区的集体力量，就无法形成有效的集体决策和集体行动，更不能通过集体的力量形成对外部机构或力量的影响力。也就是说，在 JC 县的村级社区增权实践中，村医、"合作伙伴"和村民都是相互促进、缺一不可的社区力量的有机构成。

5.4.6　以合作促进组织反应性

JC 县社区增权实践结果的另一个积极表现是社区与妇幼卫生服务机构之间的工作协调程度增长，从而使服务机构工作效率和反应性得到一定提高。社区与妇幼卫生服务机构之间的工作协调程度指社区力量帮助完成一部分妇幼卫生服务机构较难在基层实现的工作目标的能力。由于妇幼卫生领域存在一部分涉及个体隐私的情况，作为外部力量，妇幼卫生机构往往不太容易获得社区村民的详细状况信息，如妇女病情况、家庭关系、经济状况。这容易对提供有针对性的服务造成制约。但是，村医作为获得增权的社区内生的"自然助人者"在这个方面能够发挥强大的功能，因为他们熟悉社区村民，并且为社区村民接受，他们在掌握村民真实的健康情况和家庭状况方面有较强的能力。因此，机构不能完成的一些工作可以由村医来开展，包括村民情况调查、健康档案建立。村医在这些方面的作为很好地促进了机构效率和反应性，即机构对基层问题能够有更清晰的了解，以及机构对基层需求有更快速的反应。

通过村医在社区内部的信息收集，以及带动村领导和村民开展各种形式的社区增权实践，社区及个体与健康相关的主要问题及村医工作中的问题纷纷浮出水面，如：①社区文化中存在的妇幼健康方面的不利观念；②农村社区的水源安全问题；③社区村民缺乏必要的妇幼健康知识；④社区村民文化程度低影响健康知识吸收；⑤社区村民不满意传统的健康宣传方式；⑥社区村民在利用社区支持网络中的困难；⑦村医服务提供与开展社区工作在时间安排上的冲突；⑧村医在业务知识上的欠缺；⑨参与式工作方法运用在社区工作中所面临的阻力；⑩村医的个人观念对社区健康促进可能存在的不利影响；⑪部分村干部对妇幼卫生问题认识不足；⑫设备状况对社区服务提供的影响

上述问题在社区增权实践中暴露出来后都集中到作为"自然助人者"的基层妇幼卫生工作者——村医处。由于获得了增权的村医与县乡妇幼卫生机构及其工作团队建立了紧密而和谐的联系，这些社区问题很快通过村医的连接渠道传递给了县乡妇幼卫生工作团队。村医传递信息的主要渠道包括乡镇卫生院定期组织的村医工作例会、卫生专干在村级社区开展的技术指导、县乡工作者在村级社区开展的工作评估、妇幼专干与村医的各种不定期的正式与非正式沟通等。畅通的沟通渠道使县乡机构对基层社区存在的健康隐患和健康需求有了更全面、更真实的了解。

社区增权实践暴露出来的社区健康问题通过村医的连接机制传递给县乡妇幼卫生工作机构后，在组织增权过程中"被增权"的机构有能力对这些问题作出比较迅速的反应和处理。

例如，对社区参与实践本身存在的问题，县乡妇幼工作者根据了解到的社区实践经验和教训，对后期的工作安排进行了有针对性的调整。这包括对培训方式和社区实践安排的调整。针对村民社区的具体健康隐患，县乡妇幼卫生工作者对村医的下一步工作计划进行及时的指导和建议，包括对未来社区参与活动的设计和安排等。对社区形成集体行动的困难，县乡工作者积极从上层展开行动，用动员政府力量的方式对基层社区的行动作出支持和帮助。对村医工作中的不足，县乡工作者利用一切培训和学习的机会，增加指导和帮助。对项目中制定的具体政策的不足，县乡机构积极改善方案。上文提到的对贫困救助政策实施方式的调整就是一例。

这些调整表明，县乡机构对基层妇幼健康促进行动的计划和安排从以上级指示为依据更好地转变为以基层社区的实际需求为出发点。这正是中加项目所要求的，即促进"服务与人群的需求相一致"。

5.5 总　结

本章对 JC 县在妇幼卫生领域凭借中加项目开展的第二阶段增权实践——社区增权进行了详细的阐述。这个阶段的重点是增加社区在健康促进中的自主性、控制力、领导力和实施能力。从内容上，本章主要围绕社区增权实践的必要条件、村医的个体增权过程和结果、社区参与行动，以及社区增权的结果这四个方面展开。

JC 县的社区增权实践反映，在健康促进的进程中，社区增权实践的开始并不是通过一个传统的自下而上的方式从社区中孕育成形并自行实践的。它其实是在得到组织机构的大力支持和帮助下逐步实现的。来自组织机构的支持主要包括增权实践团队的形成、制度性支持的提供，以及政府的积极态度。而这些方面的有利条件都得益于上一阶段组织增权的实施结果。也就是说，组织增权为社区增权的开始和发展准备了一支拥有增权思想和方法的工作团队、良好的制度性支持及允许社区增权实践的积极的政府态度。

JC 县社区增权实践的过程是分阶段展开的。在第一阶段，社区增权的主要形式是作为社区中妇幼卫生服务提供者的村医的个体增权实践。这个过程是帮助村医成为社区增权和健康促进的基层领头人的过程，也是促使村医担负起"自然助人者"角色的过程。它通过村医接受参与式培训、明确村医工作职责及帮助村医在社区建立"合作伙伴"来逐步展开。经过这个过程，村医实现了一定程度的个体增权结果，即村医在对项目任务的认识、工作中的自我决定感、个人工作能力和工作影响力四个方面都有明显的增长。这其实在一定程度上实现了村医的"被增权"目的。这个结果进一步使村医有能力在社区的健康促进事务中承担起"自然助人者"的角色，也就是"使增权者"的角色，并推动下一步社区参与行动的深入展开。

社区增权实践的第二个过程是在村级深入开展的社区参与行动。这个过程是在县乡两级增权团队的推动下，由作为"自然助人者"的村医联合村级"合作伙伴"的力量共同实现的。这个阶段的代表性活动是社区合作伙伴的参与行动、经典社区参与行动及参与性监测与评估活动。这些活动有效地帮助 JC 县农村实现了妇幼健康促进的社区能力建设，从而达到了一定程度的总体社区增权效果。这包括在村级社区形成了社区参与的平台、村民在社区参与中提高了表达的技能、社区形成了公众讨论的学习机制、社区关系更为和谐、社区的资源动员能力有所增长，并且，社区通过与组织的合作促进了组织对社区健康问题的反应性。

可以看到，社区增权的过程不仅包含着作为服务提供者的村医（及上级服务机构）的行动及"社区合作伙伴"的行动，也重点体现在社区村民的个体和集体行动中。实际上，在这个完整的社区增权过程中，村民的个体增权（心理增权）也相伴而行。这个过程是最终影响村民个体健康意识和健康行为改变的关键过程。因此，社区增权的过程实际开启并包含着个体增权的过程。第6章将从这个视角出发进一步对中加项目中的第三个增权过程，即个体增权及其对健康行为的改变进行阐述。

|第6章| 个体增权及健康行为改变

第4章和第5章对JC县中加项目实施中开展的组织增权和社区增权过程进行了详细的阐述。两个增权过程究竟能对村民个体产生怎样的影响？或者说，它们对改变 JC 县村民在妇幼保健领域的传统意识和行为究竟有什么作用？本章将围绕这个问题进一步阐述 JC 县中加项目在组织增权和社区增权的基础上开展的个体增权过程，以及该过程对帮助村民转变传统不利于妇幼健康发展的观念和行为并采取新的健康促进行动方面的作用。

本章的结构如下：第一部分从总体上介绍对 JC 县民众的传统观念和行为具有约束作用的传统宗教与社会规范；第二部分阐述受传统宗教与社会规范影响的传统生育和妇幼保健模式及健康影响；第三部分介绍中加项目试图推行的新妇幼保健模式及其与传统宗教与社会规范的冲突；第四部分阐述中加项目的个体增权帮助突破传统宗教与社会规范对 JC 县民众妇幼保健行为的约束，并实现从传统行为向新模式的转变及最终对妇幼健康水平产生的影响；最后是本章总结。

6.1 个案县传统宗教信仰及社会规范

关于白族的研究在探索中国西南少数民族的本土研究中一直是一个比较活跃的领域（胡阳全，1995；赵寅松，2008；杨文辉，2009；王伟，2010；耿毅，2011）。大量关于白族的研究涉及语言文学研究、哲学宗教研究、文化及婚姻家庭研究、文学艺术研究，以及南诏和大理研究等很多方面。梳理白族的本土研究可以发现，很少有研究将白族宗教与白族人健康行为联系在一起，尤其是关于 JC 县的研究。

另外，关于白族的国际性研究并不多。Mackerras（1988）对白族文化的变迁和传承进行了较全面的回顾。Bryson（2013）则从性别与民族宗教的角度研究了大理白族。对聚焦于民族宗教对健康领域的影响的一项重要的西方研究则是许烺光（Francis Hsu）的 *Under the Ancestor's Shadow*。这一研究事实上描写的就是一个白族社区，（Hsu，1943）。这项研究反映了云南西部一个农村居民对一次瘟疫（霍乱）流行的反应。当地人将瘟疫的流行看作"瘟神"对他们的罪行的惩罚。JC

县民众在生育领域的传统观念与此有很大的相似性,尽管许烺光的这项研究并不锁定在探讨白族宗教的影响上,但本研究的一个重要方面是试图从白族宗教信仰和规范上阐释其对个体健康行为的影响。

6.1.1 宗教信仰

JC 县人类活动较早,因此,原始宗教发展源远流长。JC 县的原始宗教包括自然崇拜、祖先崇拜和"朵兮薄教"的本主崇拜。自唐代开始,汉文化逐步流入JC 县,儒、道、释相继传入 JC 地区,形成了 JC 县各种原始宗教与"人为宗教"相互角逐和彼此交融的现象[①],但是,在大部分时间里,原始宗教始终占有重要的地位,并且是影响和支配 JC 县民众行为的重要信仰体系[②]。

(1)自然崇拜

古代白族自然崇拜范围很广,包括天地、水火、动物和植物。自然崇拜显示了神对人的命运的主宰,包括生老病死。相应的,各种崇拜活动也主要围绕驱凶化吉、保佑平安的主题进行[③]。

在相当普遍的古代白族动植物崇拜中,最突出的是把鸡、虎、瓜、石等作为图腾物崇拜的现象。鸡崇拜起到"替身""吉祥物""祭祀牲礼"等作用。例如,人受到惊吓,要借鸡身喊魂收魂。虎崇拜习俗不如鸡广泛,但表现形式较为复杂。虎的正面形象主要用于镇邪,起到心灵保护的作用。一般民间子嗣疾病频繁,养育艰难者,常让小孩佩戴虎头形婴帽,悬挂虎形及绣有"虎称"图纹的香袋,以示辟邪除魔。还有直接为小孩取"虎"音乳名,以求健康成人。白语中,虎同筛子同音[④]。借此谐音,JC 县白族妇女分娩时,必须在产房门上方悬挂马尾筛、瓶子;甚至家畜产子也要在畜圈门首悬挂竹筛,作为虎的代替灵物,镇邪求安宁。JC 县习俗中,还有把一种称为"白虎"的怪物作为凶险和不吉不顺的象征。如果遇到重大事故,认为是"白虎"作祟,需祭"白虎";家居不宁,认为"白虎星"过旺,需送"白虎";婚后长期不育,成年男子做事不顺,家中六畜遭遭,都视作"白虎"作祟,要祭送"白虎"(云南省 JC 县志编纂委员会,1999)。

白族对瓜的自然崇拜则主要体现在人类起源、繁衍和生命象征等意义上。JC

① "人为宗教",即恩格斯所概括的"以人为因素为主而发展起来的宗教"。
② 元、明以后,佛教禅宗、道教和儒家正统思想占据上风,但到清末和民国时期,佛教和道教活动逐渐减弱,但原始宗教仍然盛行。
③ 例如,古代白族的天、地观念认为天是母的,为母系神灵;地是公的,为父系神灵。这种影响至今仍然存在。例如,JC 语仍然称天为"哼母卡"(heinl mox ka),意为"天母",称地为"己波"(jit bol),意为"地公"。天崇拜的对象包括天母、日神、月神、风神、雨神。这些都没有象征性的灵物,但存在于一切祭祀活动中。地崇拜均有具体鲜明的形象,并制作成雕像、塑像,供奉在各处庙宇中。
④ 称"罗"(lod)(云南省 JC 县志编纂委员会,1999)。

县白族关于人类起源的两种神话传说都与瓜有关。至今白族民间仍把"东瓜佬"作为父亲的代称。白语中还有许多以瓜象征生命、生殖和繁衍的词汇。民居建筑中把瓜形装饰雕凿于洞房窗棂两侧、大门吊柱等部位，象征繁衍强盛、顶天立地的生命力。

由于家畜动物和植物在传统农耕社会中的重要性，JC 县的自然崇拜中可以看到多种此类的崇拜形式，如①牛：供奉牛神，设"牛神节"，祭祀牛神，忌讳自家宰杀耕牛；②羊：设"羊子会"，定时举行隆重祭祀仪式；③猪：DN 乡 HD 村本主庙中供奉全县共同的"猪神"，许多本主庙还供奉本村主神；设"猪子会"，定期祭祀猪神；④鹰："养鹞赶雀"风气，视养鹞人为"护甸神"，DN 乡 SBD 村将"护甸神"崇为本主；⑤桃：镇邪之物，驱鬼撵魅，压土除祟；⑥柳：镇邪，驱鬼除祟；⑦青刺：驱鬼辟邪。

另外，JC 县白族观念中，石头是一切灵魂寄附的"灵物"。因此，许多大石头一直受到人们的崇拜①。例如，日常生活中，婴孩受惊吓，要在受惊处捡三颗小石头，放入小孩口袋。婴儿第一次抱出门，也要挂上三颗小石头。

由于古代 JC 县白族据水而居，对水十分敬畏，认为水由各种各样善恶好坏的"灵"主宰，并因此产生了有关水的丰富多彩的龙神话。各村寨凡在大水边，多有龙神祠或龙王庙，定期春秋两季进行祭祀。凡遇旱洪涝或疾病，也要到龙神祠或龙王庙进行祈祷祭祀。龙图腾崇拜还表现在疾病方面。传统中，JC 县白族将痨病、浮肿、生疮、生癞子等病视为龙作祟而产生的疾病，统称"龙病"。这些患者需要到龙王庙、龙潭边祭祀，祈求消灾。

另外，JC 县白族生活习俗中，普遍对火神、灶神的崇奉祭祀相当认真。婴儿出生后第一次出门，要在额头上点一点锅烟，在衣袋里放小块木炭，用以"辟邪"；视火塘上的支锅石或三脚为神物，忌讳敲打和脚踩；每年夏历六月二十五日的"火把节"更是火崇拜的节日。

（2）祖先崇拜

古代 JC 县白族人认为人身上存在两种"灵"，白语称为"完乃"（waind nait）和"幡乃"（paint naie）②。这两种灵组成了人的生命。

"完乃"相似于"魂"，主宰精神智慧，能游离人体，也能寄附于其他物体，会被鬼神摄走。古代白族人认为，患者之所以出现精神萎靡、神志不清、说胡话等状态，是因为"完乃"离开身体被摄走。并且，"完乃"不会死，人死后"完乃"还寄附在死者骨质遗物上，享受祭祀，为后代避祸荫福。

---

① 例如，文华三军石等经常受到拜祭。
② "幡乃"又称"幡买"（paint mait）。

"幡乃"相似于"魄"。"幡乃"主宰"气血",是生命力的象征。气血足,人就不会生病,不会受鬼邪侵害。但是,"幡乃"不能永生,而是和人体一起逐步衰老死亡。人死亡后7天,"幡乃"就不复存在。古代白族人还认为,人活着时,"完乃""幡乃"有一个可以看得见的细小形象,白语称为"幡买之特"(paint mait zix ded)。"幡买之特"主宰人的欲望,是意念的表现,存在于人的心中。人死后,"幡买之特"会变作"鬼"作祟,向人索要财物,直到"投胎转世"之后,个人的"幡买之特"才能结束。白族人还认为,人活着时,"幡买之特"如"完乃"一样会游离人体而被摄走,造成患者,尤其是小孩因气血不足,容易受惊,失去"幡买之特"。一旦失去"幡买之特",小孩子就会发烧惊厥,神情恍惚,需要请巫师或老人祈祷,将某个小生物(或小石头)置入小孩衣服口袋中,收回"幡买之特",转危为安。

上述"完乃"、"幡乃"和"幡买之特"的原始观念,构成了一整套与健康及生死有关的白族祖先崇拜和祭祀活动。

(3)本主崇拜

朵兮薄教(dop xil bol)是 JC 县白族民间流传的原始宗教。"朵兮薄"即意为"神秘的主宰者"[1]。朵兮薄教在 JC 县民间,尤其是边远山区相当活跃。朵兮薄巫师充当部族的"鬼主",是民间迎神赛会的主角,替人送神驱鬼,禳灾祈福。

在朵兮薄教原始崇拜活动中,本主崇拜是其崇拜的主要神灵。本主崇拜是 JC 县白族特殊的神灵崇拜。在白语中,"本主"意为本境"福主",有始祖之意,代表一个自然村或某一地域的卫护之神,保佑一方境土安宁[2]。本主崇拜包含古代白族先民的自然崇拜,如日月崇拜、龙崇拜、大石崇拜、动植物崇拜,以及英雄崇拜和祖先崇拜等。

在 JC 县,几乎每个村寨都建有自己的本主庙,供奉泥塑或者香木雕成的本主像。各村的本主大都不一样。有的是自然之神,如太阳神、洱河神、雪山神,有的是历代部落之神或英雄之神等[3]。白族民间有"大理本主七十二,JC 本主十八坛"之说法。但实际上,JC 县各村寨的本主远不止十八坛。并且,本主不像其他宗教中所供奉的那些神,他并非单独一个人,而是有亲属、侍从甚至挚友。各村本主之间,还往往有夫妻、兄弟、姐妹、亲戚、朋友等亲密关系。

JC 县民众对本主的祭祀几乎贯穿于村民的整个生产生活和社会生活中。本主庙一年四季享受本村寨人的香火。村民把"本主"当作一个村的保护神来祭祀。各村大都以本主诞辰日或受封日为会期。届时各村庶士要举行盛大的接本主仪式,

---

[1] 在白语中,"朵"代表"大、伟大"之意,"兮"是"神秘、主宰"的双重含义,"薄"是对男性长者之尊称。
[2] 在过去地方志书里多称为"士主",民间称为"老公尼""阿太尼",总称为"本仕尼"(杨国才,1999)。
[3] 这些本主都有自己的历史功绩,故而受到人们的崇敬。

并进行重大的祭祀活动[①]。村民唱歌跳舞，耍龙耍狮开展各种庆祝活动。除了本主会以外，年头节气、四时八节、红白喜事、生儿育女、赶科应试、从事服役等都要对本主进行祭祀。祈求本主保佑，吉祥平安等。虽然 1950 年后，朵兮薄巫师活动逐渐减少，除各地区重大本主祭祀以外，朵兮薄巫师不再在公众场合进行巫术活动，但是，各村本主会继续延续，20 世纪 80 年代开始，迎送本主的活动和各种祭祀重新增多。

JC 县民众对本主崇拜如此重视，是因为，在 JC 县民众的信仰中，本主为人间主宰神，有战无不胜的力量。人与本主的关系就如臣民关系、人与主的关系。神决定一切，也保佑一切。他管天，使风调雨顺；管地，使五谷丰登；管畜，使六畜兴旺；管人，使人丁兴旺，阖境清洁。因此，人们相信，无论有什么困难，只要崇拜本主、祈求本主，都可以得到解决（杨国才，1999），自己的愿望也可以实现。因此，人们往往生育求本主，获得子嗣；接生也求本主，使分娩瓜熟蒂落，不需要额外操心。相反，如果有不敬本主的行为，或者冲犯本主的行为，则非但自己的愿望无法实现，甚至还会使自己、家人或宗族遭受报应。在白族宗教中，不敬本主或冲犯本主的行为包括一切忽视本主、不信本主的和违背本主的行为，如不向本主祈祷、不到本主庙祈福、不参加崇拜本主的各种活动、玷污本主，等等。

6.1.2 社会规范

即使一个人崇拜本主且不冲犯本主，但是，由于白族人有转世投胎的信仰，如果一个人前世今生做过不当之事，甚至其家族中的其他成员做过不当之事，这个人仍然要受到本主神给予的报应。而对事情"当"与"不当"的判断标准则主要是白族的社会规范。凡是与当地社会的传统社会规范相违背与抵触的行为都可以被归为不当之事，或者"坏事"（JC 县村民座谈材料，2009 年 12 月）。

JC 县民间存在一套具有自我管理和自我教育功能的社会道德规范，并代代相传，约束着村民的行为举止。虽然，这套以生活习俗、家庭村社安排、禁忌崇尚、乡规民约等方式表达的社会规范涉及 JC 县民众生活的方方面面，但是，在家庭和生育领域的三条规范却具有重大而普遍的影响，即多子多孙观、夫权观和孝道。如果一个人或者其家庭成员在生育、维护夫权和尽孝道方面做了错事，那么，这个人或其家庭就将受到神的惩罚。下面将对这三种社会道德规范给予一定说明。

---

① 即把本主从原本主庙中迎出，接到村中称为"下殿"的庙中供奉祭祀三五天，然后送回本主庙中。

（1）多子多孙观

JC 县受高海拔地理因素的影响，很多地区的自然、气候条件非常恶劣。在险恶的地理气候和自然生态中，人们追循着日出而作、日落而息的生活方式和民族风俗。人畜耕作、广种薄收、靠天祈雨的低下生产力使当地社会长时间沿袭着农业社会男耕女织的生活方式和自给自足的小农经济。这样的自然环境和传统农耕社会对劳动力的需求自然是强烈的。人们必须依靠自身的繁衍来加速人口的发展。因此，在白族信仰中，子嗣繁衍是一个重大的问题。子嗣繁衍关系家族的存续、宗族的兴衰和民族的发展。

因此，在伦理规范中，JC 县白族人崇尚增丁添口、多子多孙，以保证宗族的生存和壮大。生育就是光宗耀祖和传宗接代。几代同堂被认为是幸福的标志。另外，家族与家族之间的冤家械斗也造成了"人多势众"的普遍思想，并从根本上影响了人们对生育的观念，刺激了白族妇女的生育。这带来的是无节制的生育，直到不会生为止。但是，由于险恶的自然生态环境和封闭的传统文化限制，妇女分娩的实际情况往往是生得多，死得多（JH 镇 LF 村村民座谈，2009年 12 月 15 日）。

JC 县民众人的多子多孙的生育观念借助本主崇拜得到强化。在本主崇拜中，人们向本主祈子嗣及保佑宗族兴旺、子孙健康昌盛、民族绵延。在每座本主庙中，除了主神本主以外，还有配神"送子娘娘""九天卫房圣母"等专司送子嗣。白族结婚，要到本主庙祭祀，祈求本主保佑送子；妇女生育，家人要到本主庙去敬香，祈求本主庇护，减轻疼痛，顺利生产；小孩出生、满月、周岁和生病等，也要到本主庙里祭祀。JC 县民众石宝山石窟中有一座石雕女阴"阿央白"。它通过女性生殖器崇拜表现出白族人强烈的生殖意识。它与许多庄严的神像并列，受到人们的膜拜。每年农历 7 月 27 日～8 月 1 日，洱海区域的青年男女汇集于此对歌，寻找情侣，并对"阿央白"进行跪拜，祈求爱情美满、婚姻幸福。平日，已婚妇女来此跪拜祈求子嗣，已生育的妇女则求多生。有孕的妇女则拿生香油在石雕女阴上擦抹，认为擦后即可生儿子，并祈求分娩时顺利，减轻疼痛。笔者在 JC 县调查时，专门拜访了石宝山石窟的"阿央白"，清楚地看到"阿央白"前的石蒲团因跪拜时膝掌触磨已凹陷达一厘米左右。

（2）夫权观

白族的家庭组成以父系为主。父系家长为一家之主，称为"家主公"。"家主公"对外代表家庭应付门户摊派、参与村社活动、组织生产交易、应酬亲情乡谊、维护家庭利益和声誉；对内主持日常生活，解决家庭矛盾，对家庭起房盖屋、婚丧嫁娶、儿女分居等重大事项做出决定。"家主公"在家庭中具有至高无上的地位。

（3）孝道

在中国传统文化体系中，"孝"不仅是一种日常的伦理观念与规范，也是儒家思想的核心，"百善孝为先"。明清时期，由于汉文化大量流入 JC 县，孝道观念在 JC 县白族人民生活中日渐强化彰显（刘红，2006）。其中，尊敬长辈是白族人崇尚的一种重要的孝道。这有很多具体的规范，如见到老人要主动打招呼、问候、让道、让座、端茶、递烟；起床后的第一杯早茶要先敬给老人；吃饭时要让老人坐上席，由老人先动筷子；在老人面前不说脏话，不准跷二郎腿；等等（村级访谈资料，2009 年 9 月和 12 月）。

但是，尊重长辈更本质的意义在于对长辈意志的服从，因为这是维护家庭稳定的基本要素。其中，女子行孝对家庭和谐尤其具有决定性的意义，女孝亦因此备受传统文化的重视。以其人生阶段的不同，女子在一生中主要扮演三种不同角色，即女儿、妻子与母亲。儒家传统文化为女子的每一角色都规定了详细的孝道要求。在这方面白族塑造了一系列鲜明的孝媳妇形象，即孝公婆、孝丈夫、孝家庭。JC 县白族民间故事有很多描绘丈夫远行或外出谋生时妻子对公婆的孝养（如《鸿雁带书》）。

6.2 传统宗教与规范约束下的妇幼保健模式及妇幼健康状况

在上述传统宗教和社会规范的约束下，JC 县社会中的生育、分娩及婴幼儿照料方面有一系列具体的规范和要求，包括祈嗣行为、产前行为、分娩地点和场所要求、接生者及产后护理。世世代代的 JC 县村民按照这样的方式延续着他们在这些领域的观念和行为。而这些观念和行为在很大程度上制约了当地妇幼健康水平的发展。

6.2.1 传统的生育及妇幼保健模式

（1）祈嗣行为

JC 县民众的生育行为一般从祈嗣开始。祈嗣是已婚妇女未孕前的一种求子习俗，称"求子嗣"。白族祈嗣活动始于婚期的许多习俗。婚后不孕者则需要进行各种专门的祈嗣活动，包括敬花祈嗣、绕海祈嗣、朝山祈嗣、狮灯祈嗣、发愿祈嗣、抱养祈嗣等。而这些行为中大部分都与本主崇拜活动有关。例如，敬花祈嗣要请朵兮薄巫师到本主庙或者供有"送子观音"庙宇中进行祈祷，向本主或"送子观音"敬献纸花、锦幛、匾联等物，以求神灵恩赐子嗣。绕海祈嗣则在每年夏历六月十五"绕海会"期间，婚后不孕妇女发愿绕海烧香，朝拜各处本主，沿路对各寺庙施舍功德钱文，祈求神灵赐予子嗣。朝山祈嗣则是在石宝山"朝山歌会"期间，婚后不孕妇女前往金顶寺东北侧灵泉庵内向送子观音造像石雕祈嗣，以及到石钟寺石窟第八号窟中的石雕女性生殖器"阿央白"进行素斋祭祀，并在"阿央白"上涂抹香油，用铜钱挂试，以祈嗣。当地人深信，只要做过了这些，就可以获得子嗣。

（2）产前行为

经过各种祈嗣活动，妇女得以怀孕。这是家庭得以传宗接代的一件大喜事，因此，JC 县民众称怀孕为"有喜"。一般来说，妇女怀孕期会在饮食起居方面受到来自家庭的一定关怀和照顾。例如，孕妇不再承担重体力劳动。这是一种有利健康的习俗。但是，实际生活中，由于妇女在家务活动中承担重任，大部分孕妇都继续参加各种劳作。因此，分娩发生在田中路上的情况并不罕见。常有孕妇因为在怀孕晚期参加农田劳动而受到意外伤害，并造成流产或婴儿死亡。

传统社会中的白族妇女怀孕后是不到医院进行孕妇身体检查和胎儿发育状况检查的。白族人对孕期妇女及其腹中胎儿的安全和健康的保证是通过对孕妇甚至其丈夫设定的许多禁忌要求来实现的。例如，孕妇及丈夫不能进别人喜房；不能进未满月产妇之家；不能进产畜未满三日之户；不能在龙潭旁边梳头；不能触摸祭祀纸烛牲礼，等等。当地人认为，只要履行诸如此类的各种禁忌要求，再加上适时参加各种本主崇拜活动，孕妇和胎儿的健康就都能够得到保证。

如果孕妇出现各种孕期不良症状，孕妇常并不以为然。至多是停止劳动，在床上休养几日。但是，祈求母子孕期平安的本主崇拜活动则会进一步增多。另外，听取婆婆的意见则是不可缺少的。而婆婆的意见则主要来自她们自身当年的"丰富"的生育经验及她们恪守的祖祖辈辈沿袭的规范。婆婆认为，孕期出现一点问题没有什么大不了的，躺两天，休息一下就好，至多找个土方治一下（DN 乡 XZ 村村民座谈资料，2009 年 12 月 14 日）。

（3）分娩地点

熬过了孕期的十个月，孕妇终于迎来了临产的时刻。白族人将分娩称为"古苦很"（gvp kut het）。这不是一个简单的过程，因为 JC 县民众认为分娩是产妇"一只脚踏在棺材里，一只脚踏在棺材外"的生死险关。

这个险关发生在什么地点？传统社会中 JC 县民众的分娩地点一定是在家里的。没有人到乡里或者县上的医院去。事实上，传统社会里是没有提供分娩服务的乡级和县级医疗机构的。县里在 20 世纪五六十年代后开始提倡新法接生，但大部分村民并没有走出村子寻求服务。此后乡里和县上逐步出现能够提供分娩接生服务的医疗机构，但是，人们通常是不上医院的。即使在分娩中出现流血现象，多数是让接生婆注射催产素来解决（ZLX 村医访谈资料，2009 年 9 月 9 日）。负责采取决策行动的婆婆认为没有必要去医院。她们会认为，"生娃娃流点血这是很正常的，以前我们生几个娃娃也不去医院，现在（媳妇）流点血又怕什么"（DN 乡 XZ 村村民座谈资料，2009 年 12 月 14 日）。

即使到中加项目开展之前，JC 县的很多农村村民因为工作原因离开当地农村前往附近的其他大中城市工作。这些城市往往已经能够提供比较方便的医院生育服务，但是，大多数外出打工的 JC 县民众仍然会放弃在医院分娩的机会，辗转很长的山路回到家乡，在家里进行分娩。

在中加项目开展之前，即使是接受了良好教育的人，甚至是医务工作者，很多仍然不在医院分娩，而选择回家分娩。DN 乡卫生院退休妇产科医生就是这样一个例子。这位女医生曾经接受过卫校教育和一系列业务培训，她熟悉保健服务的相关知识和优点，并直接从事妇产科工作，且拥有比较丰富的接生经验。她在工作中也总是向村民宣传医院分娩的好处。但是，当她自己在怀孕临产时，她却选择了回家分娩（DN 乡卫生院访谈资料，2009 年 9 月 8 日）。

（4）分娩场所要求

即使在家分娩，分娩的具体场所还有特定的要求。由于 JC 县民众认为产妇分娩是一件吉凶未卜的事，妇女在家里的分娩不能在原来的住处，即卧室或正房进行，而是要专门特设一地。同时，由于民间流传分娩时随着婴儿的降生，会有血水、羊水相伴而下，而这是污秽不洁的，并会亵渎和冲犯天地日月神灵、带来灾害（"血光之灾"），产妇分娩的产地被移到了牛圈或猪圈等畜圈的地上。并且，为了避免"晦气"，人们进入产地还要撑伞或者带竹笠。笔者对村级开展的村民座谈结果显示，这样的情况普遍存在于老年妇女的分娩经历中。例如，DN 乡 SGD 村一位八旬老妇边抽烟边讲述她的 6 个孩子都是在牛圈中出生的（DN 乡 XZ 村村民座谈资料，2009 年 12 月 14 日）①。

也因为这种避免"血光之灾"的信仰，产妇在孕期或者分娩中如果出现紧急情况需要送医院抢救时，缺乏交通工具的产妇家庭通常很难从村里其他人家借到车辆。这并不是村里邻居不友好而不愿意将交通工具借去送孕产妇，而是民间都认为，如果孕妇在运送途中出现流血现象，或者孕产妇赶不及到达医院就在车上分娩，那么，血流在车上是会给借车的人家带来"血光之灾"的。因此，村民都

---

① 需要重复说明一下，本研究在经验分析部分的材料除了实地调查中从各个妇幼卫生机构获得的档案资料以外，还来自各种访谈、座谈和调查问卷。关于具体方式详见前文对研究方法的说明。对村民习俗及行为的分析材料则主要来自县志及入村开展的各次村民座谈与村医访谈。例如，这里谈到的在牛圈中生了六个孩子的老人就是笔者在 DN 乡 XZ 村进行村民座谈时坐在身边的一位村民。

不愿意把自家的车子借去运送危急的孕产妇（DN 乡 XZ 村村民座谈资料，2009
年 12 月 14 日）。

（5）接生者

在白族传统中，妇女的分娩由谁来接生？一般来说，头胎由婆婆帮助接生，
随后多数为自生自接，个别也依靠姑嫂或者村里的接生婆助产。在 20 世纪六七十
年代开始，村里接生婆帮助接生开始变得普遍起来，女性"赤脚医生"往往也承
担"接生婆"的角色。虽然早在 1951 年起，县里就开始推广新法接生，并培训新
法接生员，但这些培训都非常初级且并不广泛。因此，即使到 90 年代初，大多数
村民的接生仍然主要依靠村里原来的接生婆及接受少量培训的乡村接生员。

这些村里的"接生婆"通常缺乏科学的助产知识和接生器械，消毒也不严密。
她们使用一套历史沿袭下来的不科学方法。例如，第 5 章描述的接生过程，包括
"草鞋拽脐带，产妇吹空瓶"的方法。但是，这样的方法非常容易造成产妇大出血，
并危急产妇生命。婴儿生下后尽管生命稚嫩，但首先要让其在地上打几个滚，即
民间的"落地打三滚"，意味着"土生土长"，以保平安。

（6）产后护理

产妇分娩后的主要护理来自家庭内部。一般没有人到医院寻求产后的母亲保
健和婴儿保健，也没有医护人员会到家里来对产妇及婴儿的保健提供各种咨询或
服务。产妇家人对产妇的产后护理及初生婴儿的护理主要关注饮食起居方面。并
且，这时，由于白族人认为产期是不洁净的，产妇带有的"污血"会冲犯天地日
月神灵（DN 乡 SGD 村村民座谈资料，2009 年 12 月 13 日），人们更注重产妇临
产之后一段时间内所要服从的一系列规范禁忌。人们认为，只要服从了这些规范
禁忌，那么产妇健康和婴儿健康就无须担心。禁忌中包括产妇在分娩后不能随便
走动、进出产房要撑伞或戴竹笠，等等。

6.2.2　传统生育及妇幼保健模式下的妇幼健康状况

JC 县妇女，尤其是当地白族妇女一般都有多次生育的经历。但是，JC 县传
统的生育与妇幼保健模式却严重制约了当地人寻求和利用科学的妇幼保健服务的
行为。当地 1996 年妇幼卫生状况基础调查结果的相关数据显示，JC 县妇幼保健
服务利用状况处于相当低的水平[①]。在当年的分娩接生中，实施住院分娩的比率仅
为 35.82%，接受新法接生的比率为 38.32%，接受产前检查服务的比率约 22%，
接受产后访视的比率为 29.33%。当年 4 例孕产妇死亡中的 3 例都是在家中分娩，

① 1997 年 9～10 月，JC 县在全县坝区、半山区和山区三个地理环境的五个抽样乡的 56 个行政村、207 个自
然村对 1996 年的妇幼卫生进行了全面基础调查。

其中只有 1 例在死前到县医院就诊。新生儿死亡中，62.87%为家中分娩；44.91%的婴儿死亡在死前没有得任何医疗机构就诊（JC 县妇幼保健院档案资料 26）。

在传统生育和妇幼保健模式下，JC 县的妇幼健康水平发展相当滞后。以主要表现妇幼健康水平的死亡率指标为例，当年 JC 县的婴儿死亡率为 101.89‰，新生儿死亡率为 79.93‰。新生儿死亡占婴儿死亡的大部分，其比例为到 78.44%；婴儿死亡则是 5 岁以下儿童死亡的主体，其比例占到 90.27%。当年孕产妇死亡率为 189.04/10 万。孕产妇死亡的主要原因是产科出血和内科并发症（JC 县妇幼保健院档案资料 26）。这些指标值还反映了 JC 县的妇幼健康发展明显落后于全国平均水平，甚至落后于其所在的大理白族自治州和云南省水平。

6.3　中加项目推行的新妇幼保健模式及其与传统宗教和规范的冲突

针对 JC 县民众长期受宗教及社会规范约束而沿袭着对妇幼健康发展极为不利的传统保健意识和行为的现象，中加项目试图在 JC 县引入一种有利于当地妇幼健康发展的新保健模式。在前面的章节中，笔者已经在不同地方介绍了 JC 县中加项目妇幼保健模式的有关内容。为了便于分析及读者的理解，这里对中加项目新妇幼保健模式中对村民的行为要求予以完整的介绍。鉴于表述上的简洁性，以下将传统的妇女生育、怀孕和接生模式简称为"传统模式"，而将中加项目的妇幼保健模式简称为"新模式"。

6.3.1　中加项目推行的新妇幼保健模式

中加项目新模式的关键部分是鼓励妇女到当地各级医疗服务机构接受孕期保健、分娩服务、儿童保健和其他各项相关服务。

（1）建立孕产妇保健手册制度

在中加项目实施中，JC 县建立了孕产妇保健手册制度。县妇幼保健院在中加项目省级专家指导下设计印制了当地的《孕产妇保健手册》，并负责发放《孕产妇保健手册》。孕妇在孕三个月前要到指定的卫生机构进行早孕咨询和检查。医生要记录检查情况。其中，居住在县城的人口到户口所在地的县妇幼保健院领取《孕产妇保健手册》，农村人口则到乡镇卫生院、村卫生所领取《孕产妇保健手册》。孕妇在分娩前，由孕妇持《孕产妇保健手册》到所属医院、保健单位（农村可到村卫生所）进行产前检查。《孕产妇保健手册》是孕妇到各医疗、保健单位就诊的凭据。每次就诊均要携带，并由接诊医生负责填写。临产时，孕妇也必须持《孕产妇保健手册》到所属医疗、保健单位住院分娩，接产人员负责填写产时记录。产妇出院后，将该手册交居住地医疗、保健单位，进行产后访视。产后 42 天，产妇及婴儿到所属地医疗、保健单位进行检查，农村地区产妇可到乡镇卫生院检查。孕产妇保健工作结束后，该手册交县妇幼保健院汇总、分析、上报和反映。

（2）产前检查和孕期保健

在新模式中，孕妇被要求在怀孕以后到指定的医疗单位进行产前检查。相关的医疗单位则要做好组织和实施工作。并且，这项制度还具体规定孕妇产前检查的频率和具体内容。关于检查频率，制度规定，孕妇自确定妊娠至怀孕 12 周前应检查一次，孕 13 周起每 4 周检查一次，孕 28 周起每 2 周检查一次，孕 36 周起每周检查一次。整个孕期检查次数，城镇孕妇不能少于 8 次，农村孕妇不能少于 5 次。每次检查完都应预约下次产检日期。高危孕妇应随时预约。若孕妇出现头晕、头痛、心悸等症状，则应随时就诊。婴儿出生后也要按期进行产后随访和接受计划免疫接种。

关于检查内容，制度规定孕产妇在产前要对如下内容进行检查：血压、体重、宫高、腹围、胎位、胎心及异常情况，并对高危因素做出评分、诊断和处理。

制度还明确规定，当孕妇在怀孕及生孩子时出现危急情况，必须尽快到县乡医院求救或转到上一级医院。发到孕妇手中的妇幼保健手册专门用一页纸详细阐述了什么是孕期常见的危急症状，这包括[①]：①宫外孕：怀孕 40 天左右，下腹或一侧疼痛，阴道可能不规则流血；②前置胎盘：怀孕 6 个月以后，出现阴道流血，量可多可少，腹部无疼痛；③妊高症：怀孕期间，血压升高、头昏、眼花、腹肿；④心脏病：怀孕期间，心慌气喘，平卧时气难喘，不能承担简单的劳动；⑤初产妇临产时规律性腹痛超过 6 小时，产程无进展；⑥胎盘不下：孩子生出后，胎盘 20 分钟不下；⑦生孩子后阴道流血超过 400 毫升（一中饭碗）或持续流血，血量增加。

保健制度还对一些孕期行为作出一定的规范。例如，孕期前三个月与后三个月及产后 42 天禁止同房；妊娠七个月后至产后 42 天内建议淋浴而非盆浴；婴儿出生后 4~6 个月鼓励坚持纯母乳喂养。这些规范是《孕产妇保健手册》中的关键内容，也是妇幼保健工作者向村民传播的重要保健知识。另外，相关的医疗单位和医务工作者还为孕妇（包括产妇）提供营养指导。孕产妇想要获得更多的孕产期营养知识和帮助时，都能拨打县里统一提供的营养指导咨询热线

---

① 关于这些标准的设定属于医学和公共卫生领域的专业范畴，因此，本研究不对这些标准的设定和原因进行具体解释和探讨。

电话。

（3）住院分娩

中加项目试图推行的一项最重要的妇幼保健制度就是住院分娩。该制度强调临产的孕妇持孕妇保健卡到所属地的医疗、保健单位进行住院分娩，即让医生在医院帮助接生，以便及时处理分娩过程中时间延长、胎位不正、胎盘不下、产后流血、新生儿窒息等紧急情况，不应该在家里请传统的接生婆接生，也尽量避免让村医接生。JC 县孕产妇保健卡中对此给出了这样的说明：

"为了您和您孩子的生命安全，千万不要在家生孩子，请到医院住院分娩。"

新的保健制度还考虑到了家庭经济困难对住院分娩的阻碍。因此，该制度专门增加了对经济困难的孕妇实施的帮扶措施（详细内容可见组织增权和社区增权）。在孕产妇保健卡中对此也给出了专门的说明："如果由于经济困难无法住院分娩，则可找村妇幼员寻求帮助。可以申请'贫困孕产妇救助资金'。"

（4）产后检查

妇女保健并不是到分娩后就结束，它一直延伸到产妇的产后检查及婴儿保健。在新模式中，产后检查是妇幼保健的一项重要内容。制度规定，产妇要积极配合医务人员做好产后检查。产妇分娩后分别在 7 天内、14 天、28 天、42 天进行产后检查。医生要给产妇测量血压，检查乳房和子宫，询问哺乳细节；对分娩时动过手术的产妇，要检查腹部和会阴伤口愈合是否良好；对一些异常妊娠的产妇，医生会根据不同的并发症增加检查项目，延长随访时间。产后检查还包括对哺乳的指导，以及对婴儿健康的检查，包括身长、体重、体温、脐带、臀部、大小便和异常情况。另外，产后检查的一项重要内容是对产妇进行的各种护理知识的宣教，包括母乳喂养的知识、营养知识、破伤风免疫接种、新生儿围产护理、儿童计划免疫等。孕妇要在医生的指导下积极配合医务人员做好产后检查，进行产后恢复和婴儿护理。

（5）婴幼儿健康检查

婴儿出生后的生活并不总是一帆风顺的。传统社会里，JC 县存在很高的新生儿死亡、婴儿死亡和五岁以下儿童死亡现象。1996 年 JC 县中加项目实施前开展的基础调查显示了这样的严峻状况。因此，新保健模式融入了对婴幼儿的健康检查内容。这些内容也被明确记录在孕产妇保健手册中，并在产后检查中一并实施。这包括，新生儿出生后一个月内要接受 3 次医生（通常是村医）到家中的访视。满月后则转入儿童系统管理。儿童系统管理规定，1 岁以内的儿童要每个月体检 1 次，1～3 岁儿童每半年检查 1 次，3 岁以后每年检查 1 次。如果在健康检查中发现了问题或做了治疗，那么孩子的家长要按照医生的要求进行复查。

由于设备和技术水平的限制，村里儿童的体检通常无法由村医单独开展，而是需要乡卫生院统一组织实施。因此，每个乡镇通常每年都会集中人力到各个村组织统一的儿童体检。如果无法到各个自然村进行，可连续几天在某些村集中对相邻村的儿童组织统一的体检。届时，孩子的父母或家中的老人带着孩子到指定的集中地点接受医生的检查。

6.3.2 新模式与传统宗教和规范的冲突

中加项目试图给 JC 县人民带来妇幼保健意识并帮助当地居民更多地利用妇幼保健服务以改善当地的妇幼健康水平。但是，在这个美好的意图或者目标面前却横亘着新模式与传统观念之间的一系列冲突。其中最为明显的莫过于信仰冲突、社会规范的冲突及感知性障碍冲突。

（1）信仰冲突

如前文所述，由于传统 JC 县白族社会的宗教信仰中，（本主）神是人的主宰，有战无不胜的力量，如果一个人信神、敬神、遵从神，那么这个人是会从神那里得到好处的，相反，如果一个人不信神、不敬神、不遵从神，那么这个人乃至其家庭和家族都会受到神给予的报应。相应的，白族人在生育和保健领域也恪守着神给他们的各种规定，以求获得神在这个领域对他们的恩赐和庇护。以此为基础，人们认为，一个孕妇的怀孕和生子过程都是神灵安排好的天经地义、瓜熟蒂落的事情。如果崇拜神、向神祈祷、服从神灵的意志，那么"吉人天相"是不会有任何问题的，无须"兴师动众"。万一发生意外情况，如产妇死亡或者婴儿死亡，那就是产妇或者产妇家庭曾经作的"孽"而遭到的报应，是天灾人祸，无法避免，只能接受。另外，如果做了冲犯神、玷污神的事情，如产妇的血流到了不应该的地方（如床上、正房、别人家的交通工具上）而使"污血"冲犯天地日月神灵，那么产妇的家庭及其周围人的家庭都将蒙受晦气和"血光之灾"，即神的惩罚。所有的一切都说明，按照神灵的意志行事是会对产妇的怀孕、分娩乃至婴儿护理有重要的保护作用，即好处。既然有好处，那么，孕产妇及其家人必然会选择遵从神的意志，在怀孕、分娩和婴儿护理中按照神灵的安排行动。

中加项目要求的新模式在 JC 县妇幼保健工作者眼里是对产妇非常有利的一系列科学防护措施。但是，相反，这些措施在 JC 县传统白族人眼里却没有好处，只会带来灾难。例如，如果选择去医院接受分娩，这就违背了生孩子是"吉人天相"、天经地义、瓜熟蒂落的神的恩赐，且等于向周围人宣告，产妇或者产妇的家庭前世今生做过不道之事，是神给予的"惩罚"和"报应"。这对产妇家庭是一件不光彩的事情。产妇家庭势必因此在村里人面前"抬不起头来"。而且，更严重的是，因为是遭受神的惩罚，其结果很可能导致产妇经受难产甚至死亡。

老百姓对这种去医院是遭报应的心理根深蒂固。在中加项目开展中，县、乡服务工作者到 MS 乡 DZ 村与村民举行交流，当一位服务工作者问一位孕妇是否愿意去医院分娩时，那位孕妇马上回答："我这辈子没做坏事，上辈子想来也没做什么恶事，不会遭报应的。"

新模式不按照宗教信仰行动、不要求去本主庙朝拜敬香，而是要求孕妇怀孕后多次去医院做产前检查；分娩接生让家庭以外不认识的医生（甚至男医生）来做；分娩接生不安排在家里，而在医院。这一切明显都是违背 JC 县白族人敬神、遵从神的宗教原则的。如果违背这一原则，那么会给自己带来什么结果呢？当然是遭受神的报应。而报应很可能导致产妇经受难产甚至死亡。这将是一个悲剧。但 JC 县白族人更可能将其看作一件"极其不光彩的事情"，因为它说明了产妇或其家庭可能曾经"作孽"。而这必然会造成产妇家庭在社区里"抬不起头来"。因此，这种去医院分娩的行为根本对自己没有好处。

（2）社会规范的冲突

如前所述，JC 县民众有非常强的社会规范约束。在妇幼健康领域，多子多孙、多生男孩和遵从家长意志是非常重要的社会规范。因此，在传统社会的生育和分娩领域，具有家长身份的婆婆的意志和行为往往代表着正确的选择。而婆婆的意志从何而来？在缺乏科学的健康教育的情况下，婆婆的意志必然是建立在她们自己相关经历之上的。而她们的相关经历则是她们当初秉承传统习俗与规范的结果。因此，她们对女儿或媳妇的生育及保健行为的要求也必然深深地烙有传统习俗与规范的影子。

婆婆当年分娩自然是没有到医院的。并且，她们一辈子往往生了很多孩子。那么，女儿或媳妇自然也不用到医院去分娩。婆婆的代表性声音是："我们那时代的人哪里知道检查，还不是过来了吗？生孩子有什么了不起的事，不就是娃娃生出来，洗洗，包起来就可以了吗？"[①]。面对这样的意见，对崇尚孝道的 JC 县妇女来说，对婆婆的最大的尊重莫过于在分娩环节遵循婆婆的各种要求、接受婆婆的各种指导。这样的约束已经融入了 JC 县民众的血液中，成为他们自觉恪守的"个人规范"。中加项目的保健服务利用要求则显然产生了对婆婆意志的违背，因此，这与传统社会中的"个人规范"相抵触。

但是，并不是所有的社会规范都能被每个人完全接受，并成为他们自己的个人规范而遵照执行。事实上，很多人虽然对存在于其社会中的社会规范有相当高

---

① DAK 访谈资料，2009 年 9 月 8 日。

的了解，但其个人在意识上并没有接受它们，也没有将它们内化为自觉遵守的"个人规范"。这部分规范就是本研究中所称的"社会规范"。但是，即使是没有被个人接受和内化的"社会规范"，由于它们广泛存在于周边社会中，能够通过其他人对某个个体的看法而影响这个个体的个人行为。在 JC 县中加项目实施中，就面临这种未被内化的"社会规范"通过社会压力产生对个体行为的影响。DN 乡卫生院妇幼医生未能克服"社会规范"中排斥在家分娩的社会压力，因而放弃"个人规范"中到医院分娩的正确认识，故而回到家里进行分娩接生的行为正是"社会规范"约束人们行为的反映。社会中其他人的规范和认识成为约束她做出自我选择的重要依据（DN 乡卫生院访谈资料，2009 年 9 月 8 日）。

（3）感知性障碍冲突

中加项目要求人们到医院寻求保健服务，这势必会增加服务利用者的经济成本。因此，对这一经济成本的心理认识是阻碍 JC 县民众去医院利用妇幼保健服务的一个重要的感知性障碍。以 1996 年经济水平为例，在乡镇卫生院接受一次顺产住院分娩要花费 100～200 元；如果到县医院分娩则需要花费 300～500 元；在乡卫生院接受一次剖宫产需要花费 600～700 元；在县机构接受一次剖宫产的费用是 700～900 元。由于当地村民本身把去医院求诊的行为视为没有好处的行为，他们心理上对这笔还要额外增加的经济支出就更难承受。

尽管中加项目从多方面采取措施降低因服务利用给村民带来的额外的经济成本[①]，但是，除了服务费和药品费以外，人们认为去医院寻求服务还存在其他一系列成本。例如，去医院分娩必然要由家人陪同，这就会产生家人的交通费和误工费，另外，住院期间还有伙食费等支出。当时顺产平均的住院天数为 5 天，剖宫产就不确定。如果按一天 10 元的最低支出标准，5 天至少还要额外支出 50 元。加起来，一次住院分娩的费用，顺产需要 150～550 元，剖宫产则要 650～950 元（县妇幼保健院访谈资料，2009 年 12 月）。而当时 JC 县农民的人均年纯收入仅仅是 945.18 元（JC 县妇幼保健院档案资料 26）[②]。

当然，传统在家的分娩形式并不是没有经济成本产生。孕产妇家庭事后通常会给接生者（除了家人接生外）送去一些鸡蛋、红糖和家酿酒之类的实物作为答谢。但这笔支出在村民看来要比到医院分娩的支出低得多，且它还增加了与乡亲的礼尚往来，是一件增进家庭与在村里人关系的好事。

另外，人们除了认为利用"没有好处的"医院服务不仅会产生额外更高的经济支出，很多村民还认为路途遥远、交通不便和缺乏交通工具也是他们利用医院

---

① 例如，为困难家庭提供服务费用的减免和困难补助；控制服务价格，提供村级服务，等等。
② 1999 年，顺产费用在乡镇卫生院上涨为 150～200 元，在县医院为 500～700 元；剖宫产在县医院涨至 800～1000 元。之后，每年都有一定程度的上涨（JC 县妇幼保健院档案资料 27）。

服务的重要障碍。JC 县是一个平原、半山区和山区兼有的县。在占全县三分之二面积的山区和半山区，人口居住密度一般比较低，散居现象非常普遍。这意味着，很多生活在深山中的家庭到乡卫生院的距离相当远。一些家庭甚至离村卫生室都有很长的路途。很多村医反映，他们需要花费半天多时间才能步行到达一些家庭。这就更不要说这些家庭距离县妇幼保健院或县医院的路途之远。另外，除了路途遥远以外，道路状况的恶劣又是另一个现状。很多山区的道路崎岖不堪，颠簸不平。有的地方甚至连路都找不到。因此，汽车很难在一些路段行驶。要通过这些路段，只能靠马车、牛车、甚至人力板车或者步行。这意味着，一个临产的孕妇可能要在马车、牛车、人力板车上面经受 1~2 天极其颠簸的艰难跋涉才能到达附近的县、乡卫生院。为此，孕妇（尤其是临产的孕妇）及其家庭都认为这是阻碍他们到医院的重要因素。

另外，即使道路状况好，可以使用机动车更迅速地将紧急情况下的孕妇或小孩送到医院，但很多家庭并没有机动车。因此，为了去医院就诊，他们必须向其他家庭借车。但是，前面已经提到过，JC 县民众有避免"血光之灾"的习俗。如果孕妇的血流到借来的车上，这就可能给借车人的家庭带来灾难。因此，人们大都不愿借车给孕产妇，相应的，没有车的孕产妇家庭也认为他们在这种情况下是很难开口向村里人借车以赶到县、乡医院求诊的。因此，即使前面其他条件具备，没有车而借车可能带来的灾难性影响也是横亘在孕产妇及其家人心理上阻碍其寻求医院服务的重要因素。

6.4　个体增权与传统妇幼保健行为的改变

针对中加项目新保健模式与传统社会习俗及规范之间的明显冲突，中加项目采取了通过全面的增权行动实现目标的方式。这个全面的增权行动包括组织增权、社区增权及个体增权。第 4 章和第 5 章对前两个增权过程给出了详细的说明。这里将进一步阐述最后一个过程，即个体增权及其最终对 JC 县民众个体层面的妇幼保健意识及行为改变的影响。

6.4.1　批判性认识的改变

在传统社会中，人们在妇幼保健领域的行为受到宗教和习俗的约束，因为他们认为世代的信仰和沿袭的行为就是正确的（见 6.2.1 节）。为此，中加项目的社区增权和个体增权活动的一个重要目标就是根除不科学的传统信仰和社会规范，并建立对新的妇幼保健模式有利的认识和认同。这包括对过去、现在及将来情况的利弊状况对比评估；对可获得的社会资源的认识，以及了解新建立的社会支持网络对排除服务利用障碍的帮助等。

（1）知识的获取

人们做出有别于习惯性行为的新的决策往往要依赖他们对相关领域的知识的了解程度。如果没有对相关知识的清楚而自觉的认识和认同，人们将很难采取新的行动。中加项目个体增权的一项重要任务就是增进村民对妇幼保健服务利用的相关知识的了解。针对这个目的，项目在各种社区活动中使用多种方法提高村民在这个领域的关键认识。这其中最重要、效果最明显的方法，一是"角色扮演"及相关讨论，二是对过去、现在和未来的对比分析。

中加项目依托社区活动中广泛使用的"角色扮演"的形式使村民了解到更有利于健康的分娩与保健模式，并力图削减与消除传统宗教与规范约束对村民在妇幼健康领域的负面影响。以社区增权中已经阐述的 SGD 村举行的"加强围产保健，提倡住院分娩"的社区活动为例。这个活动让老接生婆向村民演示日常接生的过程，包括传统使用的"草鞋拽脐带，产妇吹空瓶"帮助胎盘娩出，以及让初生儿"落地打三滚"，以示"土生土长"保平安。在这种让人瞠目结舌的传统接生法表演之后，村医再演示住院分娩的科学接生规范过程，从而形成对照，产生村民对后者的自觉认同："像这样的老法接生令我们不寒而栗，像这样的科学接生让人非常放心。"[①]

村民显然很喜欢通过这种生动形象的方式获得知识和教育。笔者在 XZ 村的第二次访问中，XZ 村的村医是当年在该村参与宣传住院分娩的"角色扮演"的主要演员，重新为全村人演绎了当年的表演场景。一位男医生扮演的孕妇让人忍俊不禁。表演后，当场有一些村民纷纷发言，有表示他们记得当年的表演的，有表达对传统接生行为弊端多的认识。

一种贴切的方式巧妙地传递了知识和信息，并产生了较高的自发性认同。村民在广泛的社区活动中产生了很多真切的感悟。就像 SL 乡 FL 村的一位婆婆所言，"现在条件好，医生来宣传，我们以前生孩子因为封建得很，受了很多罪，真是出世过早了（生不逢时），你们年轻人要好好照医生说的去做，就会母子平安。"[②]

对过去、现在、未来的对比分析也是向深受传统影响的村民传授正确的知识的一种好方法。这种方法通常采取激发村民对过去妇幼保健的情况开展回忆和评述，以及对现在状况进行满意度评价，并对未来提出展望。由于 JC 县民间受传统意识影响严重的婆婆是阻碍年轻妈妈利用妇幼保健服务的一个重要障碍，改变婆婆的认识是至关重要的。通过社区增权中的各种活动，婆婆的意识首先得到突破。

---

① JC 县妇幼保健院档案资料 15。
② JC 县妇幼保健院档案资料 21。

XZ 村等九个村的社区监督评估活动是一个很好的例子。九个村的村医在中加项目开展一段时间后回到村里组织年长的婆婆对过去、现在和未来的妇女生育、分娩和儿童保健等方面的情况进行评估。婆婆对过去、现在和将来的认识分别是[1]：

过去：①生娃娃多，没人在意；②卫生条件差，女人生娃不能在床上；③怀孕也没人检查；④生活困难，奶少，小孩拉肚子多，死亡也多；⑤生娃没人去医院，自生自接，最多请个接生婆接生；⑥那时死于产时人多，没人在意。

现在：①生娃少，大家重视；②卫生条件好多了，生小孩多数到医院；③生活好，营养好，奶水多，娃娃胖；④生小孩妈妈死亡，没听过；⑤大家都知道怀孕要到医院检查，B超也要做 1~2 次；⑥月子里还有医生到家看孩子，打预防针。

将来：①生活会更好；②好生娃，有技术好的女医生接生；③给我们更多的保健知识；④医生态度好，关心我们；⑤收费低，我们的村医可以为我们做一些不收钱的事情；⑥让我们有说话的机会，听我们的意见。

婆婆的对比评价表明她们已经认识到过去状况的问题和危害，也感受到中加项目新模式给人们带来的利处。这也反映出她们在中加项目的社区增权和个体增权过程中消除了传统意识对自我思想和行为的禁锢，改变了对过去行为及项目要求行为的看法，也对未来产生了更高的期望。并且，这是一个自觉的过程，而不是一种强迫的结果。活动的总结报告这样描述婆婆的评估现场[1]：

"婆婆七嘴八舌，兴趣极高。她们在回忆着痛苦心酸的过去，有声有色并带微微的'妒意'描述着现在的女儿、儿媳怀孕和生孩子的情景，并对将来充满希望。"

笔者在 SGD 村和 XZ 村的村民访谈中，一些婆婆及有过多次生育经历的妈妈毫无掩饰地表达她们当初曾抵制儿媳或女儿到医院利用保健服务，但后来意识到这种的思想和行为是"不对的""危害大"的。SGD 村一位自我介绍在牛圈中生了六个孩子的老年白族妇女，一边抽烟一边用非常浓的方音对我说："现在不那样干了（即在牛圈生孩子），那个危险。现在比我们那个时候好。"[2]

在 XZ 村，村民对健康教育知识的理解有了明显提高。村医用矩阵图了解到村民知晓的健康知识包括[3]：

1）产前检查的好处：产检可发现异常，解除顾虑；

---

① JC 县妇幼保健院档案资料 21。
② DN 乡 SGD 村村民座谈资料，2009 年 12 月 13 日。
③ JC 县妇幼保健院档案资料 21。

　　2）产后访视必要性：月子里不出门，医生来看最好，发现异常处理及时；

　　3）孕期保健知识：孕期不乱吃药，加强营养，注意休息；

　　4）住院分娩好：母子平安，卫生好，大家高兴；

　　5）高危因素：血压高、流血、胎不动、身体不适；

　　6）儿童体检好处：体检可发现孩子发育是否正常，至少每年查一次。

　　在笔者对 XZ 村的访问中，XZ 村的村公所里，一群妈妈为村公所大楼落成典礼跳起当地传统的民族舞蹈。她们跳得神采飞扬。在之后的访谈中，她们都表示热爱这种历史传承的民族舞蹈。但是，当问到传统的生育和保健行为时，她们都表示，传统的方式显然不比现在的医院提供的保健服务，因为她们都清楚过去的行为的危害性。而这些知识早在当年中加项目开展之时就从本村的村医那里获得（XZ 村村民座谈资料，2009 年 12 月 14 日）。当年的村医在笔者采访时仍然担任这个村的村医。也正是这个村医，蹲在地上在一张大白纸上用当年中加项目的参与式工具画了村里的社区资源图、问题树图等。

　　JC 县 2001 年对育龄妇女进行了健康知识的调查问卷。720 份问卷调查结果表明，人们普遍接受了新的妇幼保健思想和模式。例如，认为家中分娩很危险的比例为 95.83%，认为新生儿破伤风是由家庭旧法接生引起的比例占 96.67%，认为住院分娩好的比例为 66.96%，相反，愿意选择在家里分娩的比例仅为 4.72%。表 6.1 给出了这些代表性结果。

表 6.1　JC 县 2001 年育龄妇女健康知识调查问卷主要结果摘录　　（单位：%）

调查内容	调查结果（比例）
被调查者知晓全县正在开展的项目活动的比例	98.89
认为家中分娩很危险的比例	95.83
认为新生儿破伤风是由家庭旧法接生引起的比例	96.67
认为住院分娩好的比例	66.96
愿意选择在家里分娩的比例	4.72
愿意在县妇幼保健院或乡卫生院分娩的比例	81.66
对住院分娩不满意，存在疑虑的比例	5.83

资料来源：JC 县妇幼保健院档案资料 21

（2）社会资源的可及性

　　人们对事物的认识还基于人们对自己可获得的社会资源的认识状况。当人们意识到自己可以从某些渠道获得社会资源来支持自己的某种行动时，人们往往更容易做出某种行动的决策。相反，如果人们并不意识到存在这样的有利资源时，人们要做出某种行动的决定往往很难。在传统社会里，人们做出传统的生育和保健行为，是因为人们认识到她们的这些行为可以从当地社会得到资源，如他们可以很容易地找到当地的接生婆，或者，他们可以很容易地到本主庙进行朝拜以获得神的保护。但是，如果要去医院接受服务，人们则认为，他们缺乏很多需要的社会资源，包括到哪里可以获得有用的服务、谁是可信的医生、哪里可以获得车辆，哪里可以获得所需的资金，等等。中加项目通过社区增权和个体增权过程有效地将这些信息和知识传递给了村民。

新模式中要求村民首先到村医那里寻求妇幼保健服务。但是，事实上，在中加项目开展之前，村医提供的服务只局限在打预防针、治疗伤风头痛、肌肉注射，以及帮助乡卫生院收集部分数据等（JC 县妇幼保健院档案资料 15）。大部分村医并不提供新模式中所要求的各项妇幼保健服务（除了部分人充当村里的接生者角色）。并且，大部分村民也从来不知道村医还能够提供多种妇幼保健服务。因此，村民既不知道村医是他们在妇幼健康领域中可以依靠的关键人，也不知道村医究竟能够给他们提供什么具体的帮助或服务（JC 县妇幼保健院档案资料 15）。

但是，经过中加项目的组织增权和社区增权，获得培训后的村医为村民提供的服务得到了全面的拓展。并且，更重要的是，社区增权及随之引起的村民的个体增权使村民了解到了村医在妇幼卫生领域能够提供非常多的服务，包括：①宣传卫生知识；②化验早早孕；③高危筛查，动员陪同转诊；④产后访视；⑤死亡监测；⑥儿童体检；⑦产前检查；⑧动员住院分娩；⑨顺产接生；⑩生长发育监测；⑪打预防针；⑫抓中药；⑬看病；⑭输液；⑮打针；⑯小伤口清创缝合；⑰讲故事；⑱表演节目。

个体增权让村民还意识到，当妇女儿童的危急情况超出了村医和村级帮助的范围，他们所能获得的资源并不就止于村级社区。JC 县在妇幼保健领域设置了三级呼救的社会保护网。即村民有危急，首先呼叫村医；村医发现有处理不了的危急，马上呼叫乡卫生院；乡卫生院遇到处理不了的情况，马上呼叫县级机构。县、乡两级都建立了行政急救电话值班制度。急救电话通过村医的宣传早就被村民熟知。因此，当遇到紧急情况时，村级会马上向乡卫生院呼叫，请求出诊或者帮助转诊。乡级值班人员在接到村级呼叫及转诊请求时，会立即向院领导报告，并通知乡级抢救组成员和院业务人员做好抢救和转诊工作。乡卫生院都配好了急救箱，放置专门的急救药械，并约定日常转诊的交通工具。患者转入乡卫生院后即得到各种抢救和记录。如果遇到重大抢救且不能立即转院的情况，乡卫生院可以进一步呼叫县级机构 24 小时开通的呼叫电话。收到呼叫的县级机构"两个高危抢救组"成员在 15 分钟内到达指定地点进行抢救、出诊。

救护车随时处于待命状态。

村民家里记录的应急电话除了村医电话以外，还有县、乡两级的呼叫电话，以备需要时使用。在整个危急抢救的过程中，县、乡、村三级的资源都能得到及时地调动和利用。对这一切，多次的社区活动讨论及村医的入户介绍已经使村民耳熟能详。

（3）社区网络的支持

个体增权的一个重要组成就是让村民了解到村民的妇幼健康不仅有赖于家庭内部的帮助，也有赖于一个更大的社会网络的支持。在这个社会网络中，村民不仅可以从村医那里得到各种服务和帮助，村领导也能为他们提供各种重要资源。例如，大部分村在中加项目期间都以村公所的名义成立了由村医、计生宣传、妇联、村社领导参加的危急孕产妇及儿童抢救和转诊领导组。村长等村干部能够与村医一起为村民向上一级医院的转诊提供多种帮助，包括资金和人员方面的资助。在 XZ 村，村民都知道村里成立的急救小组。这个小组在妇女儿童出现危急情况时，将由领导小组成员护送患者到相关医院就诊，并且，领导小组还要为患者妥善解决护送车辆的问题。如果村公所有车子，则由村公所提供车子。如果村公所没有车子，则由领导小组出面向村民借车。这个措施使人们了解到他们可以获得的社会资源，并因此消除了传统社会中孕产妇家庭向其他家庭借车的禁忌顾虑。村公所甚至为护送人员提供每次 4 元的误工费来增加小组成员的工作积极性（DN 乡 XZ 村村民座谈资料，2009 年 12 月 14 日）。社区资源得到了很好的调动和利用。

前面章节还提到，当孕产妇或儿童家庭在服务利用或危急抢救中遇到家庭经济困难的问题而无法支付各种相关费用时能够获得专门的困难补助或费用减免。在 XZ 村，村领导还带头，实行村民自筹贫困救助资金。每户出资 5 元，作为本村贫困孕产妇住院分娩基金，专门用于贫困家庭住院分娩时的应急之用。村医在日常工作的开展和保健服务利用的动员中则不断向村民介绍这些政策，从而使其成为家喻户晓的事情。了解这个政策帮助村民缓解了服务利用的经济负担心理。前文分析中提到了经济负担心理是阻碍村民服务利用的一个感知性障碍。当困难家庭得知他们在服务利用时能够获得各种资金上的支持，那么，原先的感知性障碍就可能减小，从而有助于他们采取服务利用的决策。很多村民在项目中因为获得了困难补助而相应得到了必要的救护。反之，如果没有这一政策，那些存在经济困难的家庭就很可能在最后关头因感知到的成本阻碍而放弃服务利用。

在困难资金的申请中，村医的帮助至关重要。很多村民文化程度很低。他们虽然知道困难资金的存在，但是，他们往往不认为自己有能力申请到这部分资金。

因为整个申请的过程需要填写很多表格、了解很多信息和提供很多依据。但是，社区内部来自村医甚至村干部的支持与帮助对这些家庭获得这笔资助是至关重要的。当村民逐渐了解这一点后，他们开始向村医求助，因为，村医的帮助将使他们不必为资金申请中所需要的各种个人技能的缺乏而感到担忧和顾虑。而在社区增权中备了"自然助人者"特征的村医则有能力和热情为村民提供此类帮助。XZ村的女村医多次在危急关头借钱送患者转诊、帮患者填写申请困难补助的表格、帮助患者与县、乡进行沟通。

（4）对服务利用成本的重新认识

在县、乡服务机构支持下由村医在村级展开的社区活动帮助村民转变了对服务利用成本的传统认识。在传统中，村民把服务利用看作一种纯粹的额外经济支出。这种额外经济支出自然加重家庭的经济负担。因此，即使不考虑宗教信仰和社会规范的约束，村民仍然认为这种增加家庭经济负担的服务利用行为是不值得的。但是，村医在社区活动和家庭访谈中帮助村民重新计算了服务利用的得与失，从而使人们对服务利用的经济支出有了新的认识。表 6.2 给出了村民在服务利用中对支出与收益的考量。

表 6.2　村民在服务利用中对支出与收益的考量

支出与收益类别		解释
支出	服务利用的额外经济支出	服务利用的收费、路费和看护费、误工费等
收益	可获得的不需产生额外经济支出的支持	危急情况，村医可以帮助联系乡级抢救服务，乡医生可以到村级提供抢救，解决交通不便问题
		如果需要送到乡医院，村集体可以帮助提供急救车辆和护送人员，熟悉的村医会始终陪伴
		如果需要送到县级医疗机构，乡医院可以帮助提供急救车辆和护送人员，熟悉的村医会始终陪伴
		县级医生可以到乡级提供急救服务，解决县、乡路遥问题
		平时村医在村里给大家提供健康教育
		县、乡医生会与村医一起在村级开展健康教育的社区活动
	直接经济支持	如果家庭经济困难，县、乡（甚至一些村）可以提供贫困补助
	服务利用带来的短期和长期收益	孕期意外危险降低
		分娩不痛苦
		产时危险降低，母亲健康
		婴儿健康
		产后有医生到家里访问，提供产后服务，便利
		长期的母亲健康和儿童健康

资料来源：村级访问资料，2009 年 12 月

6.4.2 自我效能感的提高

传统 JC 县妇女在生育和保健领域遵从传统习俗和规范的行为不仅与她们对妇幼健康及保健的认识不足和认识偏差有关，还与她们在这个领域缺乏自我控制感有关。按照前文的分析框架，自我控制感也称自我效能感。在 JC 县个案中，自我效能感指 JC 县妇女认为自己在妇幼健康方面按照自我意志采取有利于健康的行动的能力程度。实际的情况是，传统社会习俗和规范下的 JC 县妇女在这个领域中的自我效能感严重不足。从这个角度出发，像 DN 乡的妇幼专干的感慨就不能理解："村民的意识是那么的守旧，家即使离卫生院很近，甚至在卫生院门口，竟然怕闲言碎语而不敢到医院住院分娩。"[①]这主要是因为，人们认为他们自己没有能力打破习俗、实施自己所想的行动。

因此，中加项目要成功推行妇幼保健新模式的一个前提就是帮助 JC 县民众建立在妇幼保健领域的更高的自我效能感，或者个人控制感，即令人们认为他们能够实施有别于传统习俗和规范的新的保健行为，并对自身能够影响健康结果产生信心。

中加项目在这个方面的拓展主要依靠社区活动的开展来实现。但是，这个社区活动必然不是普通的县、乡医生下乡进行健康宣讲或者散发传单活动，而是从村民角度出发开展现身说法，用人人参与讨论并开展集体商议形成共同决策的方法来实践并提高人们对自我健康和社区健康的控制感。由于这个过程是融合在社区增权过程中实现的，这个方面的相关内容在前面的社区增权中已经有比较详细的说明。这里集中阐明经过有效的社区增权和个体增权，村民对自我能力的意识。

（1）能否摆脱婆婆的影响

JC 县的中加项目实施不仅成功地改变了婆婆的旧观念，也成功地帮助年轻的妈妈从意识上确立能够摆脱婆婆错误的旧观念影响的信心。以前，年轻妈妈怀孕生子必然求助于婆婆的经验。因为这是她们在传统社会中的最主要的依靠。如果违背，就是违背祖先、违背长辈、违背习俗。但是，实际上，很多旧观念都是与健康要求相悖的。

由于个体增权的广泛开展，村民开始认识到传统中不正确的部分，以及婆婆在这些方面的负面影响。婆婆自身也开始对自我意识中的不正确的部分进行反思。更重要的，村民在认识到问题时，还必须有信心采取行动克服来自婆婆的阻力。社区增权中的典型事例分析、婆婆讨论、村民讨论帮助村民理清了其中的利害关系，也说服村民相信村医及县、乡医生在这个领域是他们值得信任的社会力量。

---

① DN 乡妇幼专干访谈资料，2009 年 9 月 8 日。

当村民需要摆脱婆婆的影响时，她们随时可以找到提供帮助的力量。而这些力量都非常乐意并随时准备好提供一切可能的帮助。因此，摆脱婆婆的影响不再存在重要的羁绊。SGD 村一位四十多岁的妈妈在村民座谈中踊跃发言，她说，"我生第一胎的时候，快要生前出现流血，我想过是否去找医生看看，可是，我婆婆说，这是不可以的。村里哪有人那样做。我想，婆婆说的有道理。所以我没有找医生。可是后来不知怎的，孩子就掉了……现在我想起来，当时的想法很可笑。可惜我当时没有勇气改变，现在我都知道了……"①。对此，婆婆则认为，现在小辈在医院生孩子、得到医院的服务和照料，比自己当年强，她们已经不反对，相反，她们是积极支持的。

（2）能否摆脱传统社区舆论的影响

在项目开展之前，村民一方面因为自己受到传统个人规范的约束，从思想上抵触服务利用的观点，并选择延续传统行为；另一方面，一些人即使自己有服务利用的想法，但是迫于深受社会规范影响的周围人的意见和看法，即社会舆论，而放弃自己的服务利用想法，转而采取服从大众、顺应传统习俗的行为。因此，JC 县中加项目实施着意培育村民在妇幼保健领域摆脱村里人对自我行动的看法，帮助村民从促进健康本身出发来看待服务利用的问题并进行决策与行动。

在项目进行的中后期，参与了较为广泛的社区活动并被赋予机会对问题献计献策的大量村民在意识上已经摆脱了传统上受村里人陈旧观念和行为影响的束缚。他们认为，是否选择保健服务是关乎个人健康或者家庭幸福的事情，而不是村里其他人和其他家庭的事情。个人或者自己的家庭能够做出选择。这尤其体现在怀孕妇女或者年轻母亲自己采取的决策和行动。

对笔者在 SGD 村、XZ 村、LF 村和 XR 村的村民座谈中的提问："在决定是否用妇幼保健服务时，是否主要根据村里舆论导向？"年轻妈妈及中加项目中有过生育经历的妈妈均表示，那已经不可能，他们有信心不按照传统的村里人意见来行动。他们对此给出了多种理由。以下是对有代表性的理由的总结②：①自己或孩子的健康更重要；②有村医帮助；③以前的想法不正确，让人遭罪；④家里人不反对去医院；⑤现在村里大家都去医院；⑥上医院是自己的事情，跟别人没有关系；⑦县里、乡里的医生对我们好，能帮助我们。

从村民的回答中可以看到，一方面，村民自己的认识改变了，自己决定自己事务的信心增强；另一方面，传统社会规范也开始改变。那些束缚人们的旧的不正确的观念逐步从社会规范中消失。并且，家庭（包括婆婆）成为个体村民建立信心采取服务利用决策与行动的支持者而不是阻碍力量。

---

① SGD 村村民座谈资料，2009 年 12 月 13 日。
② SGD 村、XZ 村、LF 村和 XR 村村民座谈资料，2009 年 12 月 13~15 日。

（3）能否决定将保健服务利用经历与邻里朋友交流

按照传统的社会规范和习俗，如果去医院利用保健服务是一件不光彩的事情，因此，人们轻易不向朋友邻居交流这样的经历。作为年轻的妈妈，她们更不敢与别人讨论这样的行为。但是，在中加项目中后期，受到个人增权影响的村民，尤其是年轻妈妈，如果她们有了去医院利用服务的经历，她们就愿意将自己的经历和想法与朋友邻里进行交流，而且她们非常自信，这样的经历不会成为村里人的笑话，而是有很多人都感兴趣，且乐于被告知的。与村民的座谈及村医的访谈结果表明，对那些将要或者正处于需要获得妇幼保健服务的妇女，她们不再只敢或者只愿意相互传授从婆婆那里获得的经验，她们更感兴趣了解和讨论那些去医院接受服务的人的经历，以及她们的感受和想法。那些接受过服务的人，则会在邻里朋友中津津乐道地介绍自己的经历，包括，哪个医生给自己提供服务，服务包括什么方面，自己当时的感受是什么，是否满意。当她们在介绍这些经历时，她们已经不为是否遭到村里人的嘲笑而存在心理上的顾忌，因而已经不再为是否要与其他人分享这些信息而感到信心不足。

事实上，项目后期，在白族人的很多传统节日和聚会中，妇女，不论是年轻妈妈、没有生育经历的结婚女性，还是有过多次生育的中年妇女，她们在庆祝之余的私下交谈中，对自己在妇幼保健领域接受的服务经历的交流是其中一个重要的内容。接受保健服务的人为提供信息而感到荣耀，而那些还没有接受保健服务的人则往往非常珍视这种信息。因为，她们认为自己会从中获益（SGD 村、XZ村、LF 村和 XR 村村民座谈资料，2009 年 12 月 13～15 日）。

6.4.3　关键性决策及行动

个体村民的心理增权最终需要以决策和行动来表达。这是一个获得增权的个人实施自我控制所必需的行为。JC 县中加项目最关键的目标是个体村民妇幼保健服务利用行为的改变。经过从社区增权到个体增权的实施，村民中的目标群体获得了对妇幼保健服务的关键性知识和认识，并获得了采取行动的更高的自我效能感。受到这两者的支持，村民采取了关键性决策及相关的行动，来推动个体健康和社区健康的发展。

经过中加项目的个体增权，在项目后期，目标群体的妇幼保健服务利用行为有了大大的改善。更多村民开始自觉地向村医和更高一级的服务机构寻求保健服务。以孕期保健为例，人们的行为通常是（SGD 村、XZ 村、LF 村和 XR村村民座谈资料，2009 年 12 月 13～15 日）：①怀孕早期：村民到医院检查确诊，而不是仅仅在家休息。期间不乱吃药，不接触农药，不抽烟，遵循村医给予的各种建议。②怀孕中期：通常一月检查一次，注意休息，在村医嘱咐下增加营养。③怀孕晚期：一周检查一次。④分娩：到乡级医院以上分娩，保证母婴安全。⑤孩子出生：按照医生规定，半小时内喂奶，而不是听从老人的话，三天后才能喂奶。⑥预防免疫：孩子出生一个月到七岁之间，按照村医要求，定时打预防针。分十次完成计划免疫过程。

在中加项目实施后期，上述行为不再罕见。村民的行为改变导致全县的妇幼保健服务利用水平出现明显提高。全县 2001 年对育龄妇女的调查问卷结果表明，94.99%的孕妇和经产妇到医院进行产前检查，其中，有 42.77%是定期检查。未到医院检查的已经降到 18.5%（JC 县妇幼保健院档案资料 15）。

在 2001 年的年终统计中，JC 县孕产妇接受全县的系统管理的比率从 1996 年项目开展前的 33.58%上升到 70.22%，翻了一番多。住院分娩率从 35.82%上升到 57.47%（JC 县妇幼保健院档案资料 21）①。产前检查率从 1996 年的 53.75%上升到 2002 年的 88.07%（JC 县妇幼保健院档案资料 15）。这些对比反映了项目实施后，村民服务利用率的上升。

并且，JC 县服务利用水平的提高并没有在项目结束后终止。截止到笔者对 JC 县进行调查访问之时，JC 县妇幼保健服务利用水平的统计数据结果始终保持了上升趋势。在 2008 年，该县的新法接生率已经上升到 98.28%，住院分娩率上升到 80.39%，孕产妇系统管理率上升到 83.03%（JC 县妇幼保健院档案资料 28）。

由于服务利用水平的提高，JC 县妇幼健康水平也呈现了相应的上升。统计数据反映了这种趋势。孕产妇死亡人数从 1996 年的 4 人下降到 2001 年的 1 人，死亡率因此从 1996 年的 189.04/10 万下降到 2001 年的 43.54/10 万，婴儿死亡率由 1996 年的 101.89‰下降到 2001 年的 44.84‰，五岁以下儿童死亡率由 112.87‰下降到 53.11‰（JC 县妇幼保健院档案资料 15）。

与 JC 县妇幼保健服务利用情况的发展趋势相一致，该县的妇幼健康水平在项目实施后也呈现了持续上升的趋势。到 2008 年，该县的婴儿死亡率已经下降到 17.02‰；五岁以下儿童死亡率下降到 20.06‰，新生儿死亡率下降到 13.19‰（JC 县妇幼保健院档案资料 28）。这些衡量健康水平的主要指标的变化趋势显示了 JC 县民众健康水平改善的长期效果。尽管这些数据并不能直接说明 JC 县中加项目的实施与该县妇幼健康水平提高的长期效果之间的因果关系，因为，那样的研究结论需要建立在控制相关变量后的更精确的统计分析基础上。但是，比较中加项目实施前后 JC 县的保健服务利用和健康水平，中加项目的实施就好比是一道分水

① 一些当时虽然尚未到医院进行分娩，但大部分都请了县乡保健系统的医生到家中为她们提供接生服务（这在靠近县城和乡镇附近的村庄尤其盛行）。这也许是村民在思想与行为的渐进改变中选择家庭的便利和安全的服务提供的一种折中组合，另有一部分选择由村医提供新法接生。

岭，它将 JC 县滞后的妇幼卫生发展期与持续平稳的上升期分割开来。这可以从一个方面说明中加项目对获得持续稳定的健康发展的积极作用。

6.5 总 结

这一章首先阐述了 JC 县社会中对人们的思想和行为存在重要约束的传统宗教信仰和社会规范。在宗教信仰方面包括自然崇拜、祖先崇拜及本主崇拜；在社会规范方面则包括多子多孙观、夫权观和孝道。这些重要的宗教信仰和社会规范在妇幼健康领域为 JC 县妇女设定了详细的规范和要求，并成为世代 JC 县民众信奉和沿袭的行为模式，包括在子嗣要求、产前行为、分娩地点和场所要求、接生者和产后护理各个方面的规定。但是，这些规定中的很大一部分存在不利于妇幼健康的影响。因此，在传统的生育及保健模式下，JC 县妇幼健康水平的发展受到很大的阻碍。

基于此，中加项目试图改变传统宗教和社会规范影响下的 JC 县民众妇幼保健意识和行为，以促进当地的妇幼健康发展。该项目设置了有别于传统行为的、有利于妇女儿童健康发展的多个服务利用目标。但是，这些在服务提供者眼里对健康促进有重要作用的目标却与当地的传统宗教社会存在冲突，其中最显著的冲突是信仰冲突、社会规范的冲突和感知性障碍的冲突。因此，仅仅将这些服务展示给当地妇女是远远不够的，因为，人们并不能自动地接受这些服务。

为了实现目标，中加项目实施了从社区增权向个体村民的心理增权迈进的连贯性行动。这意味着，中加项目的实施路径是通过村民的个体增权实现个体保健服务利用行为的改变。这个复杂的个体增权过程首先包括对村民的批判性认识的改变，这包括促进村民的相关知识获取、促进村民的社会资源可及性、为村民提供社区支持网络、促进村民对服务利用成本的重新认识。另外，个体增权可以帮助村民在服务利用领域提高自我效能感，即令人们有信心采取行动摆脱婆婆的影响、摆脱传统社区舆论的影响、能够自行决定将保健服务利用的经历相互交流。同时，中加项目的推动 JC 县民众实施了妇幼保健领域的关键性决策和行动，从而实现了预期的保健服务利用行为。由于个体增权行动及由此带来的保健服务利用行为的转变，JC 县妇幼健康水平在项目实施中后期呈现了明显的改善，并保持持续改善的趋势。这从结果上证实了 JC 县中加项目所采取的以组织增权带动社区增权和个体增权并最终实现健康促进目标的路径的可行性和有效性。后文将对这条道路的关键特征进一步总结，并对一些关键问题给予讨论。

|第 7 章| 健康促进的"互动增权模式" 及对相关问题的讨论

第 4 章～第 6 章的详细阐述了 JC 县凭借中加项目在妇幼健康促进领域开展了一次较全面的增权实践，并且，这一增权实践是一个从多层面分阶段展开的过程。在这一章，笔者将根据第 4 章～第 6 章的经验事实总结这一健康促进的增权模式，并展开对相关问题的讨论。本章的结构如下：首先是对 JC 县个案所反映的健康促进的"互动增权模式"进行归纳；第二部分到第六部分依次讨论与该"互动增权模式"相关的几个问题，包括外部力量的角色、组织增权的作用、变革性领导的作用、健康促进中的自上而下和自下而上实现路径，以及 JC 县实践中的少数民族元素，最后是本章的总结。

7.1 健康促进的"互动增权模式"

根据第 4 章～第 6 章的阐述，可以认为，JC 县通过中加项目实践的健康促进是一次以增权促进健康的实践。并且，这样的增权并非单层面的行动，而是一个综合了组织增权、社区增权和个体增权三个层面的增权实践过程。同时，这三个层面的增权实践过程之间并不是割裂的关系，而是存在着密切的相互影响和相互促进关系。本研究将 JC 县的实践模式称为健康促进的"互动增权模式"。本节将对此模式的路径和机制进行总结和讨论。

7.1.1 增权的内涵与主角

概括地讲，JC 县实践的"互动增权模式"中的"增权"意味着健康促进的过程是一个旨在增强所涉及的行为主体在健康促进领域的"自主性"的过程。这里的"自主性"是与文献回顾部分关于"自主性"概念的讨论相一致的概念，即个人进行自我选择并独立行动的机会和能力①。这种界定明显抛弃了将人看作变化的

---

① 见文献回顾部分的"增权和人的自主性"一节相关内容。

被动受益者的视角,而是强调个人在改变自我生活和塑造自我命运中的主导作用。这是健康促进的增权模式的一个基本概念。围绕这个基本概念,健康促进中的"自主性"可以更具体地表现为在相关事务中的自我决策、自我控制和实施影响的能力与机会的状况。

那么,在健康促进中究竟要增强谁的"自主性"?或者说,谁是所谈论的增权主角?如果首先从理论部分的心理增权视角出发,健康促进归根结底的目标是促进作为干预对象的个体的健康,即健康促进服务的使用者的健康,那么,对"自主性"的增强必然首先要锁定在服务利用者个体身上。也就是说,健康促进中所强调的"增权"从根本上将落实在作为服务利用者的"自主性"的增强上,或者说,是服务利用者在决定和影响自我健康方面的"自主性"的增强。这在 JC 县个案中就是村民大众的个体增权。

但现实问题是,这个对象群体如何可以实现某种程度的"被增权",即获得对自我健康促进的"自主性"?对这个问题的审视将迅速地使研究者和实践者对增权实践主角的界定从单纯的服务利用者群体向健康促进的整个社会系统延伸。按照文献回顾部分,在一个社会生态视角下,与个体最贴近的群体——"社区"(或者叫"社会群体")毫无疑义可以在增权的社会性、文化性、心理性或政治性过程中发挥关键作用(WHO,1998)。但是,很多社区在这个过程中所扮演的角色仍然是相当局限的,甚至存在很多社区丝毫没有发挥作用的情况[1]。因此,显而易见,一个健康促进的增权过程必然无法脱离社区增权的部分,即社区在影响社区成员和社区总体的健康发展中的自主性作用。

对另一个卫生领域的主角——致力于卫生管理和卫生发展的各种正式组织(机构),他们是否是"增权"话语之外的角色?尽管 WHO(1998)对增权的界定并没有将"组织"(或机构)作为一个单列的角色来加以讨论,但对一个既突出"被增权"也强调"使增权"的健康系统中,卫生组织机构的角色必然是不容忽视的。组织在健康促进中是否拥有理想的自主性、控制力和影响力对一次健康促进的增权实践必然有深远的意义。当组织处于理想的状态时,它们可以对个体和社区的增权过程发挥积极影响,但是,当它们并不处于理想状态时,本身就需要获得"被增权"的机会和实践。因此,无论是"使增权"的角色还是"被增权"的需要,都有必要使组织与个体及社区一同成为健康促进的增权模式中的实践主体。至于组织、社区和个体在增权实践的各个时期的具体角色[2],则需要具体分析。

---

① 这其实也正是包括 WHO 在内试图扩大社区在健康促进中的影响的一个主要原因。

② 即 Zimmerman(2000)分析增权关系中的主体(subject)和对象(object)。

7.1.2 "互动增权"的过程和机制

JC 县个案证实了一个健康促进的增权过程可以是包括了组织、社区和个体增权的完整过程。但是，这个增权过程显然不是割裂的，而是相互影响、相互促进的。这就是本研究将其称为"互动增权"的原因。这种结果与 Zimmerman（2000）的总体性分析和观点有很大的一致性，即在一种增权实践中包含了三个层面增权的相互关联性和一个主角可能存在的"使增权"和"被增权"角色（即主体与对象）及行动的双重性。但是，在具体的过程和机制上，JC 县个案的结论又有其独特的方面。笔者在这里首先着重讨论一下"互动"对整个增权过程的内涵和意义，即 JC 县个案所表现出的三个层面增权过程是一个怎样的互动模式，这种互动模式有什么作用。关于这个过程中的其他一些相关问题将分别在后面的各节中进一步展开讨论。

概括地讲，JC 县个案说明，按照实践的先后顺序，健康促进的互动增权过程可以包含三个阶段（图 7.1）。第一，组织增权阶段，即从事卫生管理和服务提供的组织机构是增权实践的主角，并且，增权的行动也主要集中在这个主体中展开。这一组织增权最重要的着眼点是帮助相关卫生组织在健康促进中获得并提高行动能力、领导力和影响力。从内容上来看，增权的主要形式表现为组织的领导模式的转变、合作模式的开展，以及对新的理念和知识的传播。在增权行动下，组织自身通过边学边用掌握了一定的增权理念和方法，协调了组织与组织之间的关系，并形成了良好的合作团队。

第二，社区增权阶段，即包含服务利用者个体的基层社区获得在本社区健康发展事务中的自主性和影响力，并实质性地推动社区开展健康促进活动。社区增权实践的开始和开展都建立在上一阶段组织增权实践所产生的结果和影响上。组织增权为社区增权带来的是一支良好的工作团队、更大的社会资源、系统之间更广泛的联系、不同层级组织之间的价值一致性，以及一定的政策影响力。社区增权阶段实际上包含两个过程，即社区健康促进带领人（或者叫社区自然助人者）的形成及社区合作伙伴的形成。当这两个过程完成后，社区在无形中建立了一个公众参与的平台。这个平台帮助社区作为一个整体在健康促进中发挥超越正式组织所具有的集体力量和集体影响。

另外，当社区得到一定程度的增权后，在社区与组织之间就形成了一个良好的反馈机制，即社区有能力和机会为组织反馈更多的基层实践信息。这在另一个方向上有利于促进组织增权效果的巩固和发展。这也说明，社区增权的结果也可能进一步促进组织增权，即组织增权与社区增权之间的关系并不是单向的，而是

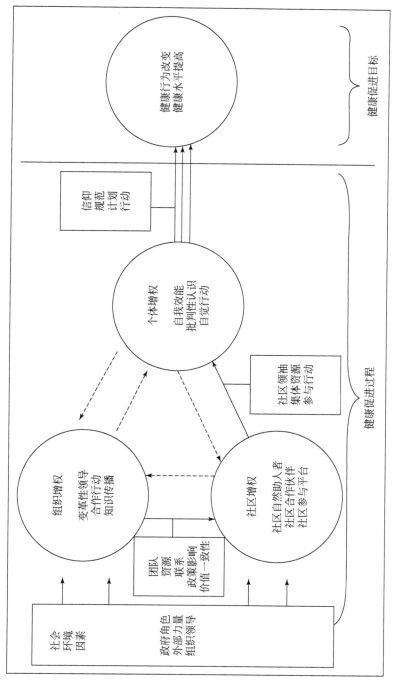

图7.1　健康促进的互动增权模式：路径和机制

一个双向作用过程。获得增权的社区有可能帮助组织发现原先缺乏考虑的方面或者考虑不妥的方面，从而帮助组织在增权的过程中进一步修正自身实践中的不完善性，并向更理想的增权程度迈进。社区增权的这个反馈作用在个案中主要是通过社区信息反馈和社区监督等渠道来实现的。这里不仅有社区增权的引导者，即村医的作用，也有社区增权的合作伙伴，即村领导的作用[1]。事实上，如果要取得更理想的组织增权效果，这种来自社区增权结果的反馈效应是非常有必要的，甚至是不可或缺的。

第三，个体增权阶段，即作为健康促进对象，或服务利用者的个体在健康促进中获得更大的自主性、主动性，并有效干预自我健康行为的过程。这在理论上也被叫作"心理增权"。在通常的状态下，这个心理增权过程是很难自发实现的。但是，当社区作为一个整体在健康促进中培养了健康促进的引导者和合作伙伴、获得了一定的集体影响力并能为集体行动提供一个参与平台后，作为社区成员的服务对象更可能在社区参与活动中获得更大的自我效能感和对现实状况及理想状态的批判性认识，并在此基础上更积极主动地参与健康促进的集体行动或个体行动。同时，当个体增权实现一定程度后，个体与其所处的社区之间自然形成了一个理想的反馈机制。这个反馈机制有助于帮助个体向社区（如社区增权引导人）提供各种关于健康促进中的个人意见的反馈，从而为社区增权的进一步完善和发展提供监督和帮助。需要指出的是，对个体居民的影响不仅有来自作为整体的社区的直接影响，还有来自组织的间接影响。因为，社区的集体干预行动都可能得到来自组织的不同程度的支持和帮助。反过来，个体增权也可能为组织增权提供一个间接的反馈机制。当个体增权实现一定程度时，个体增权的效果将通过信仰、规范、计划和行动等路径影响个体的健康行为，即更成功地帮助个体改变长期以来形成的不利的健康意识和行为，并采取有利的健康行为，从而促进健康水平的提高，这即达到了健康促进的根本目标[2]。

7.1.3 其他互动路径的可能性

JC 县健康促进的增权模式不仅反映了互动增权过程可以从多层面展开，也反映了不同层面发挥作用并相互影响的一种可能的先后顺序，即通过组织增权过程影响社区增权的发生和发展，再通过社区增权过程最终影响个体增权的发生和发

---

① JC 县乡妇幼卫生机构设计的具体政策和实施路径在很多方面得到村医、村领导乃至村民意见的修正。这正说明了社区增权对组织增权的作用。

② JC 县个案反映了较成功的三个层面增权之间的交替互动。但是，这并不意味着其他个案中的健康促进的增权实践也都能够如此顺利地发展，也不意味着其他增权实践个案都不会涉及利益集团的权力争斗。不过，在一个增权视角下的健康促进实践中，强调的重心自然不是各层面对权力的争夺，而是对各层面主体性影响的加强。

展。对这样的过程，人们可能会提问，是否还可以存在其他的互动顺序？我们不妨对各种可能性加以考虑。

健康促进的增权实践的一种途径可能是首先从个体增权开始。如果认为具有这种可能性，那么，依据个体增权导致个体健康行为改变的观点，仅仅这个单一层面的过程就可能实现健康促进的目标。这似乎是一种最便捷的路径。但是，在现实生活中，我们不得不置疑这种单一而直接的路径在自发状态下独立完成的可能性和可行性。因为，本身缺乏良好的健康行为的个体干预对象通常很难在缺乏健康知识和健康理念的情况下产生改变自我行为和意识的动机[①]。前文文献回顾部分已经对此给出了回答。公众参的动机会受很多因素的影响。即使有了动机，参与能力也是一个重要的影响方面（Winstanley，1995；Hart et al.，1997）（见 1.3.4 节）。在通常情况下，自身缺乏意识和动机的个体更可能在受某种外力的影响、推动乃至密切的指导下采取最初的具有转变性的行动[②]。

健康促进的增权实践的另一种路径可能是首先从社区增权开始。应该承认，JC 县个案并不能完全否认这种可能性的存在。但是，JC 县个案的意义在于说明一个始于组织增权的过程对社区增权实践的积极推动和影响是巨大的。因为，它不仅有助于在一个本身没有意识和动力的社区中培育增权实践的萌芽，也将从一个社会系统中为社区增权从萌芽到壮大提供各种实质性的组织支持，即在一个超出社区的更大的社会系统中形成有利的增权环境，并致力于"使增权"的各种行动，从而帮助一个像个体一样既缺乏参与意识且不具备相当的参与能力的社区获得在健康领域的自主性和行动能力。另外，这种始于组织增权的过程也大大降低了始于社区增权的模式最终要自下而上获得组织认同与支持而可能面临的与组织目标的对抗性，以及为消除对抗性或者获得组织支持而需要投入的巨大社会（社区）成本[③]。

但是，是否还可能存在另一种路径，即以组织增权直接推动个体增权，而不是通过组织增权引导社区增权，由社区增权直接推动并实现最终的个体增权？JC 县个案说明，以组织增权推动社区增权，并通过社区增权进一步完成个体增权的模式是一个比较有效的模式。对此，一个嵌套社会系统中的角色重叠有助于对这个问题的解释。可以从两个比较来加以说明：①组织对社区的直接影响对比组织对个体的直接影响；②社区对个体的直接影响对比组织对个体的直接影响。

在第一种比较中，组织对社区的影响其实代表着 JC 县中加项目的模式。根据

---

① 当然，这并不排除特殊情况，如发生影响个体健康的重大自然或社会事件。但这样的情况并非这里讨论的一般现象。

② 这个方面的一个很好的例子就是关于禁烟的各种倡议和行动。

③ 关于组织增权的作用将在后面对组织增权讨论部分进一步展开。

前文理论部分的说明，组织和社区其实是一种具有嵌套特征的社会系统。两者嵌套的部分最主要的是社区中的村医。在增权实践前，作为个体行医的村医因为其所从事的社区医疗服务工作性质而与卫生行政管理部门和乡级医疗服务提供部门其实都存在联系①。虽然这种联系的程度可能并不紧密，但是，不可否认，联系的渠道始终是存在的。因此，当中加项目开展时，县级和乡级妇幼保健管理和服务机构要锁定这个基层工作群体其实并不困难。在方式合适的情况下（如项目实践所体现的"增权模式"下），利用这种渠道开展基层动员并逐步发起有组织的集体行动也不是不切实际的。也就是说，一个嵌套系统中的角色重合为组织增权影响社区增权提供了基础条件和制度保障。与此同时，由于党政联系的关系，村干部（即一个有影响的村级群体）与县、乡政府之间也存在着联系。因此，得到县、乡政府支持的中加项目与村干部建立联系也是顺理成章的事情②。基于社区中村医和村干部这两个关键群体与县、乡组织的角色重叠现象，组织要实施对社区的影响是完全可能的。在 JC 县个案中，它同时也被证明是有效的。

但是，如果组织要跳过社区，直接对社区中的服务利用个体施加影响，两者之间就可能因为缺乏直接联系的渠道而影响效果，甚至徒劳而费。并且，这样的模式也会造成组织无法动员社区存在的各种有形和无形的社会资源，如人力、社区资金、场所，甚至社区文化活动。而这在 JC 县个案的社区增权和个体增权中都是非常重要的部分。另外，忽视社区也可能造成组织与社区之间在关系上的紧张和对抗，从而进一步削弱组织对社区的影响力和号召力。

第二种比较，即社区对个体的直接影响对比组织对个体的直接影响。上面已经说明，组织对个体的直接影响甚微。但是，社区对个体的直接影响却可以是实质性的。对其原因的解释仍然要回到社区中的特殊群体——村医和村干部——与社区成员的角色重叠特征上。村医和村干部虽然因自身工作性质而与普通村民在角色上存在差异，但是，他们究其实质都是生活在村级社区中的一员，他们对社区来说都具有内生性特征。因此，虽然村医作为村级医疗服务提供者的身份使他们与普通村民存在角色上的差异③，但是，他们中的大多数人生于社区、长于社区、服务于社区的特征又使他们毫无疑问保持了与普通村民的同质性。从这个角度看，他们较组织成员对普通村民的影响无疑在时空上和情感上都会更便利、更贴近。因此，通过受组织增权影响的社区去进一步影响社区村民实现个体增权应该说是

---

① 经验部分的阐述反映了项目开展前村医在一些数据统计和预防接种工作方面与上级医疗和管理部门保持着一定联系。

② 如前文阐述，村级"社区合作伙伴"能够在村干部群体中成功地建立起来正说明了村干部的重合身份有助于县乡级政府在社区中发挥影响。对这个方面的说明也见前面分析框架部分关于"在一个嵌套的社会系统中的增权过程"的相关说明。

③ 例如，在通常情况下，受过一定培训，或者拥有一定从业经验的村医在生育保健、儿童保健等方面要比普通村民拥有更多的知识。

一种更可行和更有效的方法。JC 县实践的结果很好地证明了这一点。当然，JC 县模式并不排斥其他路径的存在。

7.1.4 "使增权"和"被增权"

还应该讨论一下在这个互动增权模式下的"使增权"和"被增权"的意义和相互关系。这是一个在包含了组织增权、社区增权和个体增权的复杂互动过程中所不能忽略的问题。一个组织和社区在使自己增权的过程中能否使其成员获得增权？在一个组织或社区内部的成员没有得到增权的情况下，该组织和社区能否有效地使其他层面或对象得到增权？在前面的文献回顾部分，已经在"成员关联的视角"一节对相关内容从理论上进行了一定的探讨。Zimmerman（2000）基于理论的探索提出了"很难想象一个'使增权'的社区或组织中缺乏被增权的个体"的观点。JC 县个案对该观点做出了某种验证，并且也对成员关联与跨层面分析之间的联系给出了自己的答案。

首先，JC 县个案的一个重要启示在于，在个人、社区与组织三个层面的互动增权中，各个层面均具有使他方增权的作用，但它们各自又有被充分增权的要求①。在健康促进的"互动增权模式"中，一个主体同时存在"使增权"和"被增权"的要求，而不是一种单纯的"使增权"角色，或者单纯的"被增权"角色。以组织为例，这意味着，组织将致力于帮助其他社区和个体逐步实现增权的行动，但在这个过程中（或者，实际中是在这些行动之前），组织必须同时（或者首先）达到自我被充分增权的状况。同样，社区在帮助个体实现心理增权之前（或者同时），也需要实现自身的增权。

对"使增权"和"被增权"的关系，可以认为，只有一个充分实现自我增权的个人、社区与组织，才有可能去促进其他个人、社区或组织得到增权。而自我得到充分增权，又是相关个人、社区和组织积极参与解决健康问题的前提。事实上，在 JC 县个案中，只有当组织首先通过组织增权而获得了"被增权"的结果，即在领导和管理中建立了团队、资源、社会联系、政策影响力和价值一致性后，才有可能具备了"使社区增权"的可能性和基本能力。在社区对个体增权的影响中也显示同样的结果。只有当社区实现了"被增权"的结果后，社区才有可能成为"使个体增权"的行动主角。

另外，JC 县个案也说明了，一个达到充分自我增权的社区与组织机构是由被充分增权的成员组成的。也就是说，只有成员被充分增权，其相关机构和社区才

---

① 这里的充分增权并不意味着一种理论上增权的完美结果，而是在各种实际约束下的相比于原初状态而有较明显改变的增权结果。

有可能被充分增权。正如文献回顾部分指出的，假如增权的真正目的是在那些缺乏自主性或者满足于拥有极少的自主性的群体中促进人的自主性，那么，一个"使增权"的社区或组织中事实上缺乏"被增权"的个体的现象是一个自我矛盾的现象。一个组织或社区的"使增权"的潜力和能力都必须是建立在其成员的积极性、创造性、知识和技能的基础上。

7.1.5　互动增权模式的成效

对成效的评价，既可以从结果（outcome）出发，也可以从过程（process）出发。结果诚然是大部分项目追求的最终目标，但是，很多时候，如果无法实现某些关键的过程性目标，那么，咫尺之外的结果却往往难以实现。JC 县个案显示，健康促进的增权模式对当地的卫生发展产生的较明显的成效其实既表现为预期的结果性影响，也表现为某些关键的过程性影响。

先来审视比较直接的结果性影响。这个方面的影响主要体现在对健康促进对象的健康意识、卫生服务利用行为及健康水平提高方面的积极影响上。通过组织增权和社区增权推动实现的村民个体增权过程，有助于个体村民增强自身在健康领域的自我效能感。这种自我效能感使村民对自己能够影响自我健康的关键性意识出现增长，同时，村民对妇幼卫生服务利用的方式、作用和可获得的帮助等方面的重要认识也得到增长。随着自我效能和批判性认识水平的增长，个体增权过程逐步推动村民向更有利于妇幼健康发展的自觉行动迈进。这包括村民制定自我计划、放弃不利于自身健康发展的传统信仰和规范，接受并利用组织和社区倡导的各种妇幼保健服务的新意识和新行为。从统计数据看，项目实施后村民的服务利用行为较项目实施前取得了较明显的改善，并且，随着时间的推进，与服务利用水平相关的妇幼健康水平也呈现逐步改善（如婴儿死亡率等）。超出统计数据以外，实地调查的信息也显示了村民对新的服务利用行为的接受和追求。这也可以被看作表现在结果上的一种长期影响。

除了上述重要的结果性成效以外，JC 县个案所反映的增权模式的效果还表现为某些关键性的过程性影响上。这集中体现在项目实施对健康促进服务提供者和管理者的工作模式及与之相关的影响力的作用上。强调自主性、领导力及群体合作的增权模式促使组织和社区中的工作群体逐步转变原先的健康服务行为和管理模式。通过理论学习、自我省察和社区实践等方法，工作群体走过了一个学习、反省、尝试、接受和追求的过程。在这个过程中，工作团队的理论和行动模式逐步转变为以服务利用者角度为出发点、激发基层领导的动力和活力及倡导群体合作精神的方向转变。这个过程是组织增权的关键过程，其所引起的结果也是组织增权的关键性结果。这个过程最终成为促使社区增权及个体增权实现的关键前提。并且，由于项目实施对人的行为产生的影响，这部分成效也在一个方面显示了一定程度的可持续性。诚然，这些转变是通过一个较为复杂的过程逐步完成的，并且，这个过程也受一系列因素的影响和推动。后文将进一步讨论这个问题。

在成效方面还要讨论的一个重要问题就是成效的可持续性。可持续性是发展援助项目需要评估的一个重要方面。人们对这个问题的考虑往往与项目资金直接联系（另一个因素是对环境的可持续性影响）。如果暂时不考虑项目在环境方面的可持续性影响（基于本研究个案的主题特征），那么，似乎项目的可持续性问题主要就维系在资金能否持续供给上。如果能够有持续的资金供给，尤其是来自当地的资金，那么这个项目就可能有更大的可持续性，反之则未然。因此，很多外部援助项目其实都面临着可持续性方面的诟病。但是，能否获得当地的持续配套资金，这其实并不仅仅是一个单纯的项目实施的效果问题，而是一个联系着社会、经济和政治等众多因素的综合复杂过程（Chhotray and Stoker，2009）。

不可否认，很多外部援助项目在结束后都没有获得当地资金的持续供给。但是，如果从项目实施对当地带来的实际效果及这种效果因为本身的一些特征而得到的某种程度的延续和发展来看，那么，即使没有当地资金的持续供给，也可以被认为是存在一定可持续性效果的。这是因为，实施卫生援助项目的真正意义并不仅仅在于（或者说并不主要在于）外来资金的投入或追加资金的获得，而更在于项目是否实际地促进了当地社会（组织、社区或者个体）的持续发展的能力，或者说，项目是否帮助当地获得改变现实困境的"能力"，即"增权"的状况。

JC 县就是这样的例子。从资金上看，中加项目结束就意味着额外的妇幼卫生投入经费的终止。因为，当地政府并没有继续追加额外投入。事实上，如果人们单纯从当地政府对项目的投入来看，完全可以因为这一事实而对整个项目给予负面评价。但是，不能忽视的是，正是由于地方政府自觉与不自觉之间为增权实践创造的较大空间，一次不同以往的增权实践才得以实施。并且，这次实践的结果事实上在两个方面产生了较长期的明显效果。

一方面，数据和调查信息反映出当地村民的妇幼保健服务利用行为在项目实施中期和后期出现明显改善。并且这种改善并没有因为项目结束而终止，且返回原来的传统行为模式。相反，从项目结束开始，村民利用有利于妇幼健康的生育、分娩和护理服务的状况得到了持续的发展。访谈的信息也揭示了村民对新的服务利用行为的接受、认可和追求。

另一方面，由于增权模式对当地卫生服务提供者和管理者的工作意识和行为模式的影响和改变（见上文总结），它在工作者队伍中产生了深远的影响。受影响的工作人员在项目结束后并没有丢弃项目中培养和建立起来的工作方法和工作模式。相反，当项目结束、资金停止后，由于项目的独特方法在工作者团队中产生的共鸣和推崇，健康促进的"增权"理念和方法在县、乡、村基层工作者行为模式中留下了不易消除的烙印，并成为影响其后来行为的重要因素。与邻县另一项非增权式妇幼卫生健康促进项目相比，这一在工作人员行为模式上产生的作用显示了增权式健康促进在可持续性上存在的效果。当然，如果基层卫生工作团队具有较大不稳定性时，来自这个方面的可持续性在一定时间后也可能会逐渐消退。但是，根据调查，在很多情况下，农村地区的基层健康促进服务队伍并不具有剧烈变动的特征。

当然，尽管 JC 县在没有获得当地持续资金的支持下仍然实现了上述两方面的可持续性效果，但是，如果当地政府在项目结束后能够给予持续的资金供给，那么，项目有可能会收获更佳的持续性影响。不过，并不能对此妄自推断。但有一点是比较肯定的，单纯的资金投入大小（无论是外方的还是本土的）并不是带来积极效果乃至可持续性效果的最关键因素。实际上，尽管资金投入可以被看作某种特定的发展变化的前提因素之一，但是，本研究所展现的要点之一正在于资金投入后的运行方式（如一种增权的模式）而非资金投入量本身对实施效果（乃至可持续性效果）存在的实质性影响。

7.2　外部力量的角色

在上述总结的健康促进的互动增权模式之中，首先要讨论的一个问题是外部力量的角色，之所以首先讨论这个问题，是因为它对一个增权实践的发生和持续的发展存在的重要影响。

在很多情况下，对一个主要来自外部资金的干预项目，作为外部力量的作用往往可能局限在资金援助上，而较少真正触及项目的具体操作运行[①]。这种模式有其社会意义，即尊重被资助方的既定文化、价值观和社会组织模式，不干涉被资助方的独立自主的工作原则。但是，它可能带来一个问题，即当资金提供终止时，也可能意味着干预行动效果的一并终止。曾经因干预获得的成果无法可持续地存在下去。这就对项目干预的持续性提出了质疑，也引发人们对外部力量的真正角色和作用的思考，即外部力量究竟如何能够在一种不伤害被资助方的基本文化和价值观的情况下发挥更积极的作用？怎样的运作方式可以使外部力量的积极作用发挥更长期的效果？对此，文献回顾部分已经给予一定说明。例如，外部力量可

---

① 一些资助方也开展一些项目管理活动，但主要局限在对进度的监督，或对资金使用状况的监督上，但很少涉及项目的具体展开方式。

以"采取行动支持社区找到对他们生活来说重要且相关的问题,并能够帮助他们制定策略以解决这些问题。"(Laverack and Lobonte,2000)

对这个方面,JC 县个案外部力量的介入方式及其所发挥的作用或许可以提供一种积极的答案。中加项目的实施结果反映,外部力量不仅能够为干预性项目提供资金支持,而且,它可以通过引入有利于项目效果持续存在的关键性理念和工作方法来发挥更积极和更长久的作用。另外,如果要使外部力量的作用得到真正有效的发挥,确保外部力量在干预项目的实施中采用更积极地介入式管理方式(hands-on)是至关重要的一个方面。这印证了 Laverack 和 Labonte(2000)所强调的外部力量的作用。

首先来审视 JC 县个案中外部力量除提供资金以外的第一个重要作用,即对新理念和新方法的传播。中加项目中,加拿大政府作为加方资金提供方,确定了 CIDA 为项目的加方管理机构。CIDA 对这个方面的重要贡献之一就是明确了对社区参与、社区依靠、合作理念等关键性增权概念在项目实施中的运用(见 4.1.2 节)。在这种思想的指导下,CIDA 首先为中方的省级项目领导团队输送了相关理念的内涵、要求及实践途径[①]。通过这个受到培训的省级领导团队,CIDA 又进一步推动以同样的方式向基层项目实施骨干传播这些思想,并要求和指导基层项目实施骨干进一步将新的工作理念传播到最基层的乡、村两级。

可以说,没有加方自始至终对社区参与、"合作伙伴"等新理念的强调和传播,地方项目实施者将很难在自发的情况下认识到这种理念和方法的重要价值和意义,也很难能够有效地结合到适合本地的具体实施中。即使不能排除某些地方可能因为特殊的原因而会用最朴实的方式实践增权理念中的某些概念和方法,但是,如果缺乏明确而系统的强调和结合,这样的实践很可能只局限在有限的地域范围或工作范围,也很有可能中途而废。从 JC 县来讲,如果 JC 县中加项目的实施缺乏关键性的社区参与、社区依靠和合作等理念的支持与推动,那么,它也很难能轰轰烈烈地在全县几乎全部村落掀起具有全新意义的健康促进观念和行为改变的行动。

尽管社区理论的实践必然要依靠社区本身的行动,但是,由于社区及个体的健康意识和行为可能受健康知识、社区文化和宗教习俗等多种社会因素的影响(见前文的相关说明),健康促进领域的社区参与乃至增权行动都不一定能直接孕育和产生于社区,甚至不能产生在社区之上的管理层。但是,如果一个拥有了社区理论和增权理念的外部力量能够首先将它们用合适的方式有效地引入一个具体的社区或地域,那么,这个外部力量对激发一个社区或者一定地域内的新生力量、扩

---

① 在笔者所采访的省级项目领导者眼里,这是他们此后项目实施的最重要的理论指导之一(LY 访谈采访资料,2009 年 8 月 18 日)。

大一个社区或者一定地域内人们的自我影响和改变能力的影响将可能是巨大而深刻的。

但是，接下去的一个问题是：一种外部力量希望对干预行动引入某种新思想和新方法（如增权理念和参与思想等），这是不是就一定能在结果上自动地、顺利地转变为当地社区愿意接受并运用的方法？回答是否定的。因为，一个外来的新思想或新方法，如果没有良好的引入方式，它不仅可能无法为干预地区接受和运用，而且，还有很大可能引起干预地区的反感和排斥，从而产生对抗性。JC县个案在这个方面为本研究提供了一种积极的探索。它表明，外部力量在项目设计和管理中的紧密介入及对当地文化的尊重和利用是有助于外部力量更有效地发挥积极作用的一个重要途径。

在中加项目的实施中，CIDA 向云南省派驻了一名技术指导，代表加方为项目的设计和实施提供管理和监督。前面章节已经就这名技术指导的角色和行为给予了详细说明。很明显，这个代表的行为对帮助加方作为外部力量影响项目目标的实现有重要的作用。她不同于一般项目监督者的角色，而是以巨大的热情活跃在从上层到基层的相关决策和实施领域，并在专业技术、实施理念和实施方法等多个方面为地方团队提供指导、建议和监督。这使地方在项目实施过程中能够很快地澄清疑问、寻找方法、解决难题和获得鼓励。而这些都是确保项目按照既定目标前进的有力保障。

并且，该代表用新的理念和新的方法对当地技术骨干进行了有效的培训和指导，从而对不同个体（技术骨干到基层中坚力量）在思想和工作方式上都形成了影响。这些影响远超过了短期的物质效应，而产生了长期的对精神和行为的作用。因此，如前文总结，即使项目资金提供终止，但是由于项目实施所运用的理念和方法对人的精神和行为产生了关键性影响，这些仍然保持在工作岗位上的人不可能立即丢弃已经得到一定程度的认同和内化的新方法和新理念，而回到原初的工作状态。相反，他们更可能在未来的工作中延续这种得到了接受的新方法。这恰好是 JC 县中加项目实施后出现的一个重要的长期影响。

当然，这里需要指出，外方专家对最基层人群的健康促进的影响并不是通过其对村民的直接影响实现的。实际上，外方专家在基层的直接影响主要产生在县级工作者团队中。这是专家通过知识和方法的传递影响地方团队领导的主要渠道。而实现这个结果的关键原因除了外方专家的工作方式（如对基层的尊重等）和理念本身的特征以外，还与来自省级到地州级卫生管理部门的系统组织和有效引导因素紧密相关。只有当基层工作骨干受到了有效的影响，进一步向更基层的实践才有可能。而对最基层的村民存在最直接和最明显的影响力的群体正是那些受县、乡工作团队引导和鼓舞而行动起来的村级服务骨干。

当然，一个不尊重地方文化传统和规则的外部力量要想产生对地方的积极影响势必是困难的。CIDA 的技术专家对地方项目实施的指导和帮助并不意味着她对地方文化和规则的忽视和破坏。前文叙述部分已经说明，该技术专家对当地文化的尊重和对当地政府力量的团结有效地促进了其在当地项目实施中发挥更大的作用。事实上，以该技术专家为代表的外部力量充分挖掘和利用了当地的社区文化，如通过具有民族特色的社区表演形式①来扩大项目对社区的影响。

因此，在分析外部力量对一个有时间限制的干预项目的影响效果时，不仅要从其所提供的资金程度来看待，还要重点审视这个外部力量是否为当地社区传递了一种有利于干预结果的新的理念与方法、这种新的理念和方法是否实现了对人的思想和行为的某种改变、外部力量是否用一种更积极地介入方法参与项目管理、外部力量的作用主要发生在哪个层面，以及其能否尊重和利用当地文化和力量等。

7.3　组织增权的作用

根据对 JC 县个案所体现的"互动增权模式"的总结和讨论，一个有效的、全面的增权实践可以始于组织增权。但是，组织增权对以增权促进健康的实践来说究竟具有怎样的作用？JC 县个案说明，在健康促进过程中，组织增权在提高社区增权及参与程度方面可起到巨大的甚至是关键性的作用。一个社区也许可能凭其自身的努力，或通过得到其他支持达到自我增权。但在健康促进的行动中，这种可能性较小。更大的可能性则是社区在得到卫生组织机构的支持下实现增权并参与解决其相关的健康问题。此时，卫生组织机构与社区的关系是建设性的，而非对抗性的。

7.3.1　组织增权的内涵

在讨论组织增权对社区增权的作用之前，先来审视一下组织增权在 JC 县个案中的内涵。可以说，JC 县个案所表现的组织增权究其实质是县、乡妇幼卫生管理和服务提供机构在推动全县以乡村为基础的妇幼卫生发展中的自主性、决策力和影响力的增强，从而帮助社区乃至个体自觉地、自我依靠地实践健康行为的改变和健康水平的提高。之所以将这个过程称为"增权"过程，是因为项目实施之前这些机构在上述方面的能力明显不足②。因此，通过一定方式扩大这些组织机构的自主性、决策力和影响力成为组织增权的关键内容。这也说明，JC 县个案中的组

---

① 即实践中的"角色扮演"形式。
② 附录 2 有关 JC 县的卫生发展状况概述中对这个方面给出了说明。

织增权并不是相关组织旨在从其他组织夺得某种权力的过程，而是强调可以使任何一个主体自身和其他相关主体在关于能力的某种度量下（如所提到的自主性、决策力和影响力）获得一定程度的增长的问题[①]。

在这样一个组织增权的内涵设定下，JC 县组织增权实践的关键内容就超出了狭义的权力争取的范畴，而扩展到组织在提高自身能力和影响力的关键方面。这包括组织自身的领导模式转变[②]、在组织内部和组织之间积极地传播以"自主"、"参与"与"合作"等概念为中心的"增权"理念及方法，以及在组织间建立实质性的合作关系。可以想象，这样的活动是很难通过简单的自上而下的指令得到实现的，因为这本身是组织的一个边学边用和身体力行的过程[③]。当然，上文已经说明，在这些过程中，一个关键的外部推动力量不可忽视。这在 JC 县的个案中表现为加拿大资助方 CIDA 及其项目官员所发挥的影响。

7.3.2　组织增权的作用

根据 JC 县实践，组织增权过程很重要的作用是帮助县、乡妇幼卫生组织培育一支具有增权理念和方法的团队。也就是说，组织增权的过程帮助组织成员实现了某种"被增权"的状况，并同时达到了组织作为整体的"被增权"结果。从这个意义上讲，组织增权可以被看作组织内部成员增权的一个充分条件。一个实现了组织增权的机构应该同时也实现了组织内部的成员增权。然而，单纯的成员增权并不必然说明这个机构实现了组织增权。当然，后者并不是本研究旨在说明的主要内容。

但是，对组织增权意义的解读并不能止于"被增权"的结果。从一个跨层面的视角来看，组织增权的作用还必须从一个"使增权"的角度来分析。JC 县个案反映，组织增权可以是社区增权的一个必要条件。这意味着，组织增权可以帮助形成一支"使增权"（即"使社区增权"）的队伍及能够为"使增权"行动的展开提供的其他必要准备。这一点在 JC 县实践中具有突出重要的意义。因为，如果没有这样的要求和结果，那么，所有的增权行动将止于妇幼卫生系统自身的组织行为。这与跨层面的互动增权视角必然是相违背的，因为它与服务对象的健康促进目标之间是割裂的。更直接地说，这样的组织增权是不可能进一步带动实现后面的社区增权过程和结果，也就无法最终落实到社区居民的个体增权。

---

① 但这并不表明，在一般情况下，相关组织机构之间不存在权力斗争的问题。
② 即实践中的变革性领导模式的实施。
③ 在 JC 县个案中，这个过程表现为，县级妇幼管理领导首先带领系统内部员工在管理、知识和合作等方面建立新的理念、学习新的方法，然后通过县级团队进一步带领、引导和鼓励乡级团队共同学习新的理念和方法，并形成一个思想统一、方法一致的增权工作队伍。

那么，组织增权究竟如何成为社区增权的一个必要条件？JC 县个案实际从三个方面为这个问题提供了答案。首先，如上所述，组织增权形成了一支能够培养社区增权基层引导者（即村医）的"使增权团队"。在没有实现组织增权的情况下，作为村级医疗服务提供者的村医既缺乏增权理念，也没有增权方法。因此，他们在村级社区健康促进领域的行为既缺乏控制力，也缺乏影响力。

在这种情况下，如果要帮助村医获得在村里更强的影响力①，并能够帮助村级社区实施社区增权行动，那么，一个强劲的外力的推动是不可或缺的。在 JC 县个案中，这个强劲的外力就是组织增权中培养起来的具有增权理念、方法乃至激情的县、乡工作团队。这个团队有序地发动和组织了几乎包括全县所有村级从事医疗服务和妇幼健康工作的村医的培训，并在广泛的培训中不仅传递了业务知识，也全面而系统地培训了社区参与的理论和方法。并且，这种思想和方法的传播是通过村医的边学边干过程进行的。这为社区增权的全面实践做好了社区引导人的关键准备。社区增权的全面展开是不可能缺乏具有增权理念的村医作为内生的社区健康促进引导人（在研究中被称为"自然助人者"）这个角色的。而村医成为社区健康促进领导人角色也不可能在缺乏县级增权团队的指导和培训下自觉实现的。

其次，组织增权可以被认为是社区增权实践的必要条件还在于，社区增权的实施需要由组织增权所确立的社区参与、合作理念及方法的引导。JC 县组织增权中的一个关键内容不是狭义的部门之间的权力相争，而是增强社区的自我参与能力及组织与社区的合作关系。在 JC 县组织增权中，两个突出的理论和实践是：通过社区参与可以发挥社区的自我影响力；通过合作和责任分担可以使资源获得最大化。这两个理念和实践促使了原先缺乏行动一致性的县、乡妇幼工作团队在中加项目中将工作的焦点一致性地确立在社区上，并以合作的模式融洽地参与项目设计、决策、行动和监督。在这些理念和实践的指导下，村医的作用才被得到高度重视，而建立"社区合作伙伴"也成为村级社区增权活动的一个闪亮点。可以设想，一个缺乏社区参与理念和合作意识的组织是很难放弃自我中心的视角而主动将基层社区看作健康促进"舞台上的主角"的。

最后，组织增权为社区增权创造的重要条件是一种有利的外部支持环境。其中最重要的是来自政府方面的支持行为，包括政策倾斜、资金投入、对项目实施成绩的认可等。通过组织增权，县、乡妇幼卫生管理和服务组织之间不仅实现了

---

① 尽管村医推动并参与社区增权并不必然与其在村里（及患者群体）的影响力的增长相联系，但是，如果村医能够增强与村领导的联系和工作配合，提高与患者群体和其他村民群体的沟通能力，增加沟通机会，那么，村医在召集和发动社区范围的健康促进行动中将享有更大的便利性和影响力。同时，增强个体村医与村级领导的接触和交流也有助于村医扩大自身在村级社区的社会网络和社区影响力。

更积极的合作状态，而且，这些组织因为自身得到一定程度的增权而为自己在与政府的关系中赢得了更明显的重视和更大的发言权。这对推动政府增加对基层妇幼卫生工作的各种支持都有积极的作用。

不能否认，JC 县个案显示了地方政府对项目的支持既有实质性的方面，也有象征性的表现。但是，一种积极的政府态度和宽松的政策环境对一个项目的开展，尤其是一种新理念的推广不得不说是非常有利的保障①。虽然不能以此武断地认为一种积极和宽松的政策环境对项目实施所具有的有利性可能超过单纯的资金投入的作用程度，但是，如果增加的资金将主要被用于重复一种效率低下的陈旧的管理模式，那么，单纯的资金增加可能并不能收获一种友好环境下的对新理念的积极尝试所带来的结果②。JC 县个案反映，这种积极的政策环境在乡一级尤为重要。因为，乡政府的支持直接能够为原本社会影响力相当不足的乡镇服务提供者在村级扩大社会影响范围和程度提供有力的帮助，从而有助于扭转原先社会体系中乡卫生服务机构与村服务提供者之间缺乏畅通和有效的沟通的弊病（附录 2）。这可以被看作促使村级社区增权的一个极其有利的条件。换句话说，如果缺乏这种来自外部县、乡政府的支持，村级社区的增权过程将是一个艰难的过程。而这样的支持性环境恰恰是通过组织增权得以实现的。

但是，地方政府为什么要支持一个增权式的实践？这要与公共卫生和健康促进决策领域的特点、地方政府的关注焦点及曾经的"群众运动"经历相联系。首先，公共卫生和健康促进的决策领域相比其他决策领域（如国家政治制度的选择）对增权的支持具有更大的空间。这是因为，在健康促进领域，与增权的目标和结果相联系的是增进公众在促进健康发展领域的自主性和互动性，而非更广泛的政治意义上的权威权力。这种聚焦个体健康发展的"去政治化"特征正好给了健康促进领域的增权实践更大的可能性和发展空间。在这里，中央政府对贫困地区健康发展的要求也不无对地方政府放手实施健康促进的增权实践的促进作用。其次，地方政府决策者在一段时间内对其他决策领域的更明显的关注（如经济发展）可能导致对健康发展领域的干预不足。这种干预不足是限制健康发展的不利因素，但有时对一种新事物的发生和发展（如增权实践的实现）也可能意味着更少的"干预"（即"过问"）。这种更少的"干预"有可能使一项新的尝试幸免于更多的"干涉"（即"制止"）并存活和发展起来。JC 县实践反映了这种现象。地方政府在积极支持和消极支持之间的态度与行为既给项目的实施带来了缺陷（如投入的不足

---

① 政府对中加项目提供了实质性的帮助，如出台有利于项目开展和健康促进的一些政策。关于乡妇幼卫生专干的工作待遇和性质的政策颁布就是很好的例子。当然，政府的另一些帮助也具有象征性意义，如政府对项目中的扶贫基金的投入非常有限。但是，无论是实质性的还是象征性的行为，都在当时情况下代表了政府对项目的积极态度。这为县妇幼保健院赢得乡村两级的认可和支持有重要的推动作用。

② 尽管这并不将为政府未提供更大的资金投入提供借口。

及持续资金供给的缺位),也给项目实施者放手实践增权模式带来了可能性和更大的空间。当然,这个结论并不是为政府的关注不足提供开脱。它的意义是说明地方政府关于增权的态度和行为对增权实践产生和发展存在重要影响。最后,JC 县实践所使用的一些工作形式,如村民典型事例的剖析、集体讨论和以文艺形式表现健康促进主题的"公众参与"形式,并不是地方干部完全陌生的形式。这些形式实际在 20 世纪五六十年代的"群众运动"中均有过表现(见第 2 章相关内容)。因此,以类似形式(如"角色扮演"、集体讨论和文艺表演等)表现的追求健康促进的"公众参与"增权实践对地方政府来说并不具有很强"排斥性",并加以阻止。上述三方面的主要原因使 JC 县政府在并没有给予更大的资金投入的情况下允许并事实上促进了当地健康促进领域的一次增权实践。

7.3.3 对组织增权结果的评价

对组织增权结果和效果的评价并不应该是一个固定的模式,或者拘泥于对一种完美状态的追求。也就是说,并不是需要组织增权在每个相关方面都达到理论上的最佳状态,才能被看作一次成功的组织增权,并因此才可能有效地影响社区增权。事实上,必须承认,与一种理论上的理想状态相比,JC 县实践所取得的增权成效必然存在差距①。但是,在组织增权的定义范围内,任何所关注或研究的具体方面在某种程度上实现了较原初状态更理想的改善,就可以也应该被认为是一种实现了的组织增权结果,并因此可能对社区增权的进一步开展产生积极效果。

在 JC 县个案中,以县、乡妇幼卫生机构为中心的组织增权在形成团队、资源、联系、政策影响和价值一致性等方面均取得了明显的成效。例如,县妇幼保健院能够影响政府建立贫困救助机制及改变贫困救助资金的管理方式,乡卫生院妇幼专干在紧急情况下能够成功动员乡政府的工作车辆参与救急,县、乡组织联合村级力量建立三级转诊系统并使其有效运行,县妇幼保健院说服县政府对村医工作提供补助,等等。但是,这并不意味着这种成效就是最理想的状态。例如,JC 县政府虽然为项目实施提供了宽松的政策环境,但是,其在资金的投入方面仍然有很大局限性。尽管已经讨论了这种资金投入的局限性影响因为政府提供的宽松的政策环境而得到了一定程度的弥补,但是,在同样的政策环境下,更大的政府投入有可能带来更大的成效。不过,JC 县个案反映,即使是在当时并不完美的一种组织增权结果下,由于其突出地强调了"社区参与"、"合作"和"自我依靠"等增权的核心理念,并紧紧围绕这些新的理念加以切实的实践,而非停留在口头形

---

① 而这事实上需要通过更精确的度量来加以说明。不过,这在本研究中并不是一个焦点。这里所提到的方面只是一种引导性的讨论。

式上，那么，这样的组织增权结果对社区增权乃至其后的个体增权的影响是积极而深远的。

7.4　变革性领导的作用

变革性领导是 JC 县中加项目增权实践的一个重要方面。变革性领导在增权实践中的作用可以是关键性的。变革性领导突出的含义在于其与传统自上而下基于指令模式的领导风格不同的行为。其在 JC 县个案中的关键特征是强调领导自身的表率作用及对下属的主观能动性、工作积极性的激发（或称精神鼓舞）；对价值一致性的培育；建立组织内部和组织之间的合作；发现并解决问题；促进组织内部员工的个体心理增权等。

对变革性领导于组织管理成效的作用的分析并不罕见（Burns，1978；Bass，1998；Givens，2001），但将其与健康促进中的增权相联系的研究并不多见。JC县个案表明，没有县妇幼保健院实施的变革性领导模式，就很难实现项目实施中的县、乡合作及乡村联合，也就很难完成最终的社区参与过程和个体增权过程[①]。但是，显然，变革性领导模式的广泛实施并不能一蹴而就，它是一个渐进的过程。在 JC 县个案中，这是一种从个别领导的行为向上层组织成员的扩展，以及从上层组织向下层组织的扩展的过程。前者可以看作组织增权实践得以展开的一个重要的基础条件，后者则可以看作组织增权实践的一项核心内容。

首先从变革性领导的第一个作用来看，即其作为组织增权实践得以展开的一个重要的基础条件。在 JC 县个案中，这集中体现为该县妇幼保健院个别领导的角色和作用，即该县中加项目核心负责人 DSY 的角色。可以说，DSY 作为个别领导对 JC 县中加项目的开展（或者说，一次以增权促进健康的实践）来说，具有不可忽视的重要作用。

根据对 JC 县卫生发展的背景阐述（见附录 2），在中加项目开展前，JC 县的县、乡、村三级妇幼卫生管理网络存在的一个主要问题是服务管理机构之间缺乏密切的联系、积极的互动和有效的合作。这与上级部门对下级部门的指导和影响力薄弱有重要的关系。在这种情况下，一项任务或者一个工作目标也许能够按照自上而下的程序逐级下达到基层，但是，其实现的最终结果往往有很大的不确定性。因此，如果中加项目的实施也按照传统的管理和指导模式进行，那么，对中加项目希望推动的基层参与和社区参与的理念和模式首先就很难在习惯了用

---

① 事实上，中加项目开展前的妇幼卫生管理和服务机构内部及之间的领导模式就是一种缺乏变革性领导的模式。在这种模式下，组织内部和组织之间的关系就呈现了 JC 县当时的系统弊端。详细参见附录 2 关于 JC 县卫生状况的概述。

下派任务方式开展工作的上级机构获得"通行证"， 更不用说这个新的理念和实践模式能够顺利为基层接受。相应的，项目实施目标能否在基层得以实现也将难以预料。

在这种情况下，由个别首先接受了新思想和新方法的团队精英带领，通过改变上级部门的管理理念和模式，进而增强上级部门对下级部门的影响力、指导力和支持力，这将是增加项目在基层实施的成功性与有效性的一条捷径。

在 JC 县个案中，县妇幼保健院副院长 DSY 所扮演的就是一个团队精英的角色。她首先通过中加项目在省级层面提供的（后备）骨干培训获得了以合作和参与为核心的增权理念及从工作对象和工作下属角度出发的工作思路[①]。在这些思想和方法的指导下，DSY 在同事中传递了以工作对象和工作下属的需求和状况为出发点、尊重他们、激励他们、依靠他们的思想。由于县妇幼保健院并不是一个庞大的机构，组织内部成员的接触和联系比较密切，而 DSY 的亲和力和身体力行使她的传播和实践在工作团队赢得了同事的认可，也调动了同事的积极性。DSY 在第一个阶段顺利帮助县级机构的成员达成了对增权理念的比较一致的认同，也在边学边用中帮助成员掌握了该理念的一些具体实践方法。DSY 的行为同时还为其在同事中赢得了一定的声誉，从而使其确立了在项目实施中比较成功的领导角色。这为 JC 县中加项目中组织增权的全面展开（即县级机构对乡级机构的影响和相互之间的合作）奠定了重要的基础。

当然，强调 DSY 的角色和作用并不是要过度地夸大团队精英的作用，而忽视团队成员和社区的力量。事实上，没有 JC 县全体妇幼卫生工作者的共同努力，仅凭少数团队精英的力量是完全不可能实现中加项目的最终成果和效果的。但是，如果缺乏了首先获得增权理念和方法的 DSY，那么，一个以增权促进健康的新计划是很难出现并存在的。DSY 的作用在 JC 县全面而广泛的增权实践中毫无疑义是一个重要的前提条件。另外，强调领导的作用也不是与本研究的焦点（即强调社区、基层或大众的作用）相抵触的。事实上，JC 县个案很好地反映了一个强调社区和基层参与的项目或者实践是无法缺少上层领导或者团队精英的积极有效的引领和指导的。精英的力量与社区的力量应该是相互补充、相辅相成的。在一个合作的框架下，团队精英可能为基层行动提供更多的智力引导和制度保障，而大众则可能贡献更直接的行动和更符合实际的策略。这也与自上而下和自下而上方式相结合的论点达成一致（关于在这个方面将在后文讨论）。

除了个别团队精英的行动对增权实践的开启性影响以外，变革性领导还有第二个重要作用，即其构成了组织增权实践中县对乡实施影响的一项核心内容。这

---

① 即变革性领导的核心内涵。

个方面的突出表现包括县妇幼保健院项目工作人员对乡工作人员的表率作用和影响；县机构对乡机构工作人员的状况的关注和特殊安排；以及县机构对乡工作人员的自主性、积极性和工作能力的培养等。县对乡的这些行为对改变传统中县对乡影响力的不足有显著的作用。因为，这些行为首先使下级机构获得了上级机构更大的支持和帮助，从而有利于培育下级机构对上级机构的尊重和理解。在这种良好的交流基础上，下级机构更容易接受上级机构对某种思想与方法的引导和影响。这个过程有助于增强下级机构与上级机构之间的价值一致性。在这种氛围下，更强地突出下级机构的工作自主性其实将有效地增强这些机构的工作积极性，从而实现县、乡两级机构真正的牵手合作。自县至乡的组织增权也因此能够获得实质性的推进，并使组织增权的结果有可能进一步影响到村级社区。

7.5 健康促进中的自上而下和自下而上路径

文献回顾部分指出，在大部分关于健康促进的增权与参与的研究中，卫生服务提供机构往往是一个缺失的分析主角。这造成了目前关于健康促进的增权研究主要集中在对自下而上的模式的探讨上。但这实际上是与大量的基层健康干预行动不一致的。因为，目前大部分健康促进的干预行动仍然主要是由政府机构发起和领导，或者受到国际援助机构的倡议和支持的，而不是最先来自基层本身的行动。这就使基于现实的分析焦点不应该仅仅局限在服务利用者或者社区方面，而必须引入卫生服务提供者的角色。这实际上也完全符合参与和增权的真正目的，即促进卫生服务提供者和使用者之间的合作关系。

因此，健康促进的增权模式应该允许自上而下路径和自下而上路径同时并存。对一个项目的实践也应该融合两种路径的要素。而这正好是 JC 县个案所反映的事实。

根据自下而上的路径，健康促进中融入社区和民众对改变自我行动的各种参与行为都可以被认为是对该路径的实践。在 JC 县个案中，此类行动有很多表现，包括：①主要依靠社区自身力量组织的各种健康促进宣传教育活动；②社区自我组织的有利于健康促进的各种集体讨论和辩论；③社区依靠自己力量对改善本社区健康状况采取的各种明确的干预行动；④社区大众参与对有组织的社区健康促进活动的评估；⑤社区对组织在社区中发起的各种健康促进活动的意见反馈，并促使相关政策改善的行动；⑥社区依靠自身力量自觉地在社区内外进行各种资源动员的活动，等等。

社区的某些行为最初可能并不是自发形成的，而是在组织的引导下开始的。但这仍然应该被看作一种自下而上的机制。因为，判断自下而上与自上而下的真正区别并不应该在于干预的倡导是否最初来自基层,而在于干预的受益者是否参与在项目的关键阶段,以及他们如何能够通过增权而参与其中。而 JC 县的上述行动在实质上都体现了社区力量的自我依靠和社区相对于卫生组织在健康促进领域的平等作用。

当然,JC 县个案所要说明的并不是这种单纯的自下而上的路径的作用,而是这种路径能够与自上而下的路径并存在同一个健康促进项目或行动中,且同时发挥效果。事实上,自上而下是一个既定的完整体制。本研究所要面对的问题不是完全摒弃这种既定的自上而下的体制,因为,这种尝试在一定的时空限制下既不现实,也没有必要。本研究的焦点是如何在一个既定的自上而下的体制内实践有成效的自下而上的行动,从而使一个体制内同时存在自上而下和自下而上的双管行动,并有效促进体制的运行。

JC 县个案显示,既定体制内自上而下和自下而上的路径同时并存不仅是可能的,也是有效的。JC 县个案存在的自上而下的具体路径和行为最主要包括县、乡服务和管理部门对以社区参与和社区依靠为核心的增权理念的主动传播,组织资源有效地向基层配置,帮助基层获得更大的资源来组织自我行动,从方法上指导基层社区广泛开展公众参与的健康促进活动,等等。很明显,尽管自下而上路径是增权实践的一个关键内容,但是,如果没有这些自上而下的路径,自下而上的路径很难成为对村民个体行为产生系统性和制度性影响的重要方式。因此,自上而下的路径在健康促进中的优势是不可忽视的,更不必排斥和摒弃。

当然,如果仅仅存在自上而下的路径,而没有自下而上的路径,那么健康促进的个体增权和社区增权模式也将失去影响的活力。因为,一个仅仅存在自上而下的路径而缺乏自下而上的路径的干预系统和干预行为都将意味着:健康促进的干预力量仍然局限在服务提供方群体,而无法深入到作为服务利用者的个体本身及由个体构成的社区群体。这将回到一个组织与社区及个体之间缺乏联系与合作的传统模式。这种模式将直接影响服务提供者对利用者的影响、服务利用者对自我效能和自主性的实践,以及社区对自我资源的挖掘和利用,结果,以个体或社区力量影响个体健康行为改变的积极干预难免陷入另一次举步维艰的状态。

因此,本研究在健康促进领域中所要关注和强调的重点并不是单纯的自下而上的参与,而摒弃传统的自上而下的管理体制;也不是延续单纯的自上而下的传统管理,而忽视自下而上的关键力量。本研究所要追求的,是在一个自上而下的体系内,充分利用自上而下渠道的便利之处,并同时积极地结合自下而上的新生机制,从而实现自上而下和自下而上相互借力、共同发挥作用的双向效益。JC 县个案证明,这种追求不仅是可行的,而且是有效的。

7.6　健康促进的互动增权模式中的少数民族元素

虽然这项研究初期的设计中并没有融入对"民族"因素的特殊考虑，但是，随着个案选择的确定及研究的深入，"少数民族"元素却成为一个不可忽略的考察方面。在一个互动增权的健康促进模式中，少数民族特征和地方文化的影响不容小觑。对民族特征和地方文化的理解、尊重及有效利用可以对健康促进的互动增权实践产生积极的影响。

在 JC 县中加项目个案中，白族文化的影响有着非常有意思的双重效应。一方面，白族文化中的某些特征和内容曾经是当地妇幼卫生发展的阻碍因素；另一方面，JC 县的增权实践道路也显示，独特的白族文化表现形式同样能够对社区参与和个体增权提供重要的支持和帮助，从而促进健康。

对白族文化在历史上对 JC 县妇幼健康发展的负面约束的事实在第 6 章已经有了详细的阐述。应该说，以规范、信仰、宗教体现的白族文化形式使 JC 县妇女传统的分娩和接生行为深深地打上了民族文化的烙印。古老的民族信仰和民间习俗成为当地妇女采取更有利于妇幼健康发展的分娩和接生行为的阻碍。信仰民族宗教、沿袭民族文化特征及固守民族文化活动等民族因素对当地妇幼健康的发展造成了直接性的负面影响。6.1~6.3 节对这个方面进行了详细的阐述。因此，在白族人群中的健康促进增权实践关键是帮助当地人改变传统民族文化中不利于健康发展的那些认识和行为。通过自我效能的提高、对与健康改善相关的批判性认识的提高，以及采取与本地文化没有明显冲突的个体和集体行动的增权实践将有助于这一目标的实现。

不过，JC 县实践也显示，白族文化的一些表现形式恰恰也能对促进社区层面和个体层面的增权实践发挥重要的帮助作用。这是非常有意思的现象。受同样的民族文化影响的同一人群在另一种健康促进模式的影响下，原先对建立良好的健康意识和行为存在禁锢作用的某些因素可以被成功地转化为对健康促进具有积极影响的支持性因素。JC 县实践显示，白族文化的一些表现形式对促进社区层面和个体层面的增权实践能发挥重要的帮助作用。例如，白族文化中众多民间活动和民间交流为社区活动的组织和影响搭建一个自然的平台。这种自然的平台可能有助于弱化一些新观念或新规范被引入一个群体时可能遭到的群体排斥。因为，为大众熟悉的活动形式和交流方式可能有效地掩盖住一个观念或规范的"新"的表现特征，而以一种为大众接受的模式出现在大众面前。JC 县以大众熟悉的"角色扮演"形式开展大规模的社区健康促进活动，为村民引入新的妇幼健康理念和规则在很大程度上利用了传统民族文化表现形式的作用。

因此，在健康促进的增权实践中，尽管一些民族特征和地方文化可能是传统中约束健康促进行动的重要因素，但是，通过有效的手段，这些特征却可以转变为有利于增权实践的重要媒介。充分考虑民族特征、尊重并利用地方文化和民族特征对一次增权实践的成功开展具有深远的意义①。

7.7 总 结

JC 县的中加项目实践过程和结果说明，健康促进可以通过互动增权的模式实现。这个互动增权的模式包含三个层面增权，即组织增权、社区增权和个体增权。各层面之间的关系不是割裂的，而是相互影响、相互促进的关系。从本质上来讲，这个增权路径的最终目标是通过促进服务对象个体在健康领域的增权结果（即促进个体的自我效能、自主性和控制力）来影响个体接受更有利于健康的新理念，并采取相应行动促进自我健康。个案反映、个体增权及参与在健康促进中所能起到的对健康行为和健康结果的影响是正面的且可观的。这个结论与许多文献研究的结论是一致的。但是，为了实现这样的个体增权目标，就涉及采用怎样的路径问题。与很多文献研究结果相似，JC 县个案表明，一个有效的社区参与及增权过程对个体增权和参与会有巨大的促进作用。但是，这样的理想路径并不是通过一个直接的自下而上的方式从社区中自行孕育成形并成功实现的。它实际上是通过首先实现了"被增权"的组织（即县、乡服务提供和管理机构）进一步采取"使增权"的方式推动社区在学习和实践的过程中逐步实现的过程。这就对组织增权提出了要求。JC 县个案反映，在健康促进过程中，组织增权，即提高组织在健康促进中的行动能力、领导力和影响力，在提高社区增权及参与程度方面可起到巨大的甚至是关键性的作用。在增权的过程中，机构与社区的关系是建设性的，而非对抗性的。这个结论对目前的相关文献中对组织作用的分析给予了一种补充。另外，一个机构是否能帮助社区实现增权又依赖于其自身是否"被增权"。对这一点，变革性领导可以大大促进机构增权。但是，对实现变革性领导及组织增权，来自项目的外部资助者的支持不可缺少。因为，项目外部资助者的作用除了资金供给以外，还能在为项目引入必要的新思想和新方法方面发挥重要作用。

JC 县实践表明，上述增权模式对健康促进存在积极的影响，并着重体现在两个方面。其一是以结果评价为主的成效。这主要体现在对健康促进对象的健康意识、卫生服务利用行为和健康水平提高方面的积极影响。其二是以过程评价为主的方面。这主要体现在项目实施对健康促进服务提供者和管理者的工作模式及与

---

① 在笔者同时研究的另一个健康促进个案中，缺乏类似于 JC 文化的特征而在对新事物和新概念的包容性与接受性方面所受到的挑战可以被看作 JC 县个案的一个对比。

之相关的影响力方面。并且，JC 县实践还表明，增权实践所产生的积极成效还具有一定程度的可持续性。这不仅表现在健康行为改善和健康水平提高在项目结束后的持续发展上，还表现在项目所采纳的增权方式对工作团队的行为转变的长期影响上。后者实际上对改善服务利用者的健康行为发挥着持续的效果。

JC 县实践之所以能够在中国发生，这与健康促进决策领域的特点、地方政府的关注焦点及 20 世纪五六十年代"群众运动"经历等因素密切相关。至于 JC 县增权实践之所以能够取得比较明显的成功，原因有很多方面。其中，一些关键性社会因素发挥了重要的促进作用，包括地方政府的支持、资助方的作用、团队领导的特征，以及民族习俗和地方文化的作用。由于这些因素可能同样存在于中国农村其他地区的卫生发展中，JC 县实践要移植到其他地区是具有可能性的。当然，如果其他地区缺乏 CIDA 这样的外部援助者与方法方面的有效指导者角色，那么，在一个原本缺乏增权理念和方法的社区要开启类似的增权行动可能存在较大的阻力和挑战。但是，如果中国本土的一些地方已经出现类似 JC 县的基层"使增权"和"被增权"工作团队，这些团队就可以在某种程度上承担 CIDA 专家的角色，帮助与指导其他地方开始增权实践行动。总之，对一个原本缺乏增权理念和方法的社区，要想在健康领域实施增权实践的干预行动，那么，一种有效的外部力量的推动将是必要的，不管它是外部力量还是本土力量。当然，在外部力量的推动下，当地工作团队和社区力量的行动对最终能否成功地完成增权实践是至关重要的。

另外，JC 县个案也说明了增权实践对少数民族人群健康促进的作用。少数民族人群可能面临很难根除不利于健康发展的健康观念和健康行为问题。而聚焦在提高人的自主性和能力的增权实践可能更有利于克服受规范和习俗约束的不利于健康发展的传统意识和行为。在这个过程中，有效利用民族习俗本身有利于增权实践的特征将促进增权实践的成功实现。

JC 县增权实践对中国未来健康促进的重要启示在于，当资金有限的情况下，如何从人的角度着意改变事务各相关组织和社区的领导力与影响力及服务对象的自我效能和自主性将是迎接未来健康促进挑战的重要突破口。这对投入缺乏、健康水平较低的少数民族人群健康发展尤其值得思考和借鉴。

第 8 章 结　论

　　基于前文所建立的以增权路径促进健康的一个分析框架，本研究以个案分析的方法集中剖析了云南省 JC 县在 20 世纪末至 21 世纪初于妇幼保健领域通过增权模式实践的一个妇幼健康促进项目——中加项目的完整历程。

　　对该个案的剖析得出的总体性结论是：JC 县的健康促进实践是通过组织、社区和个体三层面的互动增权过程得以有效开展的，这种增权模式对改变当地人的传统健康意识和健康行为产生了积极的作用；并且，这种作用表现了一定的可持续性效果。由于公共卫生领域对社会发展的意义和它与其他决策领域性质的区别，以及 JC 县个案中影响增权实践的一些关键性社会背景因素在中国农村社会所具有的普遍性特征，在充分考虑（如利用或者改变）相关背景因素的情况下，将类似的增权模式运用到中国农村其他地区的健康促进中将具有可移植性。在这个过程中，外部角色可以提供重要的推动力，但是，实践的成功与否必然依赖当地的基层力量。另外，针对白族人群的增权式健康促进实践还意味着它对促进少数民族人群健康发展所具有的作用。下面将对上述分析结论进行更详细的说明。

　　第一，在健康促进中运用增权模式的可能途径。JC 县个案证实了一个健康促进的增权过程可以是包括了组织、社区和个体三层面增权的完整的互动过程。在这三个层面中，"组织"指代（县、乡两级）健康促进服务提供者和管理者；"社区"特指村级社区，即在地理上和文化上具有紧密联系的各个村民群体；"个体"则是作为健康促进干预对象的村民个体。相应的，"组织增权"意味着相关卫生组织在健康促进中获得并提高各自的行动能力、领导能力和影响能力的过程与结果；"社区增权"着意于包含服务利用者个体的基层社区获得在本社区健康发展事务中的自主性和影响力的过程和结果；而"个体增权"则是作为健康促进对象或服务利用者的个体在健康促进中获得更大的自主性、主动性，并有效干预自我健康行为的过程，也可以称其为个体的"心理增权"过程。

　　JC 县个案反映，增权过程所涉及的上述三个层面之间不是一种割裂的关系，而是一个相互影响、相互促进的互动关系。在先后顺序上，增权实践可以从关键的卫生服务提供者的组织增权开始。这个过程随后延伸到社区增权，并最终发展到个体居民的心理增权。但组织增权并不能自发开始，它必然受一定的社会有利因素的影响和推动。这突出体现在地方政府的角色和态度、资助者的作用及领导团队的特征方面的影响。当这些因素发挥积极的作用时，它们为组织增权的发生和发展创造了条件，使组织能够通过变革性领导、有效的知识传播和跨层合作来实现自我在健康促进领域更大的领导力和影响力。

这些重要的组织增权结果为社区增权实践的发生提供了基础条件，包括良好的工作团队、更大的社会资源、更广泛的系统间联系，以及组织之间增强的价值一致性。受益于这些条件，社区有能力形成内生的健康促进带领人，即社区"自然助人者"，以及依托"自然助人者"建立的社区合作伙伴网络。这是推动形成健康促进的社区公众参与平台的两大支柱。依托这两大支柱形成的社区公众参与平台使村民个体有了讨论和反思健康观念与行为的场所，也为个体和社区自主实施健康干预行动营造了机会。这其实既是一个社区增权的过程：社区在健康促进中发挥超越正式组织所具有的集体力量和集体影响的过程；也是一个个体心理增权的过程：村民增强自主性，并实现对个体健康意识和行为进行自我干预的过程，即健康促进在个人层面的重要的行动目标。

JC 县个案的上述健康促进增权模式的实践过程说明，在健康促进中，组织增权对提高社区增权和参与程度的作用是巨大而关键的，社区增权是连接组织增权和个体增权的重要纽带，而个体增权对社区增权和组织增权均具有反馈和推动作用。在增权模式下，组织、社区和个体之间可能形成一种良好的建设性关系，而非对抗性关系。组织、社区和个体三个层面的健康促进中的互动增权过程也充分体现了自上而下和自下而上双路径结合并用的可能性和成效。这将对传统卫生管理模式形成补充和拓展。

第二，健康促进的增权模式所带来的主要效果和影响。JC 县个案显示，健康促进的增权模式对当地的卫生发展有较为明显的效果，并突出表现为两个方面，即结果性影响和过程性影响。结果性影响主要体现在对健康促进对象的健康意识、卫生服务利用行为及健康水平提高方面的积极影响。通过组织增权和社区增权推动实现的村民个体增权过程的重要意义：一是帮助个体村民增强了在健康领域的自我效能感，即村民对自己能够影响自我健康的关键性意识；二是增强村民在健康领域的批判性认识，即更清楚地认识并接受原状态下不利于健康发展的问题和新系统下（组织和社区）所能够提供的各种帮助。自我效能和批判性认识的增强推动个体增权过程向村民自觉行动的过程发展。这个自觉行动的表现就是村民制定计划、放弃不利于自身健康发展的传统信仰和规范，接受新的健康意识和采取新的健康行动（这在个案中具体表现为接受并利用组织和社区倡导的各种妇幼保健服务的新意识和新行为）。项目的统计数据反映了项目实施后村民的服务利用行为和利用水平较项目实施前的明显改善，以及因滞后效应而在项目实施后期及项目结束一段时间后在表现妇幼健康发展水平的关键指标上的逐步改善（如婴儿死亡率等）。实地调查的信息通过村民的回忆和评价进一步证实了项目实施对转变村民在妇幼健康领域的传统认识和不利行为方面的效果。

除了上述对干预对象的健康行为和健康结果改善的影响以外，JC县个案所反映的增权模式的效果还表现在一些重要的过程性影响上。这些过程性影响的成绩集中体现在健康促进服务提供者和管理者的工作理念与工作模式的改变，以及工作团队影响力的改变上。从组织增权到社区增权的过程其实是一个改变工作人员思想和行为的过程。强调自主性、领导力及群体合作的增权模式促使了组织和社区中关键主体的行为模式改变。当项目开展之后，这些人被引导着通过自我反省和多次实践逐渐改变传统模式中"等、靠、要"的工作作风，转而从更注重服务利用者的角度设计工作思路、强调基层领导的作用（甚至是社区关键人物，如村医和村领导）、主张一群人一起干的合作精神。这些表现为服务者的思想和行为特征的过程性因素的改变成为促使社区增权及个体增权实现的前提。当然，这些转变并不是自发形成的，而是在一系列因素的综合作用下产生的，如项目的外方专家对知识的引入和有效引导、自身群体中有号召力的领队影响、良好的理论与实践路径支持等。

由于增权实践可能产生的对人（包括服务利用者和服务提供者）的意识和行为的长期影响，健康促进增权模式在可持续发展方面就存在一定优势，尽管这种增权实践可能一时无法从资金投入上实现更长期的影响。

第三，西方话语中追求公众参与的增权式健康促进模式为什么能够发生在中国？原因可能是多方面的，但从JC县个案中表现出来的关键原因主要有以下几个方面。首先，公共卫生和健康促进的决策领域相比其他决策领域对增权的支持具有更大的空间，因为在健康促进领域，与增权的目标和结果相联系的是增进公众在促进健康发展领域的自主性和互动性，而非更广泛的政治意义上的权威权力。这种聚焦个体健康发展的"去政治化"特征正好给了健康促进领域的增权实践更大的可能性和发展空间。其次，地方政府决策者在一段时间内对其他决策领域的更明显的关注（如经济发展）可能导致对健康发展领域的干预不足。这种干预不足往往是限制健康发展的一个不利因素。但是，对一种新事物的发生和发展（如增权实践的实现）有时却可能因为得到更少的干预（或"过问"）而幸免于更多的干涉（或"制止"）。最后，中央政府对贫困地区健康发展的要求也是地方政府放手实施健康促进增权实践的一个原因。总之，多种原因可能共同导致在中国的农村地区同样可以在健康领域出现西方话语中注重公众参与的增权实践。

第四，JC县的增权式健康促进模式在中国农村其他地区是否具有可移植性的问题。根据JC县健康促进增权实践的内容和特征，类似的增权实践要在中国农村其他地区的健康促进中加以移植是可能的。当然，它需要满足一定的条件。首先，有利于健康促进增权实践发生的社会大环境，即如上述第三点所述的各个方面。由于上述各点在中国社会农村地区具有一定普遍性，满足这些条件并不是不可能的。其次，JC 县个案反映了影响健康促进的增权实践的一些重要的社会性因素，如地方政府给予的空间、自身团队的领导作用、外部知识的有效引入，以及干预形式与地方文化的契合与借鉴等。这意味着，如果一个地方的地方政府能够给予类似的政策空间，自身的工作团队中能够出现具有一定影响力并受增权理念影响的领导，有合适的渠道向当地引入增权理念和方法，并且有效地吸收地方文化中有利于健康促进公众参与的因素和特征，那么，受政策限制较小的健康促进决策领域出现类似于 JC 县模式的增权实践是完全有可能的。当然，一个综合了上述因素的过程必然不是一个简单的过程。各方面的条件满足都需要有特殊的培育和支持。如何能够促使一个更有利于增权实践的更广泛的社会环境（即政策空间、团队领导、知识引入及地方文化等），这将是一个更大的研究课题。

第五，外部力量的角色问题。必须承认，加方管理机构 CIDA 作为外部力量是帮助将参与式理念和方法成功引入 JC 县中加项目实践并进行有效的介入式指导的主要力量，并因此是 JC 县成功实践增权式健康促进过程的关键引导力。从这一点看，如果项目依然存在，但是缺乏了具有"参与式"理念和有效指导方法的CIDA，那么，这个项目的实践完全可能成为一种缺乏关键的"参与"和"增权"要素的实践，相应的，JC 县的健康促进增权实践也可能无从谈起。另外，CIDA 使用了介入式的有效方法，在不引起强烈文化冲突的情况下，帮助有效地培养地方基层项目工作领袖。这可以被看作一次务实的增权实践得以成功开展的重要前提。

但是，研究结果也显示，CIDA 的作用并不是 JC 县成功实践增权式健康促进模式的唯一因素，或决定性因素。因为，虽然 JC 县的增权实践起于 CIDA 的理念引入和方法指引，但是，在这之后长达数年的实践过程中，它更大地依赖于得到理念和方法启蒙的当地基层工作领袖和工作团队。正是这支队伍以被传授的新理念和新方法在 JC 县脚踏实地发动遍及每个乡镇、每个村庄的基层工作者培训，在社区实践中认真摸索和不断总结本地经验与教训，并以契合本地文化的方式唤起了全县最基层的工作者以"参与"和"增权"的视角及方法开展新的妇幼健康促进活动的意识。如果当时缺乏这支队伍对健康促进的"增权"模式的热情追求、鼎立宣传和务实践行，而希望仅仅凭国外专家和省级专家及管理者以自上而下的传统途径来推行项目以实现预期的各项目标，其难度将是难以想象的。

可以设想，在这个项目结束后，如果需要向其他地区进一步推广这种模式，那么，即使没有 CIDA 的专家，JC 县的基层工作领袖和团队也可能在一定程度上充当"代 CIDA"角色，即承担 CIDA 当初的启蒙和引导角色，帮助其他地区开启并实践类似的增权模式。JC 县的"代 CIDA 角色"在理论和方法上的水平或许远不如 CIDA 专家当时所拥有的水平，但是，不可忽视，这支队伍已经拥有一定的专业知识和实践经验，并且，也有着相当大的工作热诚。更重要的是，这支队伍是接地气的本土力量，并因此可能具有更有根基的影响力。

因此，在剖析一次成功经验时，或者更重要的，要将这种实践经验进行复制和推广时，我们必须重视初始推动力的重要作用，无论它是外部力量（如 CIDA），还是本土力量（如已经具有实践经验的 JC 县基层团队）。但是，一次受外力推动的实践能否获得预期结果并不完全依赖于单一的外力作用，而要实实在在地依托本地力量的发挥和创造。

第六，增权路径对探索中国少数民族人群健康发展的启示。虽然这项研究初期的设计中并没有融入对"民族"因素的考察，但是，随着个案选择的确定及研究的深入，"少数民族"元素却成为一个不可忽略的考察方面。在整个研究中，围绕"少数民族"元素的结论至少体现在三个方面：①少数民族传统文化对当地人健康意识和健康行为存在重要的影响。并且，这些影响往往体现在消极的方面，并成为制约当地人健康发展的重要阻碍。②在少数民族人群中的健康促进增权实践关键是帮助当地人通过自我效能的提高、对与健康改善相关的批判性认识的提高，以及采取合适的个体和集体行动来改变原先根植于传统文化但不利于健康发展的那些认识和行为。③虽然少数民族传统中某些习俗对当地人的健康发展存在一定制约，但是，这些习俗中也不乏有利于开展以公众参与为焦点的增权实践之处，尤其对社区增权和个体增权，如其善于歌舞、集会和讨论的特征为健康促进的公众参与提供了可能性和便利性。因此，鉴于很多少数民族地区同时也是健康水平较为滞后和经济不发达的地区，在促进当地健康发展的方略因地方经济能力限制及传统习俗制约而遇到阻碍时，如何通过有效的增权模式激发少数民族有利于公众参与的特征来共同面对并消除民族传统中那些不利于健康发展的因素将是不乏一个值得探索的方向。

第七，JC 县的妇幼卫生增权实践反映出的局限。每一种实践都可能存在不完善之处。JC 县实践同样如此。总结 JC 县个案取得的种种成绩，仍然可以看到，有一种遗憾是不能掩盖的，那就是由基层技术骨干主导的整个增权实践在结果上其实并没有本质性地触动基层政府在理念和方法上的长效改变。不可否认，JC 地方政府对整个增权实践是给予关键性支持和帮助的。这在前文的过程剖析和对关键问题的讨论与总结中都已经谈到。但是，个案仍然显示了在项目实施中和实施后，地方政府并没有对健康促进的增权实践在制度培植上给予更明显的支持。并且，在项目实施后，项目在卫生工作者群体中产生的效果并没有很明显地延伸到对地方政府行为的长期影响。或者说，研究结果并不能呈现出更多关于项目对地方政府行为形成长期的实质性影响的关键证据。可以说，在整体社会范围内，JC

县中加项目实践显示了一种在时间上具有一定可持续性的（健康领域的）"局部性成功"，但是，它并没有实现更完整的"结构性成功"，即对领域之外的政治或社会结构产生更广泛的影响，从而未能实现这一模式的制度化。这给卫生领域的增权实践提出了一个问题，即卫生领域的增权实践能否及如何能够更成功地延伸到对地方社会的整体性影响？这是 JC 县个案未能回答的问题，也是值得进一步研究的方面。

当然，JC 县健康促进的增权实践仅仅是一个个案。因为受个案研究的局限，其所表现的特征和结论并不能说明健康促进的增权模式的全部可能性。它的意义是为健康促进的增权模式在中国的运用提供一种从理论到实践的案例说明。要使健康促进增权实践在中国农村地区得到更广泛的推广和发展，需要更多的案例支持和实践尝试。

| 附　　录 |

附录 1　健康行为和健康行为改变的模型①

1.1　作为个人行为的健康行为

　　引起很多个人及人口健康问题的一个主要原因在于不健康的个人行为。广为人知的例子包括吸烟、过度饮酒、不健康的饮食、缺乏体育锻炼，以及不安全的性行为等。同样，决定不使用医生推荐的可获得的健康检查，或者孕妇及其家人不选择安全的医院分娩服务，或者不利用可获得的产前和产后访视，这些也是不健康的个人行为。的确，在一些情况下，没有这样做的原因在于经济成本、时间成本和不便利性。但是，即使在免费服务或者成本很小、不便利性已经被降低到最小低限的情况下，很多人仍然可能决定采取不利于其健康的行为。事实上，在吸烟和过度饮酒的例子中，个人对健康的不利行为甚至造成更高的经济成本。

　　健康促进的一个核心目标是促进个人健康行为向好的方向改变。不健康的行为被看作一种个人选择，因为，那是个人有意识的一种选择，也因为，那在原则上是个人有能力去做的事情。换句话说，只有当人们选择那样做，一种理想的行为改变才能够发生，并且持续进行（组织和政府在健康促进项目中追求的大部分健康行为改变都是一种自愿行为，而不是强制行为）。因此，将健康行为视作第一和最重要的个人选择及行为是令人信服的。

　　这也许是正确的。但是，它是不是就意味着个人的不健康行为完全是自己所为，即人们有意识或者甚至是理性地做出选择进行这样的行为，而其他更广泛的因素（制度的和社区因素；社会、经济和环境因素，包括公共政策）并不发生作用——除非是人们采取某种行为时的额外的激励？健康行为模型的主要发展和演变都试图寻找对这些问题的答案。

---

　　① 附录 1 的内容原本是在前文的文献回顾章节和分析框架章节中介绍的。但是，由于这个部分对经验研究中关于个体健康行为的分析有重要的关联作用，为了更集中地说明问题，本研究将其单列为附录 1 部分进行专门介绍。

健康行为和健康行为改变的个人模型集中强调个人的特征——知识、态度、信仰和个性是个人行为的主要影响因素。人际模型则还认为，人际交流是形成和影响个人健康行为的重要因素。

1.2 健康信念模型

最早的个人健康行为模型是健康信仰模型（health believe model，HBM）。关于这个模型的诞生有一个广为人知的故事。最初当美国的公共健康服务在 20 世纪 50 年代向一些高风险社区提供某些疾病（如肺结核和天花）的预防项目时，人们的反应很低。尽管这些服务是免费的，并且很容易获得（Hochbaum，1958；Rosenstock et al.，1959）。之后，三个心理学家——Irwin Rosenstock、Godfrey Hochbaum 和 Stephen Kegels 对这一反应性过低的原因进行了研究（Mikhail，1981；Burns，1992）。他们的研究结果产生了最初的 HBM。此后，该模型被进一步修改和扩展，并增加了其他的影响因素。

在 HBM 的早期模型中，五个构成是模型的主要板块。它们包括：①感知易感性。个人对自我健康状况面临负面影响的感知。②感知严重性。个人对自我健康不良的严重性的感知。③感知行为益处。个人对采取行动降低易感性和严重性带来的益处的感知。④感知行为障碍。个人对采取行动所产生的物质和心理成本的感知。⑤提示因素。诱发健康行为发生的因素。

需要注意的是，除了"提示因素"以外，其他四个构成都被表达为个人自己的感知或信仰。正是这些个人自己关于影响因素及其价值的感知或信仰——而非那些因素的实际价值决定这一个人的选择。正如 Hochbaum（1958）所述，"简而言之，我们需要关注人们所信仰的，而不是这些信仰取向的正确性"。类似的，Rosenstock（1966）表示，"这些变量是针对行动个体的主观世界，而不是医生或物理学家的客观世界"。

这一对个人自己的主观信仰的强调追随一种现象学的哲学观点。该观点强调个人在决定他们的选择中的自我感知（Mikhail，1981）。根据这一观点，注重他人无法看到的经验观点是徒劳的，"人们仅仅根据他们相信的存在而行动"（Mikhail，1981）。

但是，对 HBM 是否能被看作简单的理性选择模型问题，现象学观点却使 HBM 的解释颇具冲突。在现象学方法中，可以这么来看。感知易感性和感知严重性分别是关于个人对具有某种健康状态及具有这种健康状态带来的后果的风险认识。这似乎可以界定为一个人对持续当前行为的"回报"的感知。假如后一种改变的回报高于维持原先行为的回报，人们可能会做出倾向于改变的决定。一旦做出倾向于改变的决定，提示因素才有作用，决定才能付诸实现。

　　这是对该模型的简单概括。随着模型的逐步发展，对决策过程的解释也更加丰富。并且更加沿着心理学而非理性决策理论的传统方向发展。根据个人对患某种疾病的感知易感性和感知严重性程度的不同，采取改变行动的动机或"准备"可高可低。当感知易感性是可能的，并且，感知严重性比较高，动机或"准备"就可能比较高；反之，动机或"准备"就可能比较低（Rosenstock，1966）。

　　在改变的动机比较高的情况下，行动的选择将依赖于采取行动的感知的效果。至少，一种可行和有效的选择必然存在。但是，这时候，阻止行动的"障碍"可能出现。"它是否会很痛苦？""它是否会扰乱我的家庭生活？""它是否会使我和我所爱的人陷入经济危机？"诸如此类的问题可能影响一个人的想法，并在决策过程中对行动造成阻碍（Rosenstock，1966）。

　　当改变的准备和对行动过程的负面感知都比较强烈时，情况就比较复杂。在这种情况下，个人可能同时表现采取行动和避免行动的行为。当这一情况发生时，他们可能考虑其他的选择，并选择一种不同的、更简单的行动。然而，假如没有其他选择，他们将以如下两种方式中的一种进行行动（Lizewski，2010）：第一，他们可能从心理上远离这种境况，如宣布想要"明天"再改变行为的意图。这可以从感知行为益处和感知行为障碍上获得暂时的心理解脱。第二，他们可能经历更多的恐惧和焦虑。假如这种不良的感觉太大，不理性的行为就可能发生。在这种情况下，对采取有效方式确保健康的任何要求都有可能遭到置之不理（Rosenstock，1966）。

　　因此，不仅是认知因素有关，情绪因素也有关。事实上，根据 Rosenstock（1966）的研究，情绪因素对个人的决策的影响可能比认知因素更大。

　　上述讨论是基于现象学观点出发的。但是，人们的感知如何得以形成及如何能够被改变是另一个问题。理性选择的基本原则表明，通过寻找重要因素的相关信息和知识，以及获得这些信息和知识后使其对自己有用，个人的重要的信仰就能与现实尽可能地接近。然而，对此，心理学观点则能够对此提供更多的、不同的分析。不现实的机会主义、归因和控制点理论表明，即使存在经过良好测试的概率、相关性和统计关系，个人完全可以相信他们自己会抵制改变的趋势，并且，他们如何行动和采取哪些行动也许对他们是否陷入一种（健康不利的）境况的可能性影响很小。在这种情况下，理性选择的观点看上去解释力非常弱。

　　当然，弥合这些观点之间的距离是健康教育或者更广泛的健康促进的任务。对此，的确有空间能够促使其发生。然而，在这个方向上的努力必然不如理性选择理论认为的那样简单。后文将对相关原因进行总结。

　　另外，还需要引起足够注意的是，根据 Rosenstock（1966）的研究，即使所有因素都指向了更积极的健康行为，人们有时仍然可能不采取行动。在这些情况下，他认为，一定的事件可能"引起"个人向预防方向采取行动（Rosenstock，

1966）。这些可以是内在性的，如生理不适，或者外部性的，如媒体宣传。因而，动机低需要有更多的提示因素，而动机高则不需要太多的提示因素。

1.3 进一步发展

在 Rosenstock（1966）给予 HBM 明确表达的 10 年之后，在解释人们的健康行为并试图对之进行建模的方面出现了两个重要的发展。第一，1975 年，Fishbein 和 Ajzen（1975）提出了他们的理性行为理论（theory of reasoned action，TRA）。第二，Bandura（1977）发表了他关于人类行为改变中的自我效能的作用这一具有影响力和开创力的文章。这一概念随后逐步得到健康行为研究者的广泛接受和采纳。相应的，HBM 和 TRA 很快都进行了修改，将这一个概念作为一个解释人类健康行为和健康行为改变的一个重要构建部分而包括进各自的模型。它也促使了一个新的理论的诞生，即健康行为的社会认知理论（social cognitive theory，SCT）。

1.3.1 理性行为理论

理性行为理论（TRA）与 HBM 的区别在于两个重要的方面。第一，它在"行为性信仰"（即 HBM 中的信仰）中增加了第二类信仰，即作为一个人遵循某种行为的理由的社会规范和标准；第二，它明确表达了实际行为和行为意图（behavioral intention）之间的差距，并形成了目前被广为认可的意图-行为差距理论。根据 TRA，"行为性信仰"和"规范性信仰"将影响一个人的行为意图，而不直接影响其行为。行为意图仅仅是实际行为的一个预测标，并且，很多时候并不是一个很好的预测标。

事实上，HBM 已经考虑了一个人的选择（或者意图）与其实际行为或行动之间的差距。这种差距被表示为提示因素。在选择被实际转变为真的行动之前需要有足够强的提示因素。这意味着一个人的选择并不总会等同于实际行动。事实上，很多研究表明，在公共健康干预项目中，居民常常表达一种积极的意图，但是，这种意图通常并没有导致实际行动。

尽管如此，这一意图与行动之间的差别在 HBM 中并没有扮演关键角色。提示因素仅仅决定人们选择与行动的五个构成中的一个。事实上，HBM 对意图和行为（或者选择和行动）并没有明确的区分。但是，在 TRA 中，这一区别发挥关键作用。

TRA 的三个主要构建是：①对一种行为的态度。它是通过对采取某种行动所导致的投入及行动将带来的结果的感知加权一个人对这些投入和结果的价值评判来形成。②主观规范。这包含关于社会规范和标准的感知，以及遵循它们的动机。③行为意图。这是对某一行为的态度和主观规范的函数。

因此，意图决定行为，但并不完全决定。图 A1.1 给出了对这一理论结构的图解。需要指出的是，TRA 及其后的所有其他的健康行为理论都与 HBM 一样拥有现象学观点，即个人健康行为的决策制定依赖于其个人自身对重要因素及价值的感知，而不是建立在这些变量从科学意义出发的价值。可以将"对行为的态度"的解释作为等同于 HBM 中决策过程导致的相似结果，即包含相似范围的信仰和信息的过程，即使 TRA 有时可能有不同的表达形式。

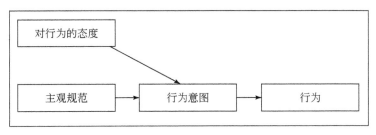

图 A1.1　理性行动理论

1.3.2　社会认知理论

关于行为变化的社会认知理论与 Bandura 的作用紧密相关，因为，Bandura 在 30 年中出版了一系列关于该方面的文章。它实际上是关于人类行为、行为改变及其在人类健康行为中的应用的一个一般理论。而 Bandura 应用该一般理论撰写了很多直接关于健康行为和健康促进的文章。在这里，本研究的关注点仅仅是应用 SCT 来解释健康行为和健康行为改变的这一主题。

SCT 对理解健康行为有很多重要的贡献。其中，最重要的是其在对人的健康行为的研究中引入并应用了"自我效能"的概念。

尽管从源头上讲，SCT 作为一种健康行为理论是一个独立发展的理论，但是，它也明显地被看作与 TRA 有直接联系的一种理论。因为，这两个理论都关注相同的问题，只是，SCT 给予了更全面也更根本的剖析。

（1）观察学习（模仿）

心理学中的社会学习理论（social learning theory，SLT）产生于 SCT 之前，且是 SCT 的理论基础。SLT 认为，人们不仅在自己的经验中学习，而且通过观察其他人如何行为及这些行为的益处来学习。Bandura 之前是一个 SLT 方面的研究者。之后，他扩展了 SLT，提出了 SCT，并强调了"观察学习"及"强化"的观点。人们可通过充分有利的"强化"来实施并保持实施积极的行为，并且，他们并不需要仅仅从自我经历中学习这些"强化"，他们还可以通过观察其他人的经历和他们进行的"强化"来学习。这大大增加了行为变化的范围和可能性。同时，假如忽视观察学习的作用，它也增加了发生挫败的机会，并有可能向不良的方向发展。

"观察学习"的作用的确与 TRA 的"规范性信仰"有紧密的关系。但是，两者并不是完全相同的。在"规范性信仰"中，其强调植根于人们的社会和文化环境的社会规范，以及某些重要人物的看法和意见。不遵守社会规范可能意味着消极的制裁和"回报"。然而，"观察学习"拓宽了这一人际影响的范围。"观察学习"原则上可以在任何层面上发生，即可以在任意两个人或更多人之间发生，也可以在两种方向上发生——观察积极的强化或者消极的强化。根据 SLT，人们在非常早期的发展阶段，更经常的是通过观察其他人的行动来学习，而非通过自己的亲身试验和失误来学习。

在一些研究中，SCT 被看作一种人际层面的理论，而 TRA 是一种个人内在层面的理论。这主要是因为 SCT 强调"观察学习"。但是，严格地说，即使是 TRA 也有通过"规范性信仰"构建表达的显著的人际维度。

（2）"自我效能"及其作用

20 世纪 30 年代，SCT 最突出的贡献是其对"自我效能"概念的引入和应用。对"自我效能"的界定并不是容易的事情。一般来讲，"自我效能"指个人对他们开展一项具体任务或行为的能力的信仰或观念，尤其是他们自我实施对富有挑战性的需求及自身功能的控制能力。有时候，人们会区分两种类型的"自我效能"，即"任务自我效能"和"自我控制自我效能"。前者指开展特定的运动反应的专门生理或心理技能，这事实上相近于我们通常所说的"知识和技能"；后者指在一个有竞争的需求并存在障碍的情况下实施的行为。本回顾对"自我效能"的界定主要指后一种①。

"自我效能"也与其他一些心理学概念相近，如自尊、自信和能力。但是，本质上，它们是不同的。自我效能是关于一个人对自我开展特定任务的能力的信仰；而自尊是关于一个人对自我价值的总体观念；自信是关于一般性人格特质或心理倾向。"自我效能"与认知和特定情境有关。也就是说，根据不同情境，一个人在完成某项任务的个人能力方面可能有较高程度的"自我效能"，但并不一定有很高的自尊和自信。另外，"自我效能"是关于一个人对其自身能力的知觉或信念，而不是实际能力。也就是说，"自我效能"是一个人对其效能的信念。当然，这种信念有可能是错误的。

根据 SCT，"自我效能"在应对行为-意图差距方面有重要的作用。首先，"自我效能"可以直接影响人们的行为。总体上，对给定的意向，更高程度的"自我效能"意味着一个人更可能采取行动。也就是说，其意图更可能成功地被转变为行动。第二，"自我效能"可以影响一个人的动机和目标确立。广为人知的是，与拥有更低程度的"自我效能"的人相比，拥有更高程度的"自我效能"的人常常

①换一种说法，"自我效能"是有关一个人在处理压力、抵制诱惑和动员资源以满足情境需求，并最终成功地实现自我目标（可以是完成一项给定的任务或行为）过程中的自我技能、能力和持久力。

为他们自己设立更有雄心、更具挑战力的目标。"自我效能"感低的人常常对他们可能取得的成就和个人发展抱有悲观预期，"自我效能"感高的人则倾向于对他们的能力有更高的预期，并因此考虑他们所能实现的更高的目标。第三，根据 Bandura（1998，2004）的研究，"自我效能"也可以对（个人的、情境的、卫生系统的）社会结构性因素产生影响。有时，它能够促进或阻碍健康行为的改变。因此，它也对人们的目标或意向存在影响。

图 A1.2 概略地描绘了"自我效能"影响并调控行为—意向差距的不同路径。

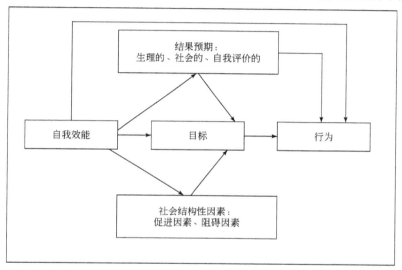

图 A1.2　社会认知理论

资料来源：Bandura，2004

可以看到，给定意图，"自我效能"可以直接影响行为。它也可以改变一个人的目标或意图，其路径既可以是直接的，也可以是通过影响结果预期和/或促进/阻碍改变的发生来实现。注意，结果预期的构建也许可以被看作 HBM 中所界定的除了"障碍"和"提示因素"以外的所有其他因素的总和。

（3）"自我效能"的来源

"自我效能"有重要的作用，那么，什么因素能够决定一个人的"自我效能"水平呢？对这个问题，SCT 提出了四种可能的来源：①个人成就或掌控。一个人自己的积极或消极经历可能影响其实施某一项具体任务的"自我效能"感。成功和失败可以是因为内部原因，并且可能重复；②替代经历。当一个相似于自己的"典范"（model person）成功地掌控了或者未能掌控一种艰巨的境况，社会性比较可以增强或减少一个人做同样事情的"自我效能"；③口头劝导。通过其他人的语言劝导，"自我效能"可以提高，尤其当他们认为其他人有很高的信誉时；④心理和情绪状态。某种任务可能引起躁动和焦虑（如面对大众发言）；假如一个人更安于开展这种性质的任务，其将感到更能胜任。

四个来源的强度和重要性根据上述排序而不同。其中，个人成就或掌控具有最强的影响力。

很明显，随着"自我效能"的引入，SCT 不仅增加了一个构建，也增加了对个人健康行为的结构性理解。其核心是很明显的，即其在通过影响目标或意向而直接或间接地影响一个人的行为中所具有的普遍作用，或者，更间接地通过影响那些决定一个人的目标或意向的因素来影响一个人的行为的作用。

1.4 后期发展

后期发展包括"实施意向"概念的引入。这可以被看作是一个弥合行为—意向差距的具体措施。阶段性理论在这个领域中也在不断发展。另外一个主要的发展是 SCT 被移植到 HBM 中。在 SCT 引入"自我效能"作为理解健康行为的一个关键构建之后，HBM 和 TRA 经历了重大的发展。两者都认识到"自我效能"的重要性。因此，两者都将这个概念包括进各自的理论模型。然而，在这两个经过发展的理论中，"自我效能"都没有像在 SCT 中那样给予中心地位。因此，在新的 HBM 中，"自我效能"作为一个影响个人行为的更具对比性的因素（没有行为—意图差距）而被移植到模型中。在新的 TRA 中，即计划行为理论（theory of planned behavior，TPB），"自我效能"成为与"态度"和"规范性信仰"一起的另一个影响个人行为意图而非行为本身的因素。

附录 2　个案县背景概述：20 世纪末至 21 世纪初 JC 县
社会经济和卫生发展概况①

2.1 社会经济概况

JC 县是位于中国西南部的大理白族自治州下的一个贫困县②。该县距云南省人民政府驻地昆明市 526 千米。全县辖区面积为 2250 平方千米，其中，百分之九

---

① 这个部分旨在对 JC 县项目实施前的社会背景给予一个比较综合的介绍，以便读者对项目实施的前因后果有一个连贯的理解。将其与第 3 章关于 JC 县和中加项目的概括介绍相分离也是出于对正文篇幅安排的流畅性考虑。

② 为了与正文的阐述相一致，除特殊说明以外，附录 2 提供的相关信息主要反映 JC 县在 20 世纪末及 21 世纪初（即中加项目实施前至实施末）的信息。

十以上的面积为山原覆盖。澜沧江河谷的三大水系蜿蜒穿越 JC 县境，形成县内的四大主要河谷。山体和河流的纵横交错使 JC 县境内形成了一些大小不一的盆地，当地人称为"坝子"。坝子内地形平坦，是 JC 县大部分人口的生活和生产场所。位于县境东北部的金华坝是县内最大的盆地。JC 县政府驻地就在这个坝子里。

在自然环境上，JC 县境内山高坡陡，因而交通运输极为困难。从东北部的县城金华镇出发到西南部的象图乡，山路崎岖，险路众多，开车要历时一天才能到达。在 20 世纪中期以前，县内道路大多数是泥结石小路。运输全靠人背马驮。中华人民共和国建立后，县政府相继修筑了一系列道路，并不断加强县道和乡村公路的建设，逐步实现了乡乡通公路，并于 1990 年实现各行政村之间通公路。这使 JC 县很多地方实现了汽车、拖拉机和手扶拖拉机取代人背马驮的交通运输状况。但是，直到 90 年代中期，大量连接自然村之间的道路仍然是蜿蜒崎岖、颠簸不平的土路、泥路。并且，很多偏远山区的人们仍然要依靠人背马驮的交通方式。象图乡的一个村子，农民自己集资办电，一根电杆，从山下运到山上去，要用 40 个人抬两天，中途不能回家，还得在半山腰过一夜。

1996 年，JC 县全县总人口为 162 262 人（JC 县妇幼保健院档案资料 26）。从民族构成来讲，白族是 JC 县人口的主要构成部分，其人口比例占 JC 县总人口的 90% 以上，也是全国白族比例最高的县。境内还有少量汉族、彝族、傈僳、回族和纳西族等民族人口。不过，JC 县的白族受汉藏文化的影响较大，是一个汉化程度较高的少数民族。白族人口信奉一种独特的传统宗教。当地人称"本主崇拜"（也叫"本主教"）[①]。当地农村村里一般都建有本主庙。这是举行宗教活动的主要处所。除了宗教之外，JC 县白族丰富多彩的民间生活还体现在各种各样的传统节祭习俗和民族节日活动。这些习俗和活动一年四季都有，是当地居民重要的集会、交流和娱乐的方式。

在经济发展上，JC 县处于较低水平。它属于农业县。全县农业人口占总人口的 90% 以上。但是，由于受高海拔地理、气候因素和水资源的影响，全县的农业收入很低。1996 年 JC 县农民人均年纯收入为 635 元，低于同期全国平均水平（JC 县妇幼保健院档案资料 26）。在欠发展的农业生产状况下，JC 县的工业长期处于欠发展的状态。1990 年，JC 全县只有规模不大的国有工业企业 13 家，集体工业企业 103 家，大部分工业都是小型的散户个体工业，集体工业也主要以联户和村办形式居多，个体工业则主要集中在农村。县内很早就有早期的集市。每年举行一次的大型集市——骡马物资交流大会和"二月八"物资交流大会。JC 县的地方财政长期处于"吃不饱肚子"的状态。相应的，地方政府对社会发展事业的投入

[①] 关于 JC 县宗教信仰的详细介绍见第 6 章相关内容。

相当有限。

在行政建制上，自 1949 年开始，JC 县的地方政府一直为县、乡两级政府结构[①]。1949 年成立的县人民政府最初设财务、粮务、群运、文教、司法、治安、建设和秘书等 8 个部门。1956 年 JC 县人民政府改称 JC 县人民委员会。1970 年后，卫生成为增设的政府下属职能部门。1958 年，JC 县的 17 个乡镇改建为 8 个人民公社。1958 年后，卫生与文教一起成为乡政府下设的委员会之一。1988 年体制改革后，全县设 1 镇 8 乡。在该体制中，卫生成为乡人民政府下设的一个独立所。同年起，全县在乡下设行政村。不过，政府组织没有进一步在行政村设立。只是建立行政村村公所，设村长 1 人，副村长 1~2 人，文书 1 人。行政村包含若干个自然村。各自然村设村（社）委员会。行政村和自然村是最基层生产和生活的组织单位。1996 年，JC 县全县共有 1 镇 8 乡。乡镇下共设 93 个行政村、381 个自然村（JC 县妇幼保健院档案资料 26）。

2.2 妇幼保健服务和管理体系

从全国来讲，县级妇幼保健服务属于国家要求建立的基层三级医疗、保健网络职能的一部分。在 JC 县，农村三级医疗网由县、乡、村三级机构组成。4 所带有"国家性质"的卫生事业机构构成了 JC 县医疗网的最高一层，包括县人民医院、县中医院、县妇幼保健院和县防疫站；除县城所在镇以外的其他 8 个乡镇的卫生院构成 JC 县医疗网的中间层；93 个行政村的村卫生室则组成了 JC 县医疗网的网底，直接向农村居民提供最基本的医疗服务（JC 县妇幼保健院档案资料 26）。这其中，除了县中医院没有直接而明确的妇幼保健职能以外，其他机构均在各个层面上负担一定的妇幼保健服务职能。对这些机构具有行政管理权力的部门是县政府的职能部门之一——县卫生局。以下将对这些主要部门和机构在妇幼卫生领域的主要职责和工作给予简要的概括。

2.2.1 县政府及县卫生局

JC 县人民政府领导卫生工作是其在 1949 年成立之初就明确的[②]。县政府在妇幼卫生领域的主要角色是确定基调、明确方向及对人事安排、机构设置和财政投入等重大决策进行最终决定。对其他如基建、设备、人员等各种常规性或临时性

---

① JC 县的行政建制在 1949 年后有过多次变动，包括与临县的合并与分离等。关于这个方面的详细介绍见云南省 JC 县志编纂委员会（1999）。这里给出的关于行政设置的说明主要是与卫生及中加项目相关的信息。

② 1949 年 8 月 1 日颁布《JC 县人民政务委员会成立宣言》。该宣言列出"向人民负责"的十一项内容，其中第七项明确提出要"发展农村公益建设，诸如水利、劳动互助、文教卫生等，并保护开发资源及各项人民公产"。

重大项目，县政府将单独审批。县政府对全县卫生工作的具体管理主要是通过其下设的卫生行政管理机构来实现的，即 JC 县卫生局①。这一设置始于 1952 年 6 月。县卫生局受 JC 县人民政府的直接领导，代表政府负责全县卫生行政事务的管理工作。其主要职能是负责贯彻与执行中央和省、州政府与卫生行政管理部门下达的关于卫生方面的主要指示及地方政府在卫生领域形成的各项决策。同时，县卫生局要协助县政府进行相关卫生政策的决策，并针对中央和省、州政府的指示及地方政府的决策向县政府提出具体的实施方案或意见。另外，县卫生局还要负责对全县各卫生事业单位和其他医疗单位的监督和管理。

2.2.2　县人民医院

JC 县人民医院在妇幼卫生领域的主要职责是开展临床服务。院里所设的妇产科和儿科是直接提供与妇幼健康有关的医疗服务部门。很长时间里，全县大部分住院分娩服务都集中在县医院，剖腹产手术几乎全部在县人民医院进行。同时，县人民医院是县内提供孕产妇分娩和儿童医疗的最高技术部门。在开展分娩服务的过程中，县人民医院也对孕产妇和婴儿提供相应的妇幼保健服务（20 世纪 90 年代中期以后包括建立孕产妇保健卡和儿童保健卡）②。

2.2.3　县卫生防疫站

1958 年成立的 JC 县卫生防疫站最初也承担过妇幼保健工作③。随着各项医疗卫生防治设施的健全和完善，妇幼保健业务从县卫生防疫站业务中逐步分出。不过，其仍然监管与妇幼卫生相关的一个重要方面，即儿童的计划免疫。这项工作的开展有较强的技术特点，要求防疫站负责管理全县范围内儿童的计划免疫接种服务，即组织和管理由各定点机构和责任人（主要是乡镇卫生院的防疫专干和村卫生室负责打预防针的防疫医生）对需要接种的儿童群体按要求实行定期接种的具体事务。由于全国对计划免疫工作有比较明确的规定，防疫站与上级行政管理部门和下级业务单位的关系相对比较单一，与妇幼保健部门的分工也比较明确。

---

① 另外，还有 1953 年成立的"JC 县爱国卫生运动委员会"和 1958 年成立的"中共 JC 县委除害灭病领导小组"（1970 年后改为"JC 县委血防领导小组"）。但这两个委员会都是针对具体内容的领导组织。
② 在 1958~1973 年，由于县妇幼保健院（当时称"县保健站"）的撤销，县妇幼保健院原先承担的妇幼保健业务工作全部并入县人民医院妇产科。因此，在这段时期内，县人民医院也负责全县妇幼保健服务的指导和管理工作。但是，随着县妇幼保健院建制在 1973 年重新恢复，县人民医院不再总体负责妇幼保健工作，而集中提供妇幼卫生的医学临床服务（包括分娩服务）。不过，其仍然设立单独的妇幼保健科，配备专职或兼职的妇幼保健医师，配合县妇幼保健院各种工作，并继续对其所接诊的孕产妇、婴幼儿和儿童提供就诊期间所需的相关保健服务。另外，在全县各相关机构遇到与孕产妇分娩和妇幼健康有关的紧急情况时，县人民医院还将提供技术救援。
③ 县防疫站的前身为 1956 年成立的"JC 县血吸虫病防治所"。

2.2.4　县妇幼保健院

JC 县妇幼保健院是统领全县妇幼卫生工作队伍的龙头。在性质上，县妇幼保健院是一个偏重技术指导的业务部门，但同时兼有一定管理职能。从工作职责来讲，县妇幼保健院的工作是负责全县新法接生的业务培训[①]、妇女儿童保健技术指导（包括设立并下达妇幼保健的技术标准等）、县内妇幼卫生信息的监测、统计和上报。同时，保健院还承担部分计划生育手术。具体来说，保健院需要按照省、州政府布置的年度、季度或不定期的各项技术任务、要求和指标，以及本县上一年度妇幼卫生发展情况，制定新一年度指导全县妇幼卫生工作的各项计划。这些计划通常由院内分管领导在内部商量后，结合上一年的表现和上级部门要求综合而成。当这些计划建立后，具体的实施则主要通过乡、村两级妇幼卫生工作者来完成。县妇幼保健院的职责主要是任务下达、技术指导和监督，并将最后的实施结果上报上级行政和业务主管部门。

在业务关系上，一方面，县妇幼保健院受上级保健服务机构（包括大理白族自治州妇幼保健站/院和云南省妇幼保健站/院）的业务指导。县妇幼保健院的技术标准设立、对下级单位的指导技术和对农村妇幼卫生信息的监测要求等大部分内容都从上级业务单位获得。另一方面，县妇幼保健院要对下级部门的工作进行指导和考核。县妇幼保健院的下级主要包括各乡镇卫生院的妇幼专干、负责妇幼卫生工作的村医。县妇幼保健院的领导和工作人员要定期下乡进行各种技术检查和指导（县妇幼保健院访问资料，2009 年 9 月 10 日）。

在行政关系上，县妇幼保健院则受县卫生局的直接领导，是属于县卫生局下设的一个分管妇幼卫生的事业单位。这意味着，县妇幼保健院在机构设置、发展方案、内部管理、重大活动等方面的具体安排，都要上报县卫生局，听取县卫生局的意见，接受县卫生局的审批。因此，县妇幼保健院对政府有较大的依赖性。但是，妇幼保健院又不同于政府卫生行政管理机构，因为它更强调专业技术性（并因此如上文所述需要获得上级保健服务机构的业务指导），如在孕产妇保健技术、儿童保健技术、分娩接生技术等方面。县妇幼保健院所具有的专业技术性是政府行政机构所无法替代的。因此，县妇幼保健院在具体服务提供中又具有一定程度的相对独立性。

1990 年，JC 县妇幼保健院设儿童保健和妇女保健两个组。到 1996 年，县妇

[①] 根据卫生部要求，新法接生指产包、接生者的手、产妇的外阴部、脐带四消毒，并由医生、助产士和接受过培训并取得"家庭接生人员合格证"的初级卫生人员、接生员从事的接生（中华人民共和国国家统计局，2009）。不过，根据 JC 县妇幼保健院档案资料 29 及卫生部 2000 年孕产妇保健年报表，在 JC 县，1991 年前的新法接生主要是脐带卷消毒接生，1991 年之后才要求"四消毒"接生，但是，对接生员没有特别要求。

幼保健院共有技术人员 16 人，其中，负责妇女保健的为 13 人，负责儿童保健的为 3 人（JC 县妇幼保健院档案资料 26）[①]。

2.2.5　乡镇卫生院

乡镇卫生院是乡镇辖区内负责直接提供、指导与组织农村基层提供妇幼保健服务的主要机构。20 世纪 90 年代中期，JC 县妇幼卫生领域开始实施两个系统管理，即孕产妇系统管理和儿童系统管理。相应的，乡镇卫生院需要承担本乡的"孕产妇系统管理"和"儿童系统管理"相关服务内容。按照设计要求，这两个系统管理涉及一系列有针对性的服务，包括孕产妇的产前检查、高危筛查、分娩服务、产妇产后访视、儿童访视、儿童体检、高危儿童筛查等；乡镇卫生院还要为辖区内的农村孕产妇提供分娩接生服务[②]。但是，实际上，由于受当地社会宗教和规范的影响，大多数村民并不利用这些服务，机构在这些方面的服务提供能力很弱[③]。

各乡镇卫生院均设立妇幼保健室（根据实际情况和不同时期，名称会有所不同），配备专职或兼职妇幼保健医师 1～2 名，称为"妇幼专干"。同时还有"防疫室"，配备"防疫专干"[④]。"妇幼保健室"和"防疫室"在有的乡镇卫生院合并为一室，称为"防保组"。"妇幼专干"和"防疫专干"大都分设，但也有合并一人承担的。1996 年，全县共有妇幼专干 11 名（JC 县妇幼保健院档案资料 28）。

"妇幼专干"在县妇幼保健院的指导和乡卫生院的领导下，向农村服务对象安排产前检查、产妇产后访视和儿童体检等服务，同时还负责管理、指导、监督各村妇幼保健服务提供者（主要是村医）在村级开展相关的服务工作和信息收集工作。"防疫专干"则主要负责为辖区内所有符合预防接种条件的儿童定期打预防针，并发放疫苗给乡村医生，统计免疫接种结果等。在 20 世纪 90 年代，1 名乡"妇幼专干"一般要分管 10 多个行政村的村医，覆盖 40 多个自然村的孕产妇及儿童服务群体。"妇幼专干"及"防疫专干"的基本工资由财政拨款（即县财政对乡镇卫生院实行差额拨款的一个方面）。[⑤]

2.2.6　村卫生室

JC 县各村卫生室是 JC 县妇幼卫生服务提供的最基层网络。在 1996 年，JC 县共有 53 名村医和 76 名卫生员构成了覆盖 93 个行政村（89 个村卫生室）、380

---

① 关于县、乡、村三级卫生工作人员的教育程度说明详见后文对妇幼卫生服务能力问题的分析部分。
② 由于服务条件和技术力量的限制，乡镇卫生院提供的分娩服务主要局限在顺产。20 世纪 90 年代末期仅有县人民医院、县妇幼保健院和一所中心卫生院共三家机构能够提供剖腹产。
③ 相关介绍见第 6 章个体增权部分。
④ "防疫专干"主要受县防疫站的技术指导，负责辖区内儿童的计划免疫接种。
⑤ 见后文关于妇幼卫生公共投入部分的介绍。

多个自然村的农村妇幼卫生保健网底[①]。他们为本地服务利用群体（育龄妇女、孕产妇和儿童）提供最基本的保健服务和知识。

原则上，村医需要负责对卫生室所覆盖的行政村服务对象提供最基本的孕产妇的产前检查、产妇产后访视和对村里服务对象的基本信息统计与上报，需要使用大仪器的检查则要提醒服务对象去乡镇卫生院检查。因此，他们成为与服务对象距离最近的妇幼卫生工作群体。一般一个村每年有 10～30 名孕产妇，以及 100 多名 0～7 岁的儿童（村级访问资料，2009 年 9 月和 12 月）[②]。而村医的任务就是为这些孕产妇和 0～7 岁的儿童提供最基本的妇幼保健服务。

但是，20 世纪 90 年代中期以前，JC 县妇幼保健服务尚不规范，村医要负责的妇幼保健服务内容并没有得到明确。只在乡镇卫生院妇幼、防保科召开的定期碰头会上（一般每月一次），"妇幼专干"或"防疫专干"会给予村医相关的口头要求、技术指导和一些提醒。后文关于村医的定位问题还会对此做进一步介绍。

2.3 妇幼健康水平及服务利用状况

在 20 世纪 90 年代，JC 县的妇幼卫生发展面临着严峻挑战。这突出表现为当地的妇幼健康水平发展滞后。这里以妇幼健康领域的四项主要统计指标来反映这种状况，即孕产妇死亡率（maternal mortality rate）、新生婴儿死亡率（neonatal mortality rate）、婴儿死亡率（infant mortality rate）和 5 岁以下儿童死亡率（under five mortality rate）[③]。根据 JC 县为实施中加项目而开展的基础调查数据，1996 上述四项指标的水平分别为 189.04/10 万、79.93‰、101.89‰和 112.87‰（JC 县妇幼保健院档案资料 26）[④]。JC 县的妇幼健康水平明显低于同期全国农村的平均

---

① 取得行医资格的被叫作村医；没有取得行医资格，但是在村里从事了较长时间卫生服务提供的工作者被叫作卫生员。

② 具体数量视村的人口数及具体年份而有异。一些村人口多，孕产妇人数也更多。

③ 孕产妇死亡率指某地区一年内孕产妇死亡数与该地区当年活产数之比。它是反映母婴安全的关键指标，也是衡量一个国家和地区经济社会发展的重要指标，被列为联合国千年发展目标之一。新生儿死亡率指对人类每1000个出生未满一个月的婴儿和胎死（死产儿）死亡数占比；婴儿死亡率指某地区一年内未满 1 岁婴儿死亡人数与该地区年内活产婴儿数之比。5 岁以下儿童死亡率指某地区一年内未满 5 岁儿童死亡人数与该地区年内活产婴儿数之比。它与婴儿死亡率一起成为反映母婴安全的关键指标，也是衡量一个国家和地区经济社会发展的重要指标，被列为联合国千年发展目标之一。

④ JC 县的妇幼保健院每年都对相关的妇幼健康水平和保健服务利用水平进行数据统计。这些统计大部分是由基层逐层向上汇报收集后计算所得。由于统计的手段和方式存在的问题，结果往往不乏漏报现象。1996 年中加项目基础调查结果显示了研究中所列的主要健康指标存在超过40%的漏报率。这使当地的统计数据并不能完全准确地反映实际情况。笔者对县妇幼保健院工作人员的访谈结果也从另一个角度证实了这样的情况。由于无法获得相关指标各年的漏报率，本研究无法对各年数据进行逐一调整。因此，简单地罗列各年数据及将这些数据与全国数据进行比较都不能很好地说明真实情况。因此，这项研究将不着重以历年的死亡率和服务利用的统计数据揭示关键问题。不过，此处和下文所提供的 1996 年死亡率和服务利用率数据是经过中加项目基础调查所获得的漏报率调整后的数据。这些数据能较好地反映当地的实际情况。

水平。1996 年，全国农村这四项指标的平均水平分别为 76/10 万、31.1‰、41.6‰ 和 51.1‰（中华人民共和国卫生部，1996）。JC 县各项死亡率指标水平高出全国农村平均水平的 1～1.5 倍（表 A2.1）。

表 A2.1　1996 年 JC 县和全国妇幼健康水平比较

指标	JC 县水平	全国农村平均水平
新生儿死亡率（‰）	79.93	31.1
婴儿死亡率（‰）	101.89	41.6
5 岁以下儿童死亡率（‰）	112.87	51.1
孕产妇死亡率（/10 万）	189.04	76/10

资料来源：中华人民共和国卫生部，1996；JC 县妇幼保健院档案资料 26

对孕产妇死亡和儿童死亡存在影响的第一个重要的间接因素是妇幼保健服务状况。从消费者角度来讲，就是妇幼保健服务的利用程度。在这个方面，JC 县同样面临重大的挑战。以 1996 年统计数据为例，当年全县孕产妇接受住院分娩的人群比例不到 1/3，即住院分娩率只有 30.04%（JC 县妇幼保健院档案资料 26）。考虑到 JC 县多山区、交通不便的因素，更多人在家里分娩不是不可想象。只要这部分在家分娩的人在当时条件下能够接受新法接生[①]，就在一定程度上降低了产妇和新生儿发生破伤风感染继而危及生命的风险。但是，当年 JC 县全县的新法接生率只有 32.18%（JC 县妇幼保健院档案资料 29）。同样，对孕产妇系统管理率和 3 岁以下儿童保健覆盖率两项最能反映 JC 县保健服务提供系统绩效的指标，1996 年 JC 县的水平分别只有 33.84% 和 30.86%（表 A2.2）。也就是说，有超过 2/3 的服务利用者未能有效地利用系统管理服务。并且，这一全县平均水平还掩盖了实际存在的县内差距，即山区的服务利用水平与坝区相比要更低。

表 A2.2　1996 年 JC 县和全国妇幼保健服务利用指标　　　　（单位：%）

指标	JC 县水平	全国农村平均水平
住院分娩率	30.04	51.6
新法接生率	32.18	91.1
孕产妇系统管理率	33.84	65.54
3 岁以下儿童系统管理率	30.86	61.41

资料来源：中华人民共和国卫生部（1996）；JC 县妇幼保健院档案资料 26；JC 县妇幼保健院档案资料 29

相比较，JC 县的服务利用水平低于同期全国农村平均水平。1996 年，以县为统计单位的全国农村妇幼卫生的四项主要服务率指标，即住院分娩率、新法接生率、

[①] 关于新法接生的解释见前文的说明。

孕产妇系统管理率和3岁以下儿童系统管理率分别为51.6%、91.1%、65.54%和61.41%（中华人民共和国卫生部，1996）。两者相比，JC县水平均明显低于全国水平。

2.4　影响妇幼健康和保健服务利用的制度性因素

从总体上来讲，对妇幼健康和保健服务利用存在影响的因素可以包括社会经济因素[①]、公共政策因素、卫生筹资和资源利用因素及人力资源因素等。这一节将集中从制度或服务机构的角度集中分析影响 JC 县妇幼健康和保健服务利用水平的因素[②]。下文将依次阐述 JC 县妇幼卫生公共投入、服务提供能力、妇幼卫生系统的管理、基层服务机构的态度和影响力及村级服务者的角色这五个方面对当地妇幼健康和保健服务利用可能存在的影响[③]。

2.4.1　妇幼卫生公共投入

根据国家规定，JC县政府对当地卫生发展负有责任，因此，政府承诺对妇幼保健服务领域给予财政拨款。但是，20 世纪 80 年代以后的政策变动反映了该县妇幼卫生发展的公共投入有不断减少的趋势[④]。

虽然县妇幼保健院的工作人员不用担心个人生计问题，因为，作为事业单位，财政拨付了基本人头工资。但是，县妇幼保健院只要每天一开门工作，从接待第一个服务对象起，所需费用就不仅仅是工作人员的工资。最基本费用包括水费、电费、材料费、维修费、下乡检查补贴费和交通费（县妇幼保健院工作的很大一个部分就是下乡对各个服务单位进行技术指导）。另外，为了调动员工的积极性，还有奖金费用；为了提高员工的技术指导能力，还有人员培训费用，等等。一系列必不可少的费用支出接踵而至。

然而，从 20 世纪 80 年代开始，县妇幼保健院的这笔开支逐步失去稳定的来源。如果当年县财政状况良好，则在年终时可以获得少量的公务费补贴。但是，如果当年县财政状况欠佳，那么，县妇幼保健院只能依靠自身力量来弥补这部分作为一个机构存在所必须支出的费用。1985 年体制改革后，政府不再足额拨付县妇幼保健院的公务费，妇幼保健院的生存压力日益凸显。21 世纪初，县政府明确不再向妇幼保健院提供财政支持的公务费，妇幼保健院的生存压力更为加剧。

这迫使县妇幼保健院"自谋出路"，多方寻找资金，以弥补支出缺口。对县妇

---

① 例如，贫困、教育、性别、交通、人口流动和文化等。
② 关于个人层面的因素及文化的因素还将在正文的个人增权一章进行分析。
③ 这一部分的相关材料除了来自县乡保健院的档案资料以外，还主要来自笔者于 2009 年 9 月和 12 月对 JC 县乡两级卫生机构的访谈信息。
④ 而这其实并不是 JC 县的独特现象，而是全国性变化趋势。

幼保健院来说，最直接的方法莫过于从以技术指导和管理为主的工作模式中拓展原本不是重点的临床医疗服务提供。也就是说，开展原先不属于县妇幼保健院工作范围的大量诊疗服务。而对这些诊疗服务，患者需要直接付费购买[①]。药品差价所得的利润和治疗费可成为县妇幼保健院的收入。但这种方法使县妇幼保健院不得不转移很大一部分对基层进行指导和管理的精力，同时，服务对象也不得不承担更大的经济负担。

2.4.2　妇幼卫生服务提供能力

20 世纪后半期，JC 县的妇幼卫生服务提供能力处于相当低的水平。这突出表现在两个方面：一是妇幼卫生服务基础设施落后，二是服务提供人力资源水平低下。

首先，在基础设施方面，以县妇幼保健院为例，1996 年，全院仅有病床 15 张，其中，妇产科病床 13 张，儿科病床 2 张；院里没有输血条件（JC 县妇幼保健院档案资料 26）。到笔者开展实地调查的 2009 年底为止，县妇幼保健院工作一直都是挤在两栋两层楼的老建筑内。提供患者住院的那栋小楼在很多年前就已经被定为危楼，但是，因为没有足够的资金，县妇幼保健院只能继续使用该楼（JC 县妇幼保健院访谈资料，2009 年 12 月）。

在乡级，到 20 世纪 90 年代中期，在 JC 县 9 所乡镇卫生院中，拥有开展血、尿、粪三项常规检查设备的卫生院只有一半；有新生儿抢救设备和措施的卫生院只有 2 所；有开展生理产科设备的只有 5 所；所有卫生院均未拥有开展剖宫产的设备；也没有一所卫生院有输血条件。在村级，大部分村医连基本的妇幼保健服务提供设备都没有。1996 年，全县 93 个行政村总共只有各种产包（包括自制的）13 个，简易病床 28 张，所有村卫生室均未拥有儿童体检必需的体重秤（云南省卫生厅档案资料 1；JC 县妇幼保健院档案资料 28）。

其次，在服务提供人力资源方面，1996 年，全县妇幼卫生工作队伍共有 207 名工作者，其中，县级机构工作人员 39 名，乡镇卫生院工作人员 39 名，村卫生室负责妇幼保健和防疫的村医共有 129 名[②]。从总体上看，这支队伍的数量并不少。但是，这支队伍的技术水平却很不乐观。从 1996 年保健院对 5 个乡 56 个行政村的妇幼卫生调查情况来看，这支队伍的受教育水平普遍很低。其中，县、乡两级医生中没有一人拥有大学本科学历，85%只是中专学历，拥有大专学历的也只有 5 人。保健院 16 名技术人员中 15 人只有中专学历（JC 县妇幼保健院档案资料 26）。

人力资源状况在村级更为严峻。在从事妇幼保健和防疫的村医中，中专学历成了为数甚少的"高学历"，仅有 17%的工作者拥有中专学历。"中专学历"主要

---

① 主要是药品和治疗费用。
② 村医中，有行医资格的村医为 53 名，没有行医资格的卫生员为 76 名。

指卫生学校教育，如大理卫校、JC 县卫校。如果拥有大理卫校的中专学历，就是佼佼者。另有 53%的村医只接受过高中（初中）教育，还有 32%的人仅有小学及以下学历（JC 县妇幼保健院档案资料 26）。

对那些没有接受过或接受极少的医学教育的人来说，获得岗前培训是必不可少的。值得庆幸的是，JC 县妇幼保健院的调查数据显示，县、乡两级医生中大部分接受过 2～3 年的上岗前培训，并且全部是州级以上的培训。不过，在村级妇幼卫生工作者中，接受过 1～4 年岗前培训的工作人员比例不足 20%，而 67%以上的人仅接受了 1 年以下的培训，并且，其中有一半人只接受了不到半年的培训，尚有一部分人接受培训不足 1 个月后就上岗，甚至还存在一些村医和接生员没有接受过任何培训就直接上岗。当然，也有一部分村医接受了上岗后的培训，但大都为半年以下的培训，并且主要在县、乡内部培训，很少有人接受省、州级培训（JC 县妇幼保健院档案资料 26）。

2.4.3 妇幼卫生系统的管理

在 20 世纪 90 年代中期，JC 县卫生系统面临的最主要的管理问题就是县妇幼保健院在管理下级服务机构中的影响力不足导致管理效率低下的问题。这个问题的主要表现是县妇幼保健院的很多工作要求在乡、村一级无法很好地得到贯彻和执行。这个问题与一系列因素有关。

首先，传统管理体制中的"条块"分割特点在很大程度上限制了县妇幼保健院在基层的影响力。根据上文介绍，县妇幼保健院对下级乡镇卫生院的管理属于"条条"的关系。也就是说，这种关系是一种自上而下的指导关系，但不是约束关系。其重点在于"技术"领域；而不是在于"行政管理"领域。在这种关系中，下级对上级的各种意见是可以"酌情采纳"的（县妇幼保健院访谈资料，2009 年 9 月 10 日）。对乡镇卫生院真正具有行政约束力的实际上是乡政府和县政府。而这属于行政管理中的"块块"关系。在这种关系中，上级对下级的安排通常会得到较好的执行。因此，乡镇卫生院完全有可能以行政管理上级——乡政府或者县政府（及县卫生局）的相关要求为理由而忽视其业务指导上级——县妇幼保健院的某些工作要求。这在很大程度上削弱了县妇幼保健院在妇幼卫生"条条"系统内部的政策贯彻力度。

其次，县妇幼保健院与基层服务机构乡镇卫生院和村卫生室在工作理念方面存在的差异导致了三者在行动中的不一致性。县妇幼保健院是县卫生局下设的专门负责妇幼保健管理工作的机构。由于一段时期内县妇幼保健院都是政府全额拨款单位，不必担心收入问题，而只要致力于业务管理工作。当然这种形式在 20 世纪 80 年代后期逐步发生了改变。但是，与之对比，乡镇卫生院的生存却是主要依靠营利性收入。因此，乡镇卫生院的主要工作目标是完成当年的营利目标。对村卫生室来说，由于其更强的个人行医特征，其工作理念主要是解决个人的生计问题。收入来源的不同导致三者在工作中的态度、认识和行动都存在较大的差异。这些差异在一定程度上造成了县妇幼保健院从本机构出发制定的一些工作计划很难在基层展开。

再次，县妇幼保健院以自上而下的行政管理手段开展业务指导的工作方法限制了基层机构工作主动性和积极性的发挥。自上而下的管理模式使县妇幼保健院在决策中很少邀请下级部门的共同参与。作为基层机构的"上级机构"，县妇幼保健院习惯于从上级部门的角度出发对下级机构的工作进行部署、安排和监督。结果，"关起门来"的决策常常有很多地方并不符合基层实际情况。这拉大了县妇幼保健院与基层团队之间的距离，并形成县妇幼保健院决策在基层实施中的阻力。

最后，习惯了依靠"政府"解决问题的县妇幼保健院自身在工作开展中缺乏改变现状的积极性和主动性。这成为制约县妇幼保健院改善与基层关系并提高管理效率的阻碍。"等、靠、要"的思想长期存在于县妇幼保健院的工作模式中。而探索新的工作方法和工作模式的主动性正是县妇幼保健院团队缺乏的方面。一个缺乏活力的团队很难改变自我的意识和行为，也很难有效地影响他人。

2.4.4　基层服务机构的态度和影响力

JC 县的妇幼卫生事业在基层存在两个限制其发展的重要问题。第一，乡镇卫生院领导经常为"妇幼专干"安排额外的工作，从而使妇幼卫生管理的本职工作成为"妇幼专干"的兼职工作。在笔者所访问的 4 个乡镇卫生院的 4 名"妇幼专干"在项目实施前均同时承担妇产科、儿科、卫生统计等多项院内工作。一名"妇幼专干"所承担的妇幼保健工作通常是其全部工作量的 1/3 或 1/2，调查中遇到最少个案只有 1/5 左右（乡级访问资料，2009 年 9 月和 12 月）。

这一现象与乡镇卫生院的经济来源性质有关。由于乡镇卫生院属于差额拨款单位，医院工作人员和机构的运行主要是依靠营利性医疗服务中的药品收入来实现的。因此，乡镇卫生院方面总是希望员工的工作都能够产生收益。而"妇幼专干"从事的工作基本不直接产生乡镇卫生院的经济效益[①]。

但是，实际上，"妇幼专干"或者"防疫专干"要完成上级交办的面向全乡各村孕产妇及儿童的保健任务[②]。完成这一任务需要"妇幼专干"或者"防疫专干"对全乡各行政村所有从事一定妇幼保健服务的乡村医生提供相关技术指导、政策

[①] 即使政府对"妇幼专干"的工资给予了财政补贴，但那只是不含奖金的基本工资。

[②] 根据 JC 县妇幼保健院的统计资料，在 20 世纪 90 年代中期，JC 县每个乡一年平均有 230 多名孕产妇、1300 多名 5 岁以下儿童，因此是相当大的工作量。

传达，以及信息收集、统计和上报等多种工作。而要开展这些工作，"妇幼专干"就必须走访各村。如果一天走访一个行政村，一个月可能才走完一遍，这还只是到达行政村所在地。如果每个行政村再要多去一个自然村（有些行政村比较分散，会有两个村医），那么一个月全部花在下乡指导上都无法全部完成工作，因为，还有很多工作要回到卫生院才能完成（如数据整理、统计和上报等）。另外，每年还要按照上级妇幼卫生机构的要求完成到村里开展的儿童集中体检活动。但是，由于卫生院领导给"妇幼专干"加派其他工作，"妇幼专干"很难很好地完成上述任务。

第二，卫生院对村级服务提供者缺乏影响力。原本，"妇幼专干"影响村医的工作就存在很大难度，因为"妇幼专干"大都是 20 多岁从业不久的年轻人，而 JC 县的村医 50% 以上年龄都超过 30 岁，还有 20% 在 50 岁以上（JC 县妇幼保健院档案资料 26）。由于年龄和阅历的差异，年轻而经验不足的"妇幼专干"要对年长且有多年基层工作经验的村医进行技术指导和任务下达，这本身就是一件极为困难的事情。如果没有充分的接触和良好的沟通，以及彼此之间的熟悉及信任，通常很难达到好的效果。与此同时，"妇幼专干"因被加派其他工作而不得不压缩下乡指导和沟通的时间。结果，"妇幼专干"与村医更少的沟通机会进一步削弱了"妇幼专干"对村医的影响力。

2.4.5　村级服务者的角色

在 20 世纪 90 年代中期，如全国大部分农村地区一样，JC 县村级卫生服务的主要提供者是村医。那时，村医大部分是个体行医，即村医在行政管理上既不隶属于乡镇卫生院领导，也不受村委会领导[①]。行医对村医来说就像工匠的一门个体手艺，终其目的是为了解决自己和家人的吃饭问题。当然，光凭行医还不能完全解决吃饭问题[②]。因此，大部分村医往往有一半时间在地间田头耕种，以解决家庭的口粮问题。剩下的时间才在诊所里开门接诊，以此收入补贴家用。这样的情况使村医既具有明显的基层服务提供者特征，又具有以耕种为生的普通农民的一般特征。

但是，无论是民间生活还是政府工作中，村医在 JC 县农村妇女的分娩接生及妇幼保健领域其实是一个关键人物。在民间，受现代妇幼保健服务意识影响甚小的 JC 县民众大都受传统文化的影响。而在 JC 县农村的传统文化中，分娩接生是不上医院的，而主要是在家人或者接生婆帮助下完成。中华人民共和国成立后，

---

① 关于中华人民共和国成立后农村卫生服务提供的详细情况见第 2 章对相关时期农村卫生和"赤脚医生"等部分的介绍。

② 因为村的范围不大，人口有限，患者必然不像大医院那样络绎不绝。并且，患者来看的大都是感冒发烧等小病，诊疗抓药费用较低。一些家庭贫困的村民来看病时经常还要赊账。因此，大部分村医都不能仅靠行医维生（村级访问资料，2009 年 9 月和 12 月）。

随着国家对新法接生的推行，受到少量培训的"赤脚医生"及村医就自然地承接着这样的服务^①。村民对村医的这项服务也是相当接受的。在民间，村民都会为村医的接生服务支付象征性的实物报酬（如鸡蛋或者红糖等生活物质）。

在政府工作中，从 20 世纪后期，为了实现农村妇幼保健服务目标，当地政府要求个体村医在村级行医的同时提供一些最基本的妇幼保健服务。乡卫生院会向村卫生室下派一部分公共卫生工作，如健康宣传、预防免疫接种等，并在技术上为村医提供一定的指导。

但是，20 世纪 90 年代的村医对促进当地妇幼健康发展的能力相当有限。这首先表现为他们所受的相关教育培训相当不足。前文关于妇幼卫生服务提供能力已经对此给予了说明。事实上，一部分村医和接生员是没有接受过任何培训就直接上岗的。另外，村医行医带有明显的个体对个体的特征。这使他们对集体所能发挥的作用和产生的影响相当有限。通常情况下，患者有病找上门来，村医给予诊断，并收取报酬。在这种模式下，村医通常不需要获得外界的帮助，或者与外界进行过多交流与合作^②。这在很大程度上减弱了村医与村干部及乡镇部门的工作交往。相应的，村医对村镇的政治和经济生活的影响也很小，因此，也很难获得村镇领导的重视。其次，县里对村级妇幼保健服务和公共卫生服务的任务界定很不明确。多数情况都是各乡镇按照各自的实际工作需要，对各村下派相应的任务，以完成上级的要求。对村医来说，由于没有系统而明确的任务界定，也没有完善的考核模式，更没有实质性的工作报酬，村医在从事这部分工作时动力明显不足，因此，难免存在走形式的现象。

因此，在 20 世纪 90 年代，尽管村医是受到村民接受并信任的村级妇幼保健服务的主要提供者，但是，事实上，由于他们知识与技术的局限、工作职责的模糊、工作环境的相对封闭及政治影响的不足，他们并没有能够很好地担当起基层妇幼卫生促进的关键人角色。

2.5　总结

到 20 世纪 90 年代，尽管 JC 县拥有由县、乡、村三级组织机构组成的妇幼保健服务提供和管理网络，但是，该网络存在的一系列问题无疑对妇幼保健服务的提供造成了阻碍。妇幼卫生公共投入不足使妇幼卫生体系的建设举步维艰；服务

---

① 5.2.2 节对村医的传统接生行为给出了详细的说明。

② 存在于社队集体经济制度下的"赤脚医生"制度一度使村医承担了一部分针对群体的公共卫生服务，如疫苗接种、健康宣传等，因而，"赤脚医生"与村集体的交往有了一定增加。但是，当农村集体经济在 20 世纪 80 年代初解体后，公共卫生服务基本从个体行医身份的村医的职责范围内退出。村医的行医行为也回复到不需要太多外界帮助和介入的个体模式（对"赤脚医生"制度的介绍见第 2 章相关部分）。

机构的提供能力低下直接影响了服务提供的数量和质量；县级管理部门对下级机构的管理能力不足使政策和举措无法有效地在基层贯彻落实；乡村两级基层服务机构的态度和影响力问题使村民的妇幼健康行为始终处于受传统文化的影响之下；村级服务者的技术缺陷和影响力不足造成了他们无法胜任村级妇幼卫生促进的关键者角色。在这一系列因素影响下，JC 县的妇幼保健服务提供和利用水平均很低，相应地，妇幼健康水平的发展停滞不前。

附录 3　个案县调查——县级师资调查问卷

时间：2009 年 12 月 13 日

地点：JC 县妇幼保健院

请谈谈您对下述问题的理解和体会：

1. 什么是中加项目？

2. 您在中加项目中的主要职责？

3. 您对中加项目中所要求的"参与性"的理解（请举例）？

4. 您在中加项目中对"参与性"要求的运用（请举例）？

5. 中加项目的社区活动特点和作用是什么（请举例）？

6. 中加项目中是如何在社区活动中体现参与性的（请举例）？

7. 成功开展参与性社区活动的关键方法是什么（请举例）？

8. 您对参与性监测评估方法的理解和运用？

9. 您目前日常开展的农村妇幼卫生工作是否需要使用参与性方法？

10. 中加项目对您的主要影响是什么（请举例）？

11. 中加项目中您所学到的哪些东西在你目前的工作中仍然使用？

12. 中加项目的哪些方面值得在未来基层妇幼卫生工作中推广？

13. 中加项目的不足之处在哪里？

14. 中加项目远期效果如何？

附录 4　个案县调查——村民座谈提纲

1. 听说过中加项目吗？

2. 中加项目中当年在村里开展了什么活动？谁组织的？谁参加的？是否满意？

3. 自己当年是否参加了中加项目在村里开展的活动？表现是什么？

4. 中加项目开展前，村医在村里提供什么服务？村民满意吗？

5. 中加项目开展中，村医有什么作用？

6. 现在，村医在村里提供什么服务？村民满意吗？

7. 在中加项目开展前，自己或家里人在哪里生孩子？谁帮助接生？为什么？

8. 中加项目中对生孩子有什么要求？

9. 在中加项目开展后，自己或家里人在哪里生孩子？谁帮助接生？为什么？

10. 现在，自己或家里人在哪里生孩子？谁帮助接生？为什么？

11. 在中加项目开展前，自己或家里人怀孕后是否到医院检查？为什么？

12. 在中加项目开展后，自己或家里人怀孕后是否到医院检查？为什么？

13. 现在，自己或家里人怀孕后是否到医院检查？为什么？

14. 中加项目开展之前、之中、之后分别可以从哪些渠道获得健康知识？

15. 村里现在是否组织健康促进的活动？村能够对健康发展有什么贡献？

16. 自己能够对村的健康发展有什么贡献？

附录5　个案县调查——村医访谈提纲

乡镇：　　　　　　　　村：　　　　　　　　时间：

1. 村医的个人经历；

2. 该村在中加项目开展前的妇幼健康状况；

3. 中加项目开展前后村医与本村村民及村干部的关系；

4. 中加项目中村医接受的培训和承担的工作；

5. 中加项目中该村参与的主要活动；

6. 村医对该村中加项目实施方法和效果的认识和评价；

7. 村医对中加项目实施中该村与上级县、乡妇幼保健部门的工作关系；

8. 村医对村民参与的看法和评价，以及该村村民活动中体现的参与特征；

9. 中加项目实施结果对村医的影响；

10. 村医在中加项目结束后的工作情况；

11. 中加项目结束后该村的妇幼健康发展；

12. 目前该村村民对妇幼保健的看法和行为，以及村医的角色。

附录6　个案县项目培训情况表

起止时间	培训内容	受培训人员	培训老师	培训地点
1998 年 10～12 月	县级师资培训	7 名妇幼专干及 4 名县妇幼保健院和中医院的领导和医生	省里派来的骨干师资	县城

续表

起止时间	培训内容	受培训人员	培训老师	培训地点
1999 年初	后备骨干师资培训	JC 县妇幼卫生领域的技术骨干 DSY 和另一位儿科骨干	省里专家	昆明
1999 年 4～7 月	第一批村医培训	183 名女村医、以前从事妇幼保健者、以往工作中台账做得优秀者、工作能力强者、服务范围广者（年龄在 45 岁以下者优先）	县级师资	县城
2000 年 2～10 月	第二批村医培训	67 名在岗村医中没有接受过第一批村医培训的人、年龄在 55 岁以下者	县级师资	县城
2000 年	参与性监测与评估——第一阶段理论学习	DSY	省级师资	昆明
2001 年	参与性监测与评估——第二阶段丽江试点	DSY	省级师资	丽江
2001 年 4～7 月	新上岗村医培训	30 名初中以上文化水平、接受过卫校或者职业中学村医培训者、有一定交际能力并且留得住的人，以及来自没有女村医或者村医数量少的村的村医	县级师资	县城
2002 年 3～5 月	接生员培训	73 名传统接生员及当时尚没有接生员的山区村社选出的合适人员	县级师资	县城
2002 年 6 月	JC 县参与性监测评估理念和方法的培训	县级师资（4 名县级机构人员和 9 名妇幼专干）和 5 个试点村的村医	DSY	县城

附录 7　研究中出现的乡镇、村名及受访人员名称缩略表

乡镇	村	人员
DL 乡	BL 村	村医 LZC
DN 乡	BSM 村	村医 WYZ
LJS 乡	CL 村	村医 ZLX
MD 乡	DM 村	村医 LFC
MS 乡	DT 村	村医 ZTS
SL 乡	DZ 村	村医 OYQ
SX 乡	FL 村	村医 SYL
YC 乡	HD 村	村民 LL

乡镇	村	人员
JY 镇	LF 村	村民 SXM
	LH 村	村民 YGH
	LS 村	村民 YJX
	LY 村	妇幼专干 DQL
	SBD 村	妇幼专干 LZX
	SD 村	妇幼专干 YXM
	SGD 村	妇幼专干 ZXH
	SL 村	妇幼专干 DDL
	TY 村	乡镇卫生院院长 DAK
	XD 村	县妇幼保健院医生 DSY
	XH 村	县妇幼保健院医生 YYK
	XHU 村	省级专家 ZYP
	XR 村	省级专家 LY
	XZ 村	加方专家 LXY
	XZH 村	

附录 8　研究中涉及的相关档案文件资料

档案文件名称	项目
JC 县妇幼保健院档案资料 1	JC 县卫生局，2000，JC 县 2000 年卫生工作总结
JC 县妇幼保健院档案资料 2	项目资金
JC 县妇幼保健院档案资料 3	LZC，1999，在中加云南省妇幼卫生合作项目第一期村级保健人员培训结业典礼的讲话，见：JC 县妇幼保健院中加项目第一批村医培训资料
JC 县妇幼保健院档案资料 4	中加项目书
JC 县妇幼保健院档案资料 5	中加项目的设备援助计划
JC 县妇幼保健院档案资料 6	一组人一起干
JC 县妇幼保健院档案资料 7	到老百姓中去
JC 县妇幼保健院档案资料 8	乡妇幼专干采纳村医意见

续表

档案文件名称	项目
JC 县妇幼保健院档案资料 9	JC 县中加项目办公室，JC 县中加妇幼卫生合作项目县级师资工作职责
JC 县妇幼保健院档案资料 10	JC 县卫生局，2002 年第 9 号文件
JC 县妇幼保健院档案资料 11	JC 县妇幼保健院，2002，县级师资培训材料
JC 县妇幼保健院档案资料 12	JC 县中加项目第一批村医培训资料：加中云南省妇幼卫生合作项目 JC 县首期村级保健人员培训工作总结
JC 县妇幼保健院档案资料 13	县级师资培训
JC 县妇幼保健院档案资料 14	JC 县中加妇幼保健合作项目县级师资培训总结
JC 县妇幼保健院档案资料 15	JC 县中加妇幼保健合作项目领导组，2002，JC 县中加合作妇幼保健合作项目终期陈述报告
JC 县妇幼保健院档案资料 16	加中云南省妇幼卫生合作项目 JC 县首期村级保健人员培训工作总结，JC 县中加项目第一批村医培训资料
JC 县妇幼保健院档案资料 17	JC 县妇幼保健院，2002，JC 县中加合作妇幼保健合作项目中期陈述报告
JC 县妇幼保健院档案资料 19	JC 县妇幼保健院，2002，JC 县 1997—2002 上半年项目活动相关资料汇总
JC 县妇幼保健院档案资料 20	JC 县妇幼保健院档案资料，中加妇幼合作项目村医工作要求
JC 县妇幼保健院档案资料 21	JC 县中加项目参与式监测与评估报告，2002 年 7 月 8 日
JC 县妇幼保健院档案资料 22	JC 县中加保健合作项目第二批村医培训社区实践监督评估报告，县妇幼保健院 JC 县中加项目第二批村医培训历史资料
JC 县妇幼保健院档案资料 23	XR 村社区活动总结
JC 县妇幼保健院档案资料 24	一条满意评价曲线给我的启示
JC 县妇幼保健院档案资料 25	DN 乡 TY 村社区活动
JC 县妇幼保健院档案资料 26	JC 县妇幼保健院，1996，JC 县中加妇幼卫生合作项目：1996 年基础调查报告
JC 县妇幼保健院档案资料 27	JC 县妇幼保健院"中加妇幼卫生项目基本数据"
JC 县妇幼保健院档案资料 28	JC 县 1990-2008 年妇幼卫生统计情况
JC 县妇幼保健院档案资料 29	JC 县 1990-2009 年新法接生情况表
云南省卫生厅档案资料 1	云南省卫生厅，1996，中加项目实施方案

档案文件名称	项目
SX 乡卫生院档案资料 1	SX 乡卫生院，2002 年 8 月份下乡记录，2002 年 9 月 1 日。SX 乡卫生院历史资料，A11-01.2.115
SX 乡卫生院档案资料 2	JC 县 SX 乡参与性监测与评估工作报告，SX 卫生院.
SX 乡卫生院档案资料 3	JC 县中加合作妇幼卫生项目第一批村医培训班强化培训活动小组小结（2000 年 9 月 26 日）
WYZ 村医保留历史资料 1	村医日记
WYZ 村医保留历史资料 2	XZ 村参与性监测评估活动报告
WYZ 村医保留历史资料 3	XA 村转诊记录
WYZ 村医保留历史资料 4	XZ 村的村公所和卫生所的联合发文（1998 年 5 月 16 日）

参 考 文 献

曹海东. 2005-7-21. 宿迁医改，五年激变. 南方周末，7.

曹海东，傅剑锋. 2005-8-4. 中国医改 20 年：不成功不能简单归罪于市场化. 南方周末，8.

《当代中国》丛书编辑部. 1986. 当代中国的卫生事业（下）. 北京：中国社会科学出版社.

丁宁宁. 2005. 经济体制改革与中国的医疗卫生事业——中国医疗卫生体制变化的经济、政治、社会背景. 中国发展评论（中文版）：7（A01）：15-28.

耿毅. 2011. 白族农村社区文化变迁研究——以云南元江安定村为例. 北京：中央民族大学博士学位论文.

国务院发展研究中心课题组. 2005. 对中国医疗卫生体制改革的评价与建议. 中国发展评论（中文版），7（A01）：1-14.

洪文燕，胡维平. 2013. 浅析云南 JC 木雕的艺术特色. 美术界，（9）：77.

胡阳全. 1995. 近年国内白族研究概述. 云南民族学院学报（哲学社会科学版），（3）：36-41.

黄鑫宇. 2013. 云南建阳白族木雕业研究. 北京：中央民族大学硕士学位论文.

李昌平. 2005. 中国农民怎能不贫困. http://www.xschina.org/show.php?id=3820［2010-7-5］.

李长明，汪早立，王敬媛. 2009. 建国 60 年我国农村卫生的回顾与展望. 中国卫生政策研究，2（10）：1-5.

李砚洪. 2008. 赤脚医生：二十世纪中国的温暖记忆. 党史文苑，（11）：49-51.

刘红. 2006. 白族民间文学的"孝"主题与汉文化. 云南民族大学学报（哲学社会科学版），（2）：137-140.

刘慧. 2012. 晏阳初与陈志潜的乡村公共卫生职业教育思想与实践. 职教论坛，（13）：93-96.

刘将，邱坚. 2008. 云南白族纳西族木结构民居文化. 中华建设，（8）：31-32.

刘民权，王曲. 2008. 中国医疗卫生体制改革//张开宁. 中国性与生殖健康 30 年：1978-2008. 北京：社会科学文献出版社.

马图克，露西亚，朱亚屏. 1997. 加中云南省妇幼保健项目：骨干师资培训手册（摘要部分）. 中加项目组（内部资料）.

马自坤，吴婷婷. 2011. 白族大本曲的档案价值及其实现. 云南档案，（12）：25-27.

毛泽东. 1991. 毛泽东选集（第三卷）. 北京：人民出版社.

《人民日报》社论. 1953-4-1. 卫生工作必须与群众运动相结合. 人民日报，4.

世界卫生组织/联合国儿童基金会. 2005. 世界卫生组织/联合国儿童基金会区域儿童生存战略：加速并持续行动以实现千年发展目标 4. 文件号：西太区委员会第 56 届会议第 5 号决议（2005 年 7 月 28 日）. 西太平洋地区办公室.

宋恩荣. 1989. 晏阳初全集（第一卷）. 长沙：湖南教育出版社.

田向阳. 2013. 中国农村健康教育与健康促进策略与模式研究. 上海：复旦大学博士学位论文.

王晴. 2012. 新中国成立以来毛泽东的人民卫生思想及其时代价值. 学理论，（27）：10-11.

王绍光. 2003. 中国公共卫生的危机与转机. 比较，（7）：52-88.

王绍光. 2008. 学习机制与适应能力：中国农村合作医疗体制变迁的启示. 中国社会科学，（6）：111-133.

王绍光. 2014. 中国治道. 北京：中国人民大学出版社.

王伟. 2010. 近百年国内外白族研究述评. 大理民族文化研究论丛，（4）：657-674.

王延中，单大圣. 2008. 中国农村合作医疗制度三十年：经验、教训、前景. 中国社会科学内刊，（4）：112-124.

卫生部基层卫生与妇幼保健司. 2001. 当代中国的卫生事业（下）. 北京：中国社会科学出版社.

夏杏珍. 2003. 农村合作医疗制度的历史考察. 当代中国史研究，10（5）：110-118.

晏阳初. 1992. 定县的乡村建设实验//宋恩荣. 晏阳初全集（第一卷）. 长沙：湖南教育出版社.

晏阳初和陈筑山. 1989. 定县实验区工作大概//宋恩荣. 晏阳初全集（第一卷）. 长沙：湖南教育出版社.

杨国才. 1999. 白族妇女生育和教育观念的变迁. 妇女研究论丛，（2）：25-28.

杨团，刘远立. 2006. 建立农村社区卫生服务体系势在必行——以陕西省洛川县的实践为例. 红旗文稿，（2）：10-12.

杨团. 2007. 农村卫生服务体系建设. 北京：社会科学文献出版社.

杨文辉. 2009. 白语与白族历史文化研究. 昆明：云南大学出版社.

云南省 JC 县志编纂委员会. 1999. JC 县志（第一版）. 昆明：云南民族出版社.

张德元. 2004. 中国农村医疗卫生事业发展历程回顾与分析：在"科学发展观与经济科学的发展"理论研讨会上的发言. http://www. sannongzhongguo. net/shownews. asp?newsid=873［2010-7-5］.

张开宁，温益群，梁苹. 2002. 从赤脚医生到乡村医生. 昆明：云南人民出版社.

张丽生. 1937. 一年来北夏健康教育之实施. 教育与民众，8（10）.

张冉燃. 2009. 不得不走回头路：合作医疗的来龙去脉. http://www. 360doc. com/content/ 13/1114/16/7932858_329179604. shtml［2010-7-5］.

赵淑琴. 2008. 白族民俗节庆的开发措施及开发意义. 民族艺术研究，（6）：24-28.

赵寅松. 2008. 白族研究百年. 北京：民族出版社.

中华人民共和国国家统计局. 2009. 2009 年社会统计数据主要统计指标解释. http://www. stats. gov. cn/ztjc/ztsj/hstjnj/sh2009/201209/t20120905_73025. html［2015-9-20］.

中华人民共和国国家统计局. 2009. 中国统计年鉴. 北京：中国统计出版社.

中华人民共和国卫生部，联合国儿童基金会，世界卫生组织，等. 2006. 中国孕产妇与儿童生存策略研究. 中国生育健康杂志，（1）：48-51.

中华人民共和国卫生部. 1996. 中国卫生统计年鉴. 北京：中国协和医科大学出版社.

中华人民共和国卫生部. 2002. 中国卫生统计年鉴. 北京：中国协和医科大学出版社.

中华人民共和国卫生部. 2005. 中国卫生统计年鉴. 北京：中国协和医科大学出版社.

中华人民共和国卫生部. 2007. 中国卫生统计年鉴 2007. 北京：中国协和医科大学出版社.

中华人民共和国卫生部. 2011. 中国妇幼卫生事业发展报告（2011）.

朱考金，王思明. 2007. 试论民国时期民众教育的实践——以北夏实验区为例. 南京农业大学学报（社会科学版），7（4）：85-90.

朱玲. 2000. 公办村级卫生室对保障基本医疗保健服务供给的作用. 中国人口科学，（4）：27-31.

《白族简史》编写组. 1992. 白族简史. 昆明：云南人民出版社.

Abelson J，Forest P G，Eyles J，et al. 2003. Deliberations about deliberative methods：issues in the design and evaluation of public participation processes. Social Science and Medicine，57（2）：239-251.

Aday L A. 2000. An expanded conceptual framework of equity：implications for assessing health policy//Albrecht G L，Fitzpatrick R，Scrimshaw S C. Handbook of Social Studies in Health and Medicine. London：Sage Publications.

Ajzen I. 1991. The theory of planned behavior. Organizational Behavior and Human Decision Processes，50（2）：179-211.

Allen D. 2000. "I" ll tell you what suits me best if you don't mind me saying'："lay participation" in health-care. Nursing Inquiry，7（3）：182-190.

Arnstein S R. 1969. A ladder of citizen participation. Journal of the American Planning Association，35（4）：216-224.

Avolio B J. 2000. Full leadership development：building the vital forces in organizations. Sage Publications，53（2）：484-489.

Avolio B J，Zhu W C，Koh W，et al. 2004. Transformational leadership and organizational commitment：mediating role of psychological empowerment and moderating role of structural distance. Journal of Organizational Behavior，25（8）：951-968.

Bandura A. 1977. Self-efficacy：toward a unifying theory of behavioral change. Psychological Review，84（2）：191-215.

Bandura A. 1997. Self-efficacy：The Exercise of Control. New York：Freeman.

Bandura A. 2001. Social cognitive theory of mass communication. Media Psychology，3（3）：265-298.

Barry D. 1997. Strategy retold：towards a narrative view of strategic discours. Academy of Management Review，22（2）：429-452.

Bass B M. 1985. Leadership and Performance Beyond Expectations. New York：The Free Press.

Bass B M. 1998. Transformational leadership：industrial，military，and educational impact. Lawrence Erlbaum Associates，79（3）：91-92.

Bass B M，Avolio B J. 1994. Improving organizational effectiveness through transformational leadership. Sage Publications，21（3）：210-211.

Bassey M. 1981. Pedagogic research: on the relative merits of search for generalisation and study of single events. Oxford Review of Education，7（1）：73-94.

Baum F，MacDougall C，Smith D. 2006. Participatory action research. Journal Epidemiology and Community Health，60（10）：854-857.

Beauchamp T L，Childress J F. 1983. Principles of Biomedical Ethics，2ed. Oxford: Oxford University Press.

Beetham D. 1991. The Legitimation of Power，2 ed. Basingstoke: Palgrave Macmillan.

Berger P L，Neuhaus R J. 1977. To Empower People. Washington，DC: American Enterprise Institute.

Bergstrom D. 1982. Collaborating with natural helpers for delivery of rural mental health services. Journal of Rural Community Psychology，3（2）：5-26.

Bishop C，Earp J A，Lynch K S. 2002. Implementing a natural helper lay health advisor program: lessons learned from unplanned events. Health Promotion Practice，3（2）：233-244.

Blackmore C. 2007. What kinds of knowledge，knowing and learning are required for addressing resource dilemmas? a theoretical overview. Environmental Science and Policy，10（6）：512-525.

Brikci N，Green J. 2007. Qualitative research methodology. Médecins Sans Frontières（MSF）. http://www. alnap. org/pool/files/qualitative-research-methodology. pdf ［2016-4-13］.

Bronfenbrenner U. 1979. The Ecology of Human Development: Experiments by Nature and Design. Cambridge: Harvard University Press.

Bryson M. 2013. Baijie and the Bai: gender and ethnic religion in Dali，Yunnan. Asian Ethnology，72（1）：3-31.

Burns A C. 1992. The expanded health belief model as a basis for enlightened preventive health care practice and research. Journal of Health Care Marketing，12（3）：32-45.

Burns D，Hambleton R，Hoggett P. 1994. The Politics of Decentralization: Revitalizing Local Democracy. London: Macmillan.

Burns J M. 1978. Leadership. New York: Harper & Row.

Chanan G. 1999. Local community involvement: a handbook for good practice. https://www. eurofound. europa. eu/sites/default/files/ef_files/pubdocs/1998/73/en/1/ef9873en.pdf ［2015-7-5］.

Charles C，DeMaio S. 1993. Lay participation in health care decision making: a conceptual framework. Journal of Health Politics Policy and Law，18（4）：881-904.

Cheung Y B. 1995. Community mobilization and health care in rural China. Community Development Journal，30（4）：317-326.

Chhotray V，Stoker G. 2009. Governance Theory and Practice: A Cross-disciplinary Approach.

Basingstoke：Palgrave Macmillan.

Collins K，Ison R. 2006. Dare we jump off Arnstein's ladder? Social learning as a new policy paradigm. https://www. taodocs. com/p-41725150. html［2015-7-5］.

Cornwall A. 2000. Beneficiary，consumer，citizen：perspectives on participation for poverty reduction. https://www. researchgate. net/publication/44827244_Beneficiary_Consumer_Citizen_Perspectives_on_Participation_for_Poverty_Reduction［2015-7-5］.

Dahlgren G，Whitehead M. 1991. Policies and strategies to promote social equity in health：background document to WHO-strategy paper for Europe. Stockholm：Institute of Futures Studies.

Davies M，Macdowall W. 2006. Health Promotion Theory：Understanding Public Health. Maidenhead and New York：Open University Press.

Debate R，Plescia M. 2005. I could live other places，but this is where I want to be：support for natural helper initiatives. International Quarterly of Community Health Education，23（4）：327-339.

Dreeze J，Sen A. 1989. Hunger and Public Action. Oxford：Clarendon Press.

Ellsberg M，Heise L. 2005. Researching violence against women：a practical guide for researchers and activists. Geneva：WHO.

Eng E，Parker J. 2002. Natural helper models to enhance a community's health and competence//Diclememte R J，Crosby R A，Kegler M C. Emerging Theories in Health Promotion Practice and Research：Strategies for Improving Public Health. San Francisco，CA：Jossey-Bass：A Wiley Company.

Erlandson D A，Harris E L，Skipper B L，et al. 1993. Doing Naturalistic Inquiry：A Guide to Methods. London：SAGE.

Farrington J，Bebbington A，Wellard K，et al. 1993. Reluctant Partners：Non-governmental Organisations，The State and Sustainable Agricultural Development. London：Routledge.

Feng X S，Tang S L，Bloom G，et al. 1995. Cooperative medical schemes in contemporary rural China. Social Science and Medicine，41（8）：1111-1118.

Fidel R. 1993. Qualitative methods in information retrieval research. Library and Information Science Research，15（3）：219-247.

Florio-Ruane S. 1991. Conversation and narrative in collaborative research//Witherell C，Noddings N. Stories Lives Tell：Narrative and Dialogue in Education. New York：Teachers College Press.

Franzosi R. 1988. Narrative analysis-or why（and how）sociologists should be interested in narrative. Annual Review of Sociology，24：517-554.

Fung A. 2006. Varieties of participation in complex governance. Public Administration Review，66（s1）：66-75.

Givens R J. 2011. The role of psychological empowerment and value congruence in mediating the impact of transformational leadership of follower commitment in American churches. International Journal of Leadership Studies，6（2）：188-214.

Gold R L. 1958. Roles in sociological field observations. Social Forces，36（3）：217-223.

Goodman R M，Speers M A，McLeroy K，et al. 1998. Identifying and defining the dimensions of community capacity to provide a basis for measurement. Health Education and Behavior，25（3）：258-278.

Green D. 2013. The role of the state in empowering poor and excluded groups and individuals. http://pdfs.semanticscholar.org/aa9d/1dfa504ad4428a5e39ea8497bc0ce60fb10c.pdf［2015-7-5］.

Grix J. 2001. Demystifying Postgraduate Research. Birmingham：University of Birmingham University Press.

Guba E G. 1981. Criteria for assessing the trustworthiness of naturalistic inquiries. Educational Communication and Technology Journal，29：75-91.

Gubrium J F，Holstein J A. 2002. Handbook of Interview Research：Context and Method. Thousand Oaks，CA：SAGE.

Guest G，MacQueen K M，Namey E E. 2012. Applied Thematic Analysis. Thousand Oaks，California：SAGE.

Hart C，Jones K，Bains M. 1997. Do the people want power?The social responsibilities of empowering communities//Hoggett P. Contested Communities：Experiences，Struggles，Policies. Bristol：Policy Press.

Hart R. 1992. Children's Participation：From Tokenism to Citizenship. Florence，Italy：UNICEF Inoccenti Research Centre.

Hawe P，Noort M，King L，et al. 1997. Multiplying health gains: the critical role of capacity-building within health promotion programs. Health Policy，39（1）：29-42.

Healy M，Perry C. 2000. Comprehensive criteria to judge validity and reliability of qualitative research within the realism paradigm. Qualitative Market Research，3（3）：118-126.

Hochbaum G M. 1958. Public Participation in Medical Screening Programs：A Socio-Psychological Study. Washigton D C：Public Health Service Publication.

Hsu F L K. 1943. Magic and science in western Yunnan，the problem of introducing scientific medicine in a rustic community. New York：International Secretariat Institute of Pacific Relations.

Hu T. 1976. The financing and the economic efficiency of rural health services in the People's Republic of China. International Journal of Health Services：Planning，Administration，Evaluation，6（2）：239-249.

Israel B A，Checkoway B，Schulz A，et al. 1994. Health education and community empowerment：conceptualizing and measuring perceptions of individual，organizational and community control.

Health Education Quarterly，21（2）：149-169.

Jamison D T，Evans J R，King T，et al. 1984. China：The Health Sector. Washington D C：The World Bank.

Johnson R B. 1997. Examining the validity structure of qualitative research. Education，118（2）：282-292.

Kar S B，Pascual C A，Chickering K L. 1999. Empowerment of women for health promotion：a meta-analysis. Social Science and Medicine，49（11）：1431-1460.

Kark R，Shamir B. 2002. The dual effect of transformational leadership：priming relational and collective selves and further effects on followers//Avolio B J，Yammarino F J. Transformational and Charismatic Leadership：The Road Ahead. Oxford，UK：Elsevier Science.

Kemmis S，McTaggart R. 2005. Participatory action research：communicative action and the public sphere//Dezin N K，Lincoln Y S. The Sage Handbook of Qualitative Research，3rd. Thousand Oaks：SAGE.

Klein H K，Myers M D. 1999. A set of principles for conducting and evaluating interpretive field studies in information systems. MIS Quarterly，23（1）：67-93.

Klein R. 1984. The politics of participation//Maxwell R，Weaver N. Public Participation in Health. London：King Edward's Hospital Fund.

Klotzbücher S，Lässig P，Qin J M，et al. 2010. What is new in the "New Rural Co-operative Medical System"?an assessment in one Kazak County of the Xinjiang Uyghur Autonomous Region. China Quarterly，201：38-57.

Klotzbücher S，Lässig P，Qin J M，et al. 2012. Farewell to diversity?new state zones of health care service in China's far west. Journal Fur Entwicklungspolitik，28（1）：58-79.

Krishnan V R. 2002. Transformational leadership and value system congruence. International Journal of Value-Based Management，15（1）：19-33.

Krishnan V R. 2005. Transformational leadership and outcomes：role of relationship duration. Leadership and Organization Development Journal，26（5/6）：442-457.

Labonte R，Laverack G. 2001. Capacity building in health promotion，part 1：for whom?and for what purpose?Critical Public Health，11（2）：111-127.

Labonte R. 1999. Social capital and community development：practitioner emptor. Australian and New Zealand Journal of Public Health，23（4）：93-96.

Lalonde M. 1974. A new perspective on the health of Canadians：a working document. Otawa：Government of Canada.

Lammers J，Stoker J I，Stapel D A. 2009. Differentiating social and personal power：opposite effects on stereotyping，but parallel effects on behavioral approach tendencies. Psychological Science，20

（12）：1543-1549.

Lampton D M. 1977. The Politics of Medicine in China，Boulder. Colorado：Westview Press.

Laverack G，Labonte R. 2000. A planning framework for community empowerment goals within health promotion. Health Policy and Planning，15（3）：255-262.

Lincoln P，Nutbeam D. 2006. Chapter 1：what is health promotion//Davies M，Macdowall W. Health Promotion Theory：Understanding Public Health. Maidenhead and New York：Open University Press.

Lincoln Y S，Guba E G. 1985. Naturalistic Inquiry. Beverly Hills，CA：SAGE.

Lyons N，LaBoskey V K. 2001. Narrative Inquiry in Practice：Advancing the Knowledge of Teaching. New York：Teachers College Press.

Mackerras C. 1988. Aspects of Bai culture：change and continuity in a Yunnan nationality. Modern China，14（1）：51-84.

Marshall C，Rossman G B. 1999. Designing Qualitative Research，3rd. Newbury Park：SAGE.

McArthur A，McGregor A，Hastings A. 1996. Less Than Equal?Community Organisations and Estate Regeneration Partnerships. Bristol：The Policy Press.

McMillan J H，Schumacher S. 2006. Research in education：evidence based inquiry，6th. Journal of Biomedical Optics ，8（3）:418-427.

Mechanic D. 1991. Adolescents at risk：new directions. Journal of Adolescent Health，12（8）:638-643.

Mikhail B. 1981. The health belief model：a review and critical evaluation of the model，research，and practice. Advances in Nursing Science，4（1）：65-82.

Miles M B，Huberman A M. 1994. Qualitative Data Analysis：An Expanded Sourcebook，2nd. London，Beverley Hills：SAGE.

Minkler M. 1997. Community Organizing and Community Building for Health. New Brunswick：Rutgers University Press.

Mogalakwe M. 2006. The use of documentary research methods in social research. African Sociological Review，10（1）：221-230.

Mouton J E. 2001. The Practice of Social Research. Cape Town：Oxford University Press.

OECD. 2016. DAC Criteria for Evaluating Development Assistance. http://www. oecd. org/dac/evaluation/daccriteriaforevaluatingdevelopmentassistance. htm［2017-5-27］.

Parkinson J. 2004. Hearing voices：negotiating representation claims in public deliberation. British Journal of Politics and International Relations，6（3）：370-388.

Patton M Q. 2002. Qualitative evaluation and research methods，3rd. Thousand Oaks，CA：SAGE.

Polkinghorne D. 1995. Narrative configuration in qualitative analysis. Qualitative Studies in

Education，8（1）：5-23.

Pretty J N. 1995. Participatory learning for sustainable agriculture. World Development，23（8）：1247-1263.

Prior L. 2003. Using Documents in Social Research. London：SAGE.

Rappaport J. 1984. Studies in empowerment：introduction to the issue. Prevention in Human Services，（3）：1-7.

Reuter T，Ziegelmann J P，Lippke S，et al. 2009. Long-term relations between intentions，planning，and exercise：a 3-year longitudinal study after orthopedic rehabilitation. Rehabilitation Psychology，54（4）：363-371.

Rifkin S B. 2003. A framework linking community empowerment and health equity：it is a matter of CHOICE. Journal of Health Population and Nutrition，21（3）：168-180.

Rifkin S B，Lewando-Hundt G，Draper A K. 2000. Participatory approaches in health promotion and health planning：a literature review. London：Health Development Agency.

Robson C. 2002. Real World Research：A resource for Social Scientists and Practitioner-Researchers，2nd. Oxford：Blackwell Publishing.

Rocha S. 2004. Has anyone said "ethics"? "safety" of beneficiaries? some considerations about info gathering in the field. Analysis and Advocacy Unit，MSF B.

Rosen G. 1993. A history of public health. Baltimore and London：The Johns Hopkins University Press.

Rosenstock I M，Derryberry M，Carriger B K. 1959. Why people fail to seek poliomyelitis vaccination. Public Health Reports，74（2）：98-104.

Rosenstock I M. 1966. Why people use health services. Milbank Memorial Fund Quarterly，83（4）：1-32.

Rotchford A P，Rotchford K M，Mthethwa L P，et al. 2002. Reasons for poor cataract surgery uptake-a qualitative study in rural south Africa. Tropical Medicine and International Health，7（3）：288-292.

Rowe G，Frewer L J. 2005. A typology of public engagement mechanisms. Science Technology and Human Values，30（2）：251-290.

Saldaña J. 2009. The Coding Manual for Qualitative Researchers. Thousand Oaks，California：SAGE Publications.

Schwarzer R. 1999. Modeling health behavior change：the health action process approach（HAPA），Available at：http://userpage. fu-berlin. de/gesund/publicat/ehps_cd/health/hapa. htm[2010-10-20].

Schwarzer R，Luszczynska A，Wiedemann A U. 2009. Perceived self-efficacy in health behavior change. Oxford：University of Oxford.

Scott J. 2006. Documentary research. London：SAGE Publications.

Seibert S E，Wang G，Courtright S H. 2011. Antecedents and consequences of psychological and team empowerment in organizations：a meta-analytic review. Journal of Applied Psychology，96（5）：981-1003.

Seidman I. 1998. Interviewing as Aualitative Research：A Guide for Researchers in Education and the Social Sciences. New York：Teachers College Press.

Sen A. 1999. Development as Freedom. Oxford：Oxford University Press.

Sen A. 2009. The Idea of Justice. Cambridge：The Belknap Press.

Shenton A K. 2004. Strategies for ensuring trustworthiness in qualitative research projects. Education for Information，22（2）：63-75.

Sidel V W，Sidel R. 1983. The People's Republic of China - mass mobilization//Sidel V W，Sidel R A. Healthy State：An International Perspective on The Crisis in United States Medical Care. New York：Pantheon Books.

Spradley J P. 1980. Participant Observation，1st. New York：Holt，Rinehart and Winston.

Spreitzer G M. 1995. Psychological empowerment in the workplace：construct definition，measurement，and validation. Academy of Management Journal，38（5）：1442-1465.

Stenbacka C. 2001. Qualitative research requires quality concepts of its own. Management Decision，39（7）：551-556.

Stokols D. 1996. Translating social ecological theory into guidelines for community health promotion. American Journal of Health Promotion，10（4）：282-298.

Tritter J Q，McCallum A. 2006. The snakes and ladders of user involvement：moving beyond Arnstein. Health Policy，76（2）：156-168.

UNDP. 1997. China：National Human Development Report. Beijing：UNDP.

Wait S，Nolte E. 2006. Public involvement policies in health：exploring their conceptual basis. Health Economics Policy and Law，1（2）：149-162.

Wallerstein N，Bernstein E. 1988. Empowerment education：freire's ideas adapted to health education. Health Education Quarterly，15（4）：379-394.

Wallerstein N，Bernstein E. 1994. Health education and community empowerment：conceptualizing and measuring perceptions of individual，organizational and community control. Health Education Quarterly，21（2）：141-148.

Wallerstein N. 2006. What is the evidence on effectiveness of empowerment to improve health?Copenhagen：WHO Regional Office for Europe.

Weigelin-Schwiedrzik S. 2007. The distance between state and rural society in the PRC. Reading document no 1 （February 2004）. Journal of Environmental Management，87（2）：216-225.

WHO. 1978. Alma-Ata 1978：primary health care. Report of the international conference on primary health care. Geneva：WHO.

WHO. 1981. Global Strategy for Health for All. Geneva：WHO.

WHO. 1986. Ottawa Charter for Health Promotion：An International Conference on Health Promotion. Ottawa，Canada：World Health Organization（WHO），Health and Welfare Canada，Canadian Public Health Association.

WHO. 1997. Jakarta Declaration on Leading Health Promotion into the 21st Century. Jakarta：The fourth international conference on health promotion：new players for a new era-leading health promotion into the 21st century.

WHO. 1998. Health Promotion Glossary. Geneva：WHO.

WHO. 2009. Nairobi Call to Action for Closing the Implementation Gap in Health Promotion. Geneva：WHO.

Wiebe V J，MacKean G，Thurson W E. 1998. Public participation in health promotion program planning：a conceptual model//Thurston W E，Sieppert J D，Wiebe V J. Doing Health Promotion Research：the Science of Action. Calgary，Alta：University of Calgary Health Promotion Research Group.

Williams D M. 2010. Outcome expectancy and self-efficacy：theoretical implications of an unresolved contradiction. Personality and Social Psychology Review，14（4）：417-425.

Winslow C E. 1920. The untilled fields of public health. Science，51（1306）：23-33.

Winstanley D. 1995. When the pieces don't fit：a stakeholder power matrix to analyze public sector restructuring. Public Money and Management，13（1）：19-26.

World Bank. 1992. China：Long-term Issues and Options in the Health Transition. Washington D C：The World Bank.

World Bank. 1997. Financing Health Care：Issues and Options for China. Washington D C：The World Bank.

World Bank. 2004. Knowledge is Power：Communication for Empowerment. Washington DC：The World Bank.

Yin R K. 1989. Case Study Research. Newbury Park，CA：SAGE.

Yukl G . 1998. Leadership in organizations, 4th. Englewood Cliffs，NJ：Prentice-Hall.

Zimmerman M A. 1995. Psychological empowerment：issues and illustrations. American Journal of Community Psychology，23（6）：581-599.

Zimmerman M A. 2000. Empowerment theory：psychological，organizational and community levels of analysis//Rappaport J，Seidman E. Handbook of Community Psychology. New York：Kluwer Academic/Plenum Publishers.

Zimmerman M A，Israel B，Schulz A J，et al. 1992. Further explorations in empowerment theory：an empirical analysis of psychological empowerment. American Journal of Community Psychology，20（6）：707-727.

Zimmerman M A，Watts C. 2003. WHO ethical and safety recommendations for inter-viewing trafficked women. London：The Health Policy Unit，London School of Hygiene & Tropical Medicine.

后　记

在书稿付梓之际，我由衷地感谢在成书过程中给予我各种鼓励、帮助、支持和关怀的所有人。我要对以下的老师、同学、朋友和家人表示最诚挚的谢意：

感谢维也纳大学原副校长魏格林（Susanne Weigelin-Schwiedrzik）教授。魏格林教授是我在维也纳大学的博士生导师。多年来，魏格林教授在繁忙工作期间屡次阅读我的各章书稿且提出大量宝贵意见，并持续鼓励和引导我完成全部书稿。在多年的学术讨论和交流中，教授不仅向我言传身教她严谨的治学态度和严格的学术标准，也始终以她对中国历史和社会问题的深刻见解，不断促使我加深对中国健康促进问题的思考和研究。这是一个对我的学术生涯来说弥足珍贵的过程。在付梓之际，魏格林教授专门拔冗为本书做序。读其序，在感动和感谢之余更增加了学术信念。

感谢香港中文大学政治与行政学系王绍光教授。王绍光教授对中国政治、社会和医疗体制的分析是我的研究的重要借鉴之一。他在多年前应邀参加维也纳大学治理学院组织的学术研讨会上曾对我的研究提出了非常有启发性的建议，并在我的博士论文的终期阶段欣然同意担任我的论文评审人之一，对我的研究成果做了详细且肯定的评点。王教授还在繁忙的授课与著书过程中欣然同意为本书做序。他对本书的肯定，加深了我对未来中国健康发展增权实践路径的信心。

感谢维也纳大学治理学院的全体教授和研究学者。在我博士研究初期，学院的教授和学者（尤其是东亚研究系主任 Rüdiger Frank 教授及当时的治理学院院长 Josef Melchior 教授）都与我进行了广泛而深入的学术探讨。那些讨论使我对中国健康促进问题的思考摆脱了公共卫生的学科限制，并从治理的视角找到了方向。我也要感谢维也纳大学汉学系博士班的学者在我的数次阶段性论文陈述中提出的各种建设性意见和建议。

感谢所有为我的实地调查提供支持和帮助的人，尤其是：中国卫生计生委员会秦耕司长；原中国卫生部政策法规司高卫中副司长；北京大学医学部郭岩教授；原云南省卫生厅的胡守敬处长、江汀处长、杨启处长和刘林处长；昆明医学院张开宁教授和李燕副校长；原云南省妇幼保健院刘风英院长和朱亚屏主任；乐施会项目官员冯明玲女士；大理白族自治州卫生局领导；寻甸县卫生局张兆勤副局长；个案县所有接受我调查访问并为我提供各种信息的机构、工作人员（尤其是妇幼保健院的领导和员工）和村民，以及接受我两小时越洋 Skype 采访的项目实施加方代表露西亚女士。没有他们的大力帮助与支持，就不可能有这项研究。

感谢北京大学经济与人类发展研究中心以及原中心主任刘民权教授对我的研究和本书的出版提供的巨大支持。我在该中心担任研究员的早期曾数次获得中心的支持前往云南山区调查访问。这些经历都是本书选题和深入分析的重要基础。

感谢南京大学公共管理学院原院长童星教授。多年前，我有幸在南京大学社会学系师从童星教授研究中国社会问题。童星教授对学术的严谨态度和对社会问题的犀利剖析是我日后学术研究始终如一的引导。

感谢 Valentina Wong 博士及其丈夫 August Österle 教授在我论文撰写期间给予我的各种鼓励和支持；另外，Cordoni Constanza 博士也在我的论文撰写后期多次为我提供重要信息。

最后，感谢始终对我的学术追求给予强大支持的丈夫、一路无微不至关怀我的母亲，以及我姐姐和弟弟，还有为我撒播欢声笑语的儿子。谨以此书献给我最亲爱的家人们！